丁香妈妈
科学怀孕指南

写给中国准爸妈的孕期全程指导

丁香妈妈　牟田　谷传玲
丁香妈妈平台专家团队 —— 著

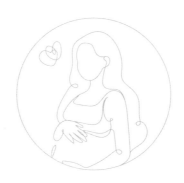

北京科学技术出版社

图书在版编目（CIP）数据

丁香妈妈科学怀孕指南 / 丁香妈妈等著 . -- 北京：
北京科学技术出版社 , 2022.1（2025.5 重印）

ISBN 978-7-5714-1952-3

Ⅰ . ①丁… Ⅱ . ①丁… Ⅲ . ①妊娠期—妇幼保健—指
南 Ⅳ . ① R715.3-62

中国版本图书馆 CIP 数据核字 (2021) 第 237206 号

策划编辑：路　杨　金秋玥　花明姣
责任编辑：潘海坤
责任校对：贾　荣
设计制作：博越创想
责任印制：吕　越
出 版 人：曾庆宇
出版发行：北京科学技术出版社
社　　址：北京西直门南大街 16 号
邮政编码：100035
电话传真：0086-10-66135495（总编室）　　0086-10-66113227（发行部）
网　　址：www.bkydw.cn
印　　刷：北京盛通印刷股份有限公司
开　　本：880 mm × 1230 mm　1/32
字　　数：500 千字
印　　张：17.125
版　　次：2022 年 1 月第 1 版
印　　次：2025 年 5 月第 14 次印刷
ISBN 978-7-5714-1952-3

定　　价：139.00 元

权威推荐

怀孕，是准爸妈的人生大事。随着我国社会的快速发展和进步、生育政策的开放实施，"以人为本，安全第一"已成为生殖健康新理念。从生命的起点开始，从备孕开始，提供全周期的妇幼健康服务，争取做到让女人只生孩子不生病，已经是各级各类卫生健康服务的宗旨。通过多年的医疗和科普工作，我发现准爸妈的很多焦虑其实是来源于因生育过程的未知所产生的恐惧，而很多不靠谱的信息只为博人眼球贩卖焦虑。因此，传播科学的生殖与围产期的健康理念就显得越发重要。很高兴看到丁香妈妈及时出版了这么一本专门为中国准爸妈打造的关于怀孕的百科全书。这本书由丁香妈妈出品，既关注孕期的共性问题，又关注孕期的个体化问题，语言简洁，通俗易懂，观念新颖，内容符合我国国情。通过学习这本书，希望能帮助各位准爸妈在遇到问题时能够客观理性地应对，减少不必要的焦虑和困惑，在怀孕路上得心应手，自信、安全、圆满地度过孕期。

何方方

北京协和医院妇产科主任医师、教授，北京协和医院生殖中心创始人

"糟了，智齿又痛了！可是现在正怀孕呢，能吃药、能拔牙吗？吃了药会影响宝宝的健康吗？"这样的窘境不是每个准妈妈都会遇到，但是几乎每个口腔医生都遇到过，在丁香妈妈的新书《丁香妈妈科学怀孕指南》中，你或许会找到答案。成功的孕育不仅是收获健康的宝宝，还包括准妈妈的生理、心理健康的维护。本书将引领你走上科学孕育宝宝之路。手握这本怀孕指南，获得来自一线专家的权威指导，它会成为诞生健康宝宝的"通关秘籍"，让你乐享怀孕全程，心里不慌不担忧！

何剑亮

上海交通大学口腔医学硕士、口腔科主治医师

作为一名妇产科医生，我特别理解女性在怀孕分娩阶段要经历多少身体和心理上的改变，要经历多少不安与焦虑。希望通过这本书，你可以跟着丁香妈妈一起学习如何幸福孕育健康的新生命。

田吉顺

丁香医生医学总监

孕育新生命这件事比其他任何事都需要你心中有数再上路。面对肚子里的宝宝，你会有各种各样的担忧：该做什么检查、生病了能不能吃药、运动会不会导致流产、要不要吃补品、发生了出血该怎么办……不要担心，这本书详细又周到地教你应对怀孕路上的各种问题，给你身体和心理双重呵护，极大程度地帮你缓解孕期的焦虑。

翁若鹏

浙江大学医学院附属妇产科医院主治医师

你做好准备怀孕了吗？是在努力造人，还是已经身怀六甲？在怀孕前后这段时期，无时不在的各种困惑和问题可能会困扰到你。

如果你在谣言和虚假知识泛滥的网络信息面前无所适从，如果你希望自己的问题能够得到准确、客观的科学指导和建议，如果你想安全无忧地度过孕期，你可以打开这本书。它是由丁香妈妈团队联合多位一线医生和营养师倾力打造，涵盖了从备孕到分娩的各个阶段，内容包括饮食、运动、用药、护肤、检查、疾病……这本书可以说是一本关于孕期问题大全的指导读物，从如何让自己的身体为受孕做好准备，到如何保障宝宝在你的身体中健康发育直到安全分娩；从日常饮食运动，到就医检查治疗，你都能在这本书中找到客观、实用的答案。希望这本书可以帮你在孕期少走弯路。

杨艳青

北京协和医院医学博士、副主任医师

科学孕育，从学习开始

2020年，我们联合专业的医生和学者团队，打造了《丁香妈妈科学养育》一书。这本书主要涵盖了宝宝出生后第一年的育儿知识要点，很多读者都觉得非常实用、系统，这让我们团队很受鼓舞。同时，我们也收到很多爸爸妈妈的反馈，希望丁香妈妈可以针对一些高频的育儿问题进行更深入的讲解。于是，我们策划了"丁香妈妈科学孕育"系列丛书。如果把我们的第一本书比作育儿路上的"入门指南"，那么这个系列的丛书，则是解决具体孕育问题的"锦囊妙计"。

从"父母的孩子"转变为"孩子的父母"，这种角色上的转变会让你的生活发生巨大的变化，带给你许多新鲜的体验。随着小生命在妈妈的体内一点点长大，你会感受到生命的奇妙，惊喜于宝宝真实的心跳，体会到为人父母的不易。当然，更多的还是对"未知"的担忧。

第一次做父母，你可能会有太多的慌乱、焦虑和问题：孕期的饮食禁忌有哪些？宝宝便秘该怎么办？辅食添加也要按顺序来吗？哪一款早教游戏更适合宝宝现阶段的发展……你可能会在网络上寻找答案，可是各种碎片化的信息五花八门，到底该听谁的呢？你可能会想，如果有本书能像"军师"一样帮你解决问题就好了。面对这样的期盼，我们想说："丁香妈妈专家团队一直在你身边！"

这一次，我们团队根据孕育过程中问题最集中的场景——孕期保健、早教游戏、辅食添加、疾病护理与用药，联合各专业领域的医生和学者，深耕每一个主题，共同策划了 4 本书。

孕育新生命的过程，既伴随着爱，也伴随着责任。父母都想给孩子最好的，但又经常担心，自己是否真的掌握了正确的方法。我们深知传播科学知识责任重大，因此力求一定要给大家最可靠的内容，每一个方法、每一个理论都要讲求科学循证。希望在你每一次遇到孕育问题、手足无措的时候，丁香妈妈都可以直接为你提供解决方案，无须再反复查证。

最后，感谢选择丁香妈妈的你们，能陪伴大家在孕育的路上走过一程是我们的荣幸。也要感谢丁香妈妈的专家团队、内容团队和北京科学技术出版社，因为有你们，我们的出版计划才能圆满完成。

杜一单

丁香妈妈联合创始人

关于怀孕，我们想对你说

十月怀胎是一件非常美好的事，看着自己的肚子一天天变大，感受着宝宝一天天的成长，每个准妈妈的心里都会充满喜悦。

也正是从怀孕开始，无论你是风一样的爽快女子，还是神经大条的女汉子，都开始变得小心翼翼，生怕出一点差错，影响胎宝宝的健康。

不过，哪怕是再小心的准妈妈，也难免会遇到各种各样的孕期问题，呕吐恶心、尿频便秘、各种疼痛、饮食困惑、指标异常……这些会让你每天都很焦虑。

如果能提前了解孕期会发生的一切，同时掌握一些必要的应对办法，那么在遇到问题时，起码我们自己不会乱了阵脚。

因此，丁香妈妈专家团队耗时 3 年，为大家编写了这本《丁香妈妈科学怀孕指南》，内容都是按阶段、按主题系统整理好的，既保证了科学性，也方便新手妈妈按照自己的孕育阶段，从容学习。

拥有这本书，就如同拥有一整个专家团全程陪护，备孕技巧、营养补充、安全用药、孕期疾病、日常不适、美容护肤、顺利分娩等各方面的问题，你都能在书中找到可靠且实用的答案。

希望可以通过阅读这本书，让你更好地了解怀孕的过程，少一些不必要的担忧，多一些信心。你准备好开始奇妙的十月之旅了吗？请记得我们一直在你身边。

值得信赖的 丁香妈妈专家团队

第一部分　　科学备孕，掌握生育的主动权

第一章　　备孕期的健康生活指南

第二章 正确应对可能影响受孕的问题

第二部分　科学度过孕期，逐月详解

第三章　怀孕了，这些基础知识要了解

第四章　孕早期：孕 0 ～ 4 周

第五章　孕早期：孕 4 ~ 8 周

第六章　孕早期：孕 8 ~ 12 周

第七章　孕中期：孕 12 ~ 16 周

第八章 孕中期：孕 16 ~ 20 周

第九章　孕中期：孕 20 ～ 24 周

第十章　孕中期：孕 24 ～ 28 周

第十一章　孕晚期：孕 28 ～ 32 周

第十二章　孕晚期：孕 32 ~ 36 周

第十三章　孕晚期：孕 36 ~ 40 周

第一部分

科学备孕，
掌握生育的主动权

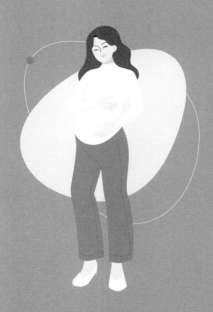

第一章

备孕期的健康生活指南

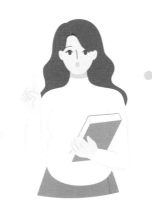

备孕期的饮食原则和营养准备

备孕期的饮食总原则

可能有些人觉得，准备怀孕意味着要为胎儿准备最好的营养，一定要多吃补品。其实，备孕女性的饮食跟普通女性的日常饮食差别不大，每日的食物摄入量跟普通女性一样，不需要特别补充，只要注意膳食营养均衡就可以了。每天的具体饮食原则如下。

◎ 谷类、薯类及杂豆类 250 ~ 400 g：具体可以吃 2 碗米饭、1 碗杂粮豆粥和 1/2 拳头的薯类；

◎ 蔬菜类 300 ~ 500 g：多吃深绿色蔬菜，比如菠菜、油菜等；

◎ 畜禽肉类 50 ~ 75 g：每天吃 1 份手掌心大小的瘦肉；

◎ 鱼虾贝类 75 ~ 100 g：每天吃 1 份手掌心大小的鱼虾贝类；

◎ 蛋类 25 ~ 50 g：每天吃 1 个鸡蛋；

◎ 奶类 300 g：包括酸奶、牛奶等，大约就是 1 杯酸奶加 1 杯牛奶的量，避开含糖量很高的风味酸奶；

◎ 水果类 200 ~ 350 g：大约是 2 ~ 3 个拳头大小的量，优先选择低糖的水果，比如苹果、桃子、小番茄、蓝莓、梨、柚子等；

◎ 大豆类 15 g：大豆类食物包括豆腐、豆浆、豆干等，具体可以是 1 杯豆浆、1 块小豆干或半块常见大小的素鸡；

◎ 坚果类 10 g：可以随身携带一小包坚果，作为加餐补充能量；

◎ 烹饪油 25 g：相当于 2 ~ 3 瓷勺的量；

◎ 食盐：少于 6 g。

但是，如果备孕女性身材过胖或者过瘦，就需要提前调整自己的饮食了。那么如何知道自己的身材是否合适呢？可以参考身体质量指数，也称体重指数（BMI）。如果 BMI 在 18.5 ~ 23.9，说明身材正常；如果 BMI 低于 18.5 或者高于 23.9，属于过瘦或者过胖，需要增加或者减少体重，来保证顺利怀孕。

身体质量指数（BMI）= 体重 / 身高 ^{2}（kg/m^2）

如果身高是 1.6 m，体重是 50 kg，BMI 就是 19.5。

身材过瘦女性的饮食原则：每天可有 1 ~ 2 次加餐，如每天增加 200 mL 牛奶，或 50 g 谷类，或 50 g 畜肉类，或 75 g 蛋类，或 75 g 鱼类。

身材过胖女性的饮食原则：建议日常多吃蔬菜等富含膳食纤维的食物，少吃高糖、重油的食物。减慢进食速度，避免过量饮食，每餐吃七八分饱。增加运动量，推荐每天进行 30 ~ 90 分钟中等强度的运动，如快走、慢跑、游泳、跳绳等。

正确服用叶酸很重要

如今越来越多的人意识到了科学孕育的重要性。相信备孕女性和准妈妈也都知道，从备孕期就要开始补充叶酸了。可是，你真的知道补充叶酸的小细节吗？比如，补充叶酸的注意事项、如何选择叶酸、补充叶酸可能带来的副作用……这一节我们就来系统了解一下补充叶酸的那些事儿。

补充叶酸的意义

叶酸，是一种 B 族维生素，准确地说它的名字叫维生素 B$_9$，对胚胎细胞的增殖、分化及神经系统的发育有重要作用。如果女性在孕早期有叶酸缺乏的情况，很容易增加胎儿发生脊柱裂、大脑膨出等神经管畸形的风险，也会增加流产风险。女性在孕期缺乏叶酸，还容易造成胎儿早产和低出生体重儿的发生。因此，叶酸对备孕和怀孕女性十分重要，在备孕期和怀孕阶段，尤其是在孕早期都要持续补充。

为了防止准妈妈在孕早期缺乏叶酸导致的胎儿畸形，美国疾病预防控制中心建议有生育计划的健康女性，除了日常饮食外每天应补充 400 μg 的叶酸。但是有胎儿神经管畸形高风险的女性，比如曾经生育过神经管畸形宝宝的女性或者伴侣、父母、亲戚曾生育过神经管畸形宝宝的女性，医生会建议额外增加叶酸的补充量，甚至可能要提高到每天 4 ～ 5mg。如果你是这种情况，我们建议你咨询医生后再开始吃叶酸。

备孕女性需要补充叶酸，那她的配偶是否需要呢？这不一定。虽然有研究显示，男性体内叶酸水平太低会影响精子染色体的数目，有可能会造成怀孕女性的流产、胎儿畸形等。但是，相关研究还存在争议，需要进一步探索。

服用叶酸的正确时间

因为胎儿的神经管是在怀孕最初的 4 周形成的，可是叶酸并不是"随取随用"，每天补充 400 μg 叶酸持续至 12 ～ 14 周之后，这样血浆中的叶酸浓度才能达到预防神经管畸形的水平。所以想要在怀孕后的第一个月血浆中含有充足的叶酸，以避免宝宝出现神经管畸形，备孕妈妈必须提前 3 个月就开始补充。这也是建议女性从备孕就开始补充叶酸的原因。

如果女性在叶酸没有服够 3 个月的情况下就怀孕了，也不用太着急。补充叶酸的主要目的是让身体中的叶酸维持在稳定的水平，以备随时怀孕。只要在孕期最初的 1 ～ 3 个月及时补充叶酸，胎儿发生畸形的风险就会明显下降。有研究显示，女性如果每天服用 800μg 叶酸，细胞中的叶酸可以在 4 ～ 8 周达到预防神经管畸形的水平，所以如果备孕期没有补充叶酸，建议整个孕早期每天补充 800μg 叶酸。

不过要记得，叶酸至少要服用到怀孕后 3 个月，待胎儿神经发育比较完善了，再考虑停用。长期服用安全剂量的叶酸对身体没有伤害，准妈妈可以在整个孕期都服用。

如何选择叶酸

目前，补充叶酸主要有 2 种方式——饮食和补剂。大部分的绿叶菜、动物肝脏、蛋类、豆类等食物中都含有丰富的叶酸。不过，食物中的叶酸很不稳定，极易在烹调受热的过程中失去活性，损失率达 50% ～ 90%。反倒是补充剂里的叶酸更加稳定，吸收率也高，所以《中国居民膳食指南》建议女性从备孕期开始每天通过补剂补充 400μg 叶酸。

市面上叶酸补剂很多，一般分为 2 种。

（1）单纯的叶酸。比如很热门的斯利安，这类产品的主要成分就是叶酸，每片是 400μg，不含其他维生素。

（2）复合维生素。这类产品除了叶酸还含有碘、铁等其他营养素。不太一样的是，许多复合维生素每片含有 800μg 叶酸，叶酸含量比单纯的叶酸补剂高。

每天 400 ～ 800μg 属于叶酸补充量的安全范围，女性在备孕期和孕期都可以放心服用。如果是素食主义者、日常饮食不均衡或者有胃肠道功能疾病等情况，可以选择复合维生素片，以防止平时摄入的营养素不足。

需要强调的是叶酸的补充有安全范围，每天不能超过 1000μg。我们日常通过饮食每天摄入的叶酸在 200μg 左右，如果按规定吃补剂，每天的摄入量是不会超过 1000μg 的。但是要注意，市面上有一种专门治疗贫血的叶酸片，剂量是 5mg/ 片，也就是 5000μg/ 片，这大大超出备孕需要的剂量，女性朋友们可千万不要买错了。

叶酸的副作用

很多女性都认为，服用叶酸容易导致月经延期，甚至会影响排卵和怀孕。女性的月经周期的确会受到很多因素影响，比如工作压力、环境变化等，目前没有权威证据表明叶酸会影响月经。

长期大量口服叶酸的副作用有腹胀、恶心。如果服用剂量正常，这种情况很少发生，不需要太过担心。如果碰巧有这些反应，可以尝试减少剂量或者在饭后、睡前吃叶酸，能有效缓解一些副作用。

除了叶酸，也要关注这些营养素

很多女性都知道备孕期要补充叶酸，却不知道备孕期还要注意铁、碘和DHA 的补充。虽然补充这几类营养素一般不需要依靠补充剂，但是也建议大家注意日常饮食，为怀上健康宝宝打下基础。

铁

备孕期需要补充铁元素，主要是因为孕期女性的血容量、红细胞数目会增加，胎儿生长发育也需要铁元素，所以很多女性在孕期会出现缺铁性贫血。从备孕期就开始补充铁元素，可以有备无患。

一般来说，红肉、动物血及肝脏中的铁含量比较高，吸收率也比植物性铁高。根据《中国居民膳食指南》，备孕女性可以每天吃 40 ~ 75 g 畜禽肉，也就是掌心大小的一小块；还可以每周吃动物血或者动物肝脏 25 ~ 50 g，大约半个到一个鸡蛋的大小。

如果你已经发生了缺铁性贫血或者体内有铁元素缺乏，医生会指导你先合理补充铁剂，调整身体后再考虑怀孕，防止孕期出现严重的贫血等其他不良反应。如果你是素食主义者，日常饮食无法补充足够的铁元素，也可以在医生的指导下服用含铁补剂。

服用含铁补剂的时期，要少喝浓茶、咖啡，也不要牛奶跟铁剂同服。因为茶和咖啡中的酚类物质、牛奶中的钙都会抑制铁的吸收。建议平时服用含铁补剂后等半小时再喝牛奶。

碘

女性在孕期对碘的需求量大约是非孕期时的 2 倍，原因是胎儿的大脑发育需要甲状腺素的参与，而碘是合成甲状腺素的重要原料。孕期缺碘可能会影响宝宝智力的发育，甚至引起"克汀病"（俗称呆小症），因此女性备孕时就要补充碘，保证身体有充足的碘储备。

备孕期及孕期女性每天碘的推荐摄入量是 230 µg。日常如果每天摄入 6 g 的含碘盐（一个啤酒瓶盖那么多），就能摄入 150 µg 的碘了。每周再吃 1 ~ 2 次富含碘的海产品，如海带、紫菜等，就可以满足备孕期和孕期对碘的需求了。再具体一点，每周大约吃 100 g 鲜海带，或者 2.5 g 干紫菜，或者 0.7 g 干裙带菜，或者 30 g 贝类，或者 40 g 带鱼。

如果日常吃的是无碘盐，可以选择每天补充 150 µg 的含碘补剂，每周再吃 1 ~ 2 次海产品。碘绝不是多多益善，缺碘或者碘过量都可能会导致甲状腺问题。摄入过量的碘盐还会增加发生妊娠期高血压疾病的风险。如果你本身缺乏碘或者甲状腺功能低下，医生会指导你先合理补充碘元素或者甲状腺激素，再进行备孕，以防孕期胎儿出现身体和智力发育方面的问题。

DHA

DHA 是一种不饱和脂肪酸，对宝宝的大脑和视网膜发育非常重要，目前也有研究显示 DHA 可以增加女性的怀孕概率。根据中国营养学会建议，孕妇和哺乳期妈妈每天应该摄入不少于 200 mg 的 DHA，备孕期的女性也可以参考这个补充量。

　　建议每周吃 2 ～ 3 餐的鱼，每餐吃 1 个掌心大小的鱼肉，可以根据自己的喜好选择黄花鱼、鲈鱼、鲫鱼、带鱼等。每周至少吃 1 餐富脂、含汞量较低的海鱼，比如三文鱼、沙丁鱼等。吃鱼的时候，一定要选择熟食，不要生吃。除了鱼类，还可以每天吃 1 个鸡蛋来加强 DHA 的摄入。

　　如果对鱼虾过敏或者不爱吃，也可以通过藻油来补充 DHA。

备孕期如何正确运动

备孕期保持运动有助于体重管理，对女性和未来的宝宝都有益。有效的健身计划是每周锻炼 5 ~ 7 次，每次锻炼包括 30 分钟中等强度的有氧运动和 30 分钟力量训练，锻炼后要记得放松和拉伸。

拉伸和柔韧性练习

拉伸和柔韧性练习推荐瑜伽和普拉提，这两种运动很适合备孕期，可以有效改善不良姿势，预防孕期出现脊柱和骨盆处的疼痛。单独做这项运动的时候不用太在意每天的次数和每次训练的时间，只要做了就比不做好。

中等强度运动

中等强度指的是完成起来稍稍觉得有点累，运动的时候可以连续说话但是不能唱歌的运动强度。中等强度的有氧运动包括快走、慢跑、骑车、跳舞、有氧操、游泳、跳绳等。不用拘泥于形式，关键是运动强度适中。建议每周进行 150 ~ 300 分钟中等强度的锻炼，每天至少运动 30 分钟。如果觉得 30 分钟太长了，可以把 30 分钟分割，保证每次锻炼 10 分钟以上。你可以抓住一切时机锻炼，比如把坐公交改为骑车，也可以在上下班时选择快走或慢跑。

除了前面提到的运动外，每周还可以再加上 2 次大肌群力量训练，不用追求强度。大肌群训练就是胸、背、腿部的训练。你可以选择去健身房，也可以自己在家做深蹲、跪姿俯卧撑等。

不推荐的两类运动

为了避免在不知道怀孕的情况下，做了影响宝宝发育的运动，有两类运动在备孕期间要规避。

（1）高温环境中的训练，比如高温瑜伽、高温普拉提等。

（2）竞技类和容易发生外伤、意外风险的运动，如足球、篮球、拳击、滑雪、骑马、潜水等。

运动的关键是要达到运动强度。如果只是花了 30 分钟简单散散步，感觉不累也不出汗，那么运动的意义就不大了。运动也并不是做得越多越好，如果备孕女性本身偏瘦，建议每次中等强度运动的时间不要超过 1 个小时，否则有可能影响体内激素水平和排卵。

备孕期如何用药和接种疫苗

关于备孕期应该如何用药，大家呈现出了不同的态度。一些女性对用药这件事十分敏感，哪怕该吃药的时候也不吃。还有一些女性则完全不在意，随意服用非处方药（OTC）。这两种态度其实都是不对的。备孕期女性确实需要谨慎用药，但是没必要太焦虑，生病时及时咨询医生，需要用药的时候在医生的指导下正确用药就可以了。疫苗接种是预防传染性疾病的重要手段。女性在备孕期并非不能接种疫苗，一些疫苗还可以防止女性在孕期被病毒感染，保证胎儿健康。这一节我们就来详细讲讲备孕期应该如何用药和接种疫苗。

备孕期如何正确用药

备孕期用药对怀孕的影响

大多数药物对备孕期女性的影响其实很有限。如果有影响，主要是会影响以下这 3 个方面。

（1）用药可能会影响女性的月经周期、卵子成熟或者排卵等环节。比如，长期使用非甾体类抗炎药（如布洛芬）的女性，排卵可能会受到影响。

（2）用药可能会影响生殖细胞。最常见的结果是导致受孕失败或者胚胎停止发育，极少情况下也会导致胚胎染色体异常。

（3）如果用药时已经怀孕，一些药物还可能会导致胎儿发育畸形。

备孕期如果需要用药怎么办

◎ 因基础疾病日常需要服药

有基础疾病（比如患高血压、糖尿病、甲亢、神经系统或精神系统疾病等）需要长期服药的女性，建议提前和医生沟通，在医生的指导下停药或者更换在孕期更为安全的药物。

◎ 备孕期患感冒等常见病

如果在备孕期患感冒等常见病，最稳妥的方式是请医生评估病情，决定是否需要用药。你也可以根据下面的介绍先进行自我评估，再决定是否需要就医。

（1）评估用药时机。这里主要看的是排卵受孕（同房）前生病，还是排卵受孕后生病。如果是在排卵受孕前生病，千万不要硬抗，该吃药就吃药，等疾病康复后再监测排卵，准备受孕。如果是在排卵受孕后生病，就要谨慎用药了，因为很可能已经受孕成功，胚胎已经在孕育中了。遇到这种情况建议咨询医生。

（2）权衡用药利弊。有一些疾病本就不需要用药，例如普通感冒。普通感冒是由普通感冒病毒引起的一种自限性疾病，即使不吃药病情也能好转。吃药可以缓解症状，但不能帮助好得更快。短期的腹泻、咳嗽等也属于自限性疾病，患这类疾病是没必要用药的。

细菌性肺炎、尿路感染等疾病属于非自限性疾病，这些情况下如果不用药可能会加重病情、影响身体健康。建议请医生来评估是否需要用药，以及如何科学用药。

备孕期已经用药怎么办

如果已经用药，就需要根据具体药物的使用情况来评估什么时候备孕比较合适。

大部分药物会在停药后的 1 个月内被身体代谢掉，不会影响备孕。但是有一些药物需要我们高度关注，比如治疗痤疮的维 A 酸乳膏、阿达帕林凝胶、异维 A 酸胶囊（泰尔丝）等，建议停药 3 个月后再备孕。一些化疗药物甚至需要停药 6 个月后再备孕。

很多女性都会服用避孕药，如短效避孕药屈螺酮炔雌醇片（优思明）、去氧孕烯炔雌醇片（妈富隆）等。跟普通药物一样，避孕药停药 1 个月后就可以正常备孕。但是如果女性有长期服用避孕药的习惯，可以考虑停药 3 个月后再备孕，这是因为大部分女性的月经和生育能力会在停药后的 90 天内恢复正常。

备孕期如何接种疫苗

◎ 风疹疫苗、水痘疫苗

准妈妈如果在孕期感染了风疹病毒或水痘病毒，会对胎儿造成很大危害。我们不建议准妈妈在孕期接种相关疫苗，但是可以在备孕期进行接种。女性在接种前需要先判断自己对这两类病毒是否已有免疫力：如果曾经患过相关疾病，或者规范接种过疫苗，就不用再次接种了。如果不太确认，也可以到医院抽血进行病毒 IgG 的检查，若结果为阴性，女性就需要在孕前进行疫苗补种，以保证孕期胎儿的安全。接种疫苗后至少要等 1 ~ 3 个月再准备怀孕。

◎ HPV 疫苗

现有的 HPV 疫苗分为 2 价、4 价、9 价 3 种，每种都需要打 3 针，最少要 6 个月。不建议女性在孕期接种 HPV 疫苗，没有怀孕的女性应在所有剂次全部注射完后再开始备孕。如果是在接种的过程中发现怀孕，可以先停止接种，产后再继续接种。之前接种的几针并不会影响胎儿的健康。

◎ 接种这些疫苗不影响备孕

接种流感疫苗、乙肝疫苗、破伤风疫苗、狂犬病疫苗，并不需要推迟备孕。女性只需要根据自身情况来决定是否接种。如果在备孕期赶上流感高发，可以注射流感疫苗；如果是平常经常接触乙肝患者的医务人员或是家中有乙肝患者的情况，也可以先抽血检查抗体情况，如果抗体是阴性，可以补种乙肝疫苗。

备孕期的检查

孕前检查很有必要

即便你每年都做健康体检且检查项目涵盖了很多孕前检查的项目、身体非常健康，孕前检查也是必不可少的，主要原因是二者的侧重点不同。孕前检查会更关注女性的生殖健康、评估宝宝出生缺陷的风险、对你进行怀孕前的指导。健康体检已经检查过的项目，孕前体检可以不用反复检查。

有一部分准妈妈还没有经过系统的备孕或者还没来得及做孕前检查就发现怀孕了，面对这种情况也不用太焦虑。如果有每年体检的习惯、身体基本健康、没有特殊病史，可以在孕 7 ~ 9 周就诊，正常进行产检。如果有内外科基础疾病，需要尽快就医，补全需要的检查。

孕前检查要做的准备

◎ **选择合适的检查机构和套餐**

好的孕前检查机构应该包括认真了解双方病史、对检查报告做个体化解读、提供备孕的指导建议，帮忙看以前的体检报告，根据个人情况增加检查项目。不推荐选择像流水线一样到了就查、查完就走的机构。

◎ **孕前检查的注意事项**

为了生出健康的宝宝，一般建议夫妻双方在计划怀孕前 3 ~ 6 个月，女性在月经干净后 2 ~ 3 天做一个全面的健康检查。在检查前的 2 ~ 3 天最好不要有性生活，以备需要留取精液或者进行宫颈和白带的检查。

在检查的前一天需要做好检查准备。因为部分检查项目是需要空腹的，因此检查前一天晚上的 10 点以后最好别吃东西，保证次日抽血前空腹 8 小时以上，以免影响检查的准确性。另外，检查当天要穿容易穿脱的衣物，方便检查。最好不要穿连体裤或者紧身牛仔裤这类穿脱不方便的衣服。

如果在一年内曾经做过健康体检，也可以带上夫妻双方的体检报告，以备医生查看。

孕前检查的四步流程

孕前检查并不是各种检查项目的堆砌，具体流程包括以下四步。

◎ **流程一：见医生，告知夫妻双方的基本情况**

孕前检查的第一个环节是见医生。提前让医生了解夫妻双方的基本情况是非常重要的，医生会根据这些情况对夫妻双方进行必要的健康指导。一般来说，医生会了解夫妻双方的婚育史、避孕方式、疾病史、家族史、生活职业环境、饮食运动习惯和心理健康情况。医生还会仔细询问女性的月经情况等。

◎ **流程二：进行必要的体格检查**

在这个阶段，医生会测量夫妻双方的血压、心率、身高、体重、腰围，检查心肺和生殖功能，筛查一些常见的疾病。特别要提一句，很多女性之前都没做过妇科检查，在孕前检查时会感到非常紧张。建议可以跟医生说明情况，要求医生尽量温柔一些。在检查的时候注意保持臀部贴近床面，深呼吸放松，并向下做几次排便的动作，这能够帮助女性减轻不舒服的感觉。

另外，建议所有女性在备孕期都进行口腔检查。因为在怀孕后，由于体内雌激素和孕激素水平升高，很多准妈妈都会发生牙周问题，甚至会让已有的炎症加重。而在孕早期和孕晚期进行口腔治疗，会增加流产和早产的风险。即便是在孕中期，也不方便为孕妇进行口腔 X 线的检查。因此，建议女性在备孕期就处理好口腔的问题，以免孕期治牙影响胎儿的健康。

◎ **流程三：完成必要的孕前检查项目**

必要的孕前检查项目可以分为一般健康状况检查项目、传染性疾病检查项目，以及女性特有的检查项目。这些检查项目可以帮助女性提前发现某些疾病，为顺利怀孕做准备。

◎ **流程四：请医生给出解读和指导**

很多小夫妻做了检查后看到结果大致正常，就觉得自己很健康。实际上，孕前检查还有个很重要的部分，就是咨询和指导。取到结果后，建议再次回到诊室内，请医生根据检查结果，指导如何备孕及备孕的注意事项。

有必要做的孕前检查项目

谈起孕前检查，很多人都觉得检查项目多多益善。对于情况特殊的夫妻，确实需要在常规检查基础上增加一些项目。然而对于绝大多数夫妻，只需要做有必要的检查就好了。

一般健康状况检查

◎ **血常规**

血常规检查无须空腹，主要是筛查是否有贫血（参照血红蛋白浓度等）、是否有感染（参照白细胞计数等），以及血液系统其他问题。

如果血红蛋白浓度低于正常，提示贫血，需要查找原因并进行纠正。如果是摄入减少（如铁元素摄入减少）、生成减少（如再生障碍性贫血）、消耗过多（如月经流血过多、消化道出血）或者基因缺陷（如地中海贫血）等引起的贫血，需要到血液科就诊。

◎ 尿常规

尿常规检查有助于肾脏疾病的早期诊断。怀孕会加重肾脏的负担，病情会随着妊娠的继续而加重，可能引起流产、早产、胎儿宫内发育受限等问题，甚至必须终止妊娠。通过检查清洁中段尿（排尿时尿程中段所取的尿液），可以初步筛查泌尿系统方面的疾病。主要观察的指标有红细胞、白细胞、尿糖、尿蛋白、酮体等。

如果尿液中的红细胞和白细胞浓度高，则表明可能发生了尿路感染。如果尿蛋白偏高，要考虑是否有肾脏问题。如果尿糖升高、酮体阳性，则要考虑糖尿病的可能性。

◎ 血型

血型检查不需要空腹。做此项检查的目的，是要警惕一种疾病——新生儿溶血病，这是由于母体和胎儿血型不合导致的疾病，会引起胎儿水肿、溶血性贫血等情况。O 型血或者 Rh 阴性血的母亲，更容易让宝宝发生新生儿溶血，需要在孕期加强监测，必要时采取措施进行预防和治疗。

◎ 肝肾功能

这项检查需要空腹抽血。如果肝功能、肾功能异常，需要及时查明原因并积极治疗，指标降至正常时再怀孕。

◎ 空腹血糖

这项检查需要空腹抽血。如果空腹血糖升高，存在糖尿病的可能，需推迟备孕，并到内分泌科就诊。

◎ **血脂**

这项检查需要空腹抽血。如果甘油三酯、总胆固醇或低密度脂蛋白水平升高，提示为高脂血症，则需控制饮食，必要时吃降脂药物治疗。

◎ **心电图检查**

这项检查可以初步筛查心脏疾病，注意不要在饥饿状态下检查。如果检查结果异常，需要进行超声心动图检查进一步明确诊断，并到心内科就诊。

◎ **胸部 X 线检查**

这项检查可以筛查心肺疾病。因为射线量极低，不会影响正常备孕。如果检查结果提示异常，则需要到呼吸科就诊，根据病情决定是否推迟备孕。

◎ **甲状腺功能**

一般建议在上午空腹状态下抽血检查。这项检查主要看是否有甲减（包括临床甲减、亚临床甲减）或甲亢。准妈妈的甲状腺功能会显著影响胎儿的智力和身体发育，无论存在甲减还是甲亢，都应该推迟备孕，积极治疗，建议到内分泌科就诊。

一般健康状况检查中的大部分项目，在常规体检中也有。如果在一年内做过这样的检查，可以带上体检报告，面诊的时候向医生说明，让医生判断是否可以避免重复检查。

如果夫妻双方中一方来自地中海贫血的高发地区，包括祖籍在四川、重庆、两湖两广、海南等在内的广大南方地区，还需要进行地中海贫血的筛查。

传染性疾病检查

传染性疾病检查包括艾滋病抗体检查、乙型肝炎血清学检查、丙型肝炎血清学检查、梅毒螺旋体筛查，有些机构还会提供 TORCH 筛查。这些检查一般也是通过抽血检测的。

◎ 乙肝、丙肝、梅毒和艾滋病

　　因为梅毒和艾滋病病毒在母婴之间垂直传播的风险较大，对于梅毒感染者，需治愈后再准备怀孕；如果艾滋病病毒抗体阳性，建议推迟备孕，并到感染科就诊；如乙肝病毒 DNA 或者丙肝病毒 RNA 较高，应暂时推迟备孕，建议到感染科就诊，并咨询是否进行抗病毒治疗。

◎ TORCH 筛查

　　家里养宠物的备孕女性要重视 TORCH 筛查。TORCH 筛查其实并不算必要的检查项，但有些机构为了保险，也会建议检查。TORCH 筛查是针对风疹病毒（RV）、巨细胞病毒（CMV）、单纯疱疹病毒（HSV）和弓形虫（TOX）所做的筛查。如果感染了这些病毒有可能造成胎儿先天畸形甚至流产。所以最好在怀孕前进行筛查。如果发现感染，应该治疗后再怀孕。这项筛查也能帮助判断人体是否对病毒有免疫力，比如风疹病毒，没有免疫力的女性可以在备孕期进行疫苗接种。

　　TORCH 的检查结果解读很复杂，如果有阳性结果，建议找三甲医院或者妇幼保健院的专业产科医生解读。

女性特有的检查

　　女性特有的检查包括阴道分泌物检查、妇科超声检查、宫颈癌筛查、乳腺超声检查等。

◎ 阴道分泌物检查

　　阴道分泌物检查通常是取阴道内分泌物，进行白带常规、淋球菌和沙眼衣原体的检查，排除引起阴道炎，以及急性宫颈炎的病原体感染。孕期感染这些病原体会增加流产的风险，而且衣原体和淋球菌可通过性行为传播，因此确诊的话需要夫妻同治。

◎ 妇科超声检查

妇科超声检查可以帮助明确有无子宫内膜息肉、子宫肌瘤、病理性卵巢囊肿等情况。

- 如果子宫内膜息肉长期存在或直径大于 1 cm，必要时要做宫腔镜手术摘除，手术后一个月即可备孕。
- 如果子宫肌瘤直径大于 5 cm，孕期发生肌瘤变性风险较大，必要时先行手术治疗，暂推迟备孕。
- 如果卵巢病理性囊肿直径大于 5 cm，需要进一步完善肿瘤标志物等检查，必要时建议先手术治疗，如非恶性，手术次月即可正常怀孕。

◎ 宫颈癌筛查

一年内没有进行过宫颈癌筛查的女性，建议在孕前进行此项检查。检查是通过刷取宫颈脱落的细胞，来排除宫颈病变的可能。

- 如果检查结果为意义不明的非典型鳞状上皮细胞增生，则需要进一步查 HPV（人乳头瘤病毒），必要时做阴道镜下宫颈活检。
- 如果活检结果为高级别癌前病变，则需要推迟备孕，进行手术治疗（宫颈部分切除术）。如果活检结果无异常或者为低级别癌前病变，则可以正常备孕。

◎ 乳腺超声检查

乳腺超声检查可以提前发现一些乳腺疾病，以及影响哺乳的先天发育异常。比如，乳腺纤维腺瘤虽然是良性疾病，但女性怀孕后体内激素水平变化大，纤维腺瘤可能在短期内增大，甚至转变为恶性的"分叶状肿瘤"。

以上列举的检查项目，主要是针对年龄在 35 岁以下、没有其他疾病和特殊孕产史的备孕夫妻。如果是 35 岁以上或是医生在询问病史的时候发现有其他异常情况的夫妻，还需要增加个性化的检查项目。

一般情况下，没有需要男性单独进行的检查项目。如果有需要男性单独进行的检查项目，医生会和你说明，听医生的就好。

非必要做的孕前检查项目

完全没必要做的孕前检查

◎ ABO 溶血检查

很多备孕期女性因为自己是 O 型血，所以担心宝宝会有 ABO 溶血的问题，会进行 ABO 溶血检查。这项检查其实是没必要的，因为 ABO 溶血的发生率仅有 4%，检查出来当下也做不了什么。即便宝宝发生溶血，绝大多数也只是出生后出现轻微黄疸，只要照蓝光就能治愈了。

◎ 微量元素检查

很多女性都想通过微量元素检查发现自己缺哪些营养素，以便在孕前及时补充，让自己以最完美的状态迎接新生命。这个想法当然值得鼓励，只是这样的检查并不能真实反映身体内微量元素的水平。

以钙为例（钙虽为常量元素，但很多医院的微量元素检查中都包含钙），我们身体中绝大多数的钙都沉积在骨骼，不溶于血，而微量元素检查只能检查出我们血液中的少量钙，检测不出我们体内实际的钙含量。有些女性检查后发现没有缺钙，就认为自己的钙摄入充足，日常不重视钙的摄入，反而导致了缺钙。相比于检查这些元素是否缺乏，均衡饮食更值得关注。

有可能需要做的检查

有一些检查项目，只有特定的人群才需要做，常见的有这 3 项。

◎ **卵巢储备功能评估**

卵子从我们出生起就存在于卵巢中，随着女性年龄的增加，卵子的数目逐渐减少，35 岁后卵子的消耗速度就更快了。所以在准备自然怀孕前，评估卵巢储备功能是有必要的。对于 35 ~ 40 岁的女性，如果有月经稀发、卵巢手术史、盆腔感染史、子宫内膜异位症或者化疗放疗史，最好做卵巢储备功能的评估。如果年龄在 40 岁以上，则必须进行卵巢储备功能的评估。

卵巢储备功能的评估做起来也不复杂，具体包括以下几个方面。

（1）在月经来的第 2 ~ 3 天，抽血检查体内卵泡刺激素（FSH）及雌激素水平。

（2）在月经来的第 2 ~ 3 天，通过阴道超声观察双侧卵巢的基础窦状卵泡数目，窦状卵泡就是直径 2 ~ 8 mm 的小卵泡。不用担心有月经的时候做阴道超声会影响身体，B 超并不会增加患病的风险。

（3）在任意时间抽血检查体内抗缪勒管激素（AMH）水平。

如果卵泡刺激素（FSH）大于 10 IU/L，或者窦状卵泡数少于 5 个，或者抗缪勒管激素小于 1.1 μg/L，都表明卵巢储备功能下降。

检测结果是存在波动的，如果你有某项指标的检测结果提示卵巢储备功能下降，不必太焦虑，请先面诊。医生会综合考虑你各方面的情况，给出进一步的指导意见。

◎ **精液检查**

对于有慢性全身性疾病史、盆腔重大创伤史、病毒性腮腺炎病史、泌尿生殖道感染（前列腺炎等）病史，既往进行过腹股沟、阴囊区域的手术，以及嗜好烟酒的男性，建议进行精液检查。也有观点认为，肥胖和年龄也会影响精液的质量，但是相关研究目前还没有得出明确的结论，可以和医生讨论后再决定是否需要检查。

在检查前，男性需要禁欲 2 ~ 7 天。由于精液样本中的精子浓度本身就经常变化，所以如果结果异常，医生会建议间隔 1 周以上再复查。

◎ 支原体检查

对于有宫颈炎症状（比如查体时发现宫颈有脓性分泌物、同房后出血）、盆腔炎症状或有非淋球菌性尿道炎的女性及其性伴侣，建议检查支原体。

60% ~ 70% 女性的生殖道中都存在支原体定植。定植的意思就是支原体存在，支原体检测结果呈阳性，但是支原体不致病，也不用治疗。但是如果结果为阳性，同时伴有上面提到的疾病，那就需要先治疗再备孕了。

有流产、胎停经历女性的检查须知

有过流产、胎停经历的女性再次尝试怀孕时，总是希望能提前发现问题，避免再次失去宝宝。建议有流产经历的女性，尤其是曾发生过多次自然流产的女性，一定要在备孕检查时跟医生充分沟通，大约 50% 的流产原因是可以检查清楚的。

只有一次自然流产史

据统计，大约有 15% 的女性孕期会发生流产，但仅有 2% 的女性会连续发生两次流产。所以，对于大多数发生过一次自然流产的女性来说，自然流产只是偶然事件，第二次怀孕都能顺利生产，不必太过焦虑。

一般来说，自然流产最常见的原因是胚胎染色体异常，占流产原因的50% 左右。出现染色体异常的胚胎不能正常发育，会被我们的身体淘汰掉，引起自然流产。染色体异常的发生非常偶然，排查不出原因，也没办法避免。所以，对于有过一次自然流产的女性，一般只需要进行普通孕前检查，不需要做额外的检查。如果年龄大于 35 岁或者对这件事情非常在意，建议和医生详细交流，医生会根据上一次流产的孕周，分析可能的疾病，再确定是否需要检查，以及检查的具体项目。一般来说，医生会建议进行抽血检查和 B 超检查。

抽血检查的项目比较多，可能包括夫妻双方的染色体核型分析、抗磷脂抗体和狼疮抗凝物检查、甲状腺功能检查，以及性激素六项检查。注意在做甲状腺功能检查和性激素六项检查的前一天要保证充足的睡眠，早上起床后 3 小时内抽血，抽血前至少保持半小时的平静状态，这样结果会更准确些。

一般建议在月经干净后的 2 ~ 3 天做阴道 B 超检查。这个时候能够最清晰地看到子宫内膜的结构。

有连续两次及以上的自然流产史

如果女性发生过两次及两次以上连续的自然流产，也就是"复发性流产"，那么再次发生流产的概率在 30% 左右。建议这些女性在备孕前到专业的妇幼保健院或三甲医院的生殖科、产科，或者复发性流产门诊就诊，筛查流产原因，对症治疗。请注意，这三个门诊是类似的，只不过在不同的医院叫法不太一样，可以在挂号的时候进行咨询。为了节约时间，最好带上以前的病历资料和检查结果，在就诊的时候交给医生。就诊时间可以选择在来月经的第 2 ~ 3 天，方便医生做性激素水平等相关检查。

第二章

正确应对可能影响受孕的问题

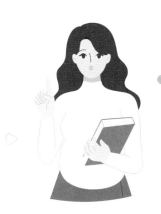

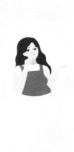

影响受孕的因素，提高受孕概率的方法

　　很多年轻夫妻认为，有了性生活，就能很快怀孕，一时怀不上就会变得紧张焦虑，担心自己患了不孕症。其实，如果女性月经正常，夫妻双方没有明确的疾病，有正常性生活，在没有采取任何避孕措施的情况下，1 年以上还没有自然怀孕，才是不孕症。正常夫妻在一个月经周期内正常同房，受孕成功率约为 20%，1 年内成功怀上宝宝的概率在 80% 以上。所以，年轻夫妻试孕几个月还没成功，很有可能是精子和卵子"缘分"还没到，再接再厉就好。

　　如果年轻夫妻进行正常性生活 1 年还没有怀孕，35 岁以上的大龄女性半年内没有怀孕，就需要及时就诊了。以下是长期受孕不成功常见的原因，以及提高受孕概率的正确方法，供大家参考。

长期受孕不成功，这几个方面要排查

◎ 心理紧张

　　一些年轻夫妻刚开始试孕时非常紧张，而排卵会受到大脑神经的影响，心情紧张可能会影响正常排卵，影响受孕。还有一些夫妻为了怀上孩子，会以"搞科研"的方式进行性生活，只在排卵期同房，平时不同房，性生活没有了情趣不说，怀孕更成了一种心理负担。建议大家放松心情，大部分夫妻都能自然怀上。

◎ 输卵管不通畅

输卵管是精子和卵子相遇的地方，如果输卵管不通畅，精子和卵子就无法相遇，自然会影响怀孕。造成输卵管问题的原因有很多，可能是慢性输卵管炎、输卵管发育异常，也可能是曾经做过宫腔镜手术导致的输卵管粘连等。

检查输卵管的方法包括输卵管通液、输卵管造影、子宫输卵管造影等。这些方法可能会让你感觉不太舒服，但整个过程是安全的，你不需要太紧张。通常建议女性在月经干净后的第 2 ~ 7 天做此类检查，如果本身有阴道炎要提前跟医生讲，可能需要先治疗再检查。

如果检查确认输卵管有异常，可以通过微创手术进行治疗。如果手术无法治疗，一般考虑用辅助生殖技术，比如试管婴儿就是常见的解决方案。

◎ 卵巢功能异常

卵巢功能异常可能会出现排卵不规律、排卵减少，甚至不排卵的情况，具体表现为月经不规律，比如 1 ~ 2 个月都不来月经或者有非月经期出血等。出现这种异常情况时需要及时看医生，医生会检测女性的性激素水平来判断卵巢功能，具体指标有雌激素、促黄体生成素、促卵泡激素、孕激素、泌乳素和睾酮，通过各项指标的数据综合判断卵巢功能是否异常，是否存在多囊卵巢综合征或者先天性卵巢发育异常等情况。

为了全面了解你的卵巢情况，医生可能会让你多次去医院，在多个时间点进行检查，并给予对症治疗。建议你要提前规划好检查的时间，千万不要嫌麻烦。

◎ 夫妻年龄较大

女性最佳生育年龄在 22 ~ 32 岁，等过了 35 岁再怀第一胎，就属于高龄准妈妈了。随着年龄的增长，卵巢功能会逐渐衰退，怀孕的难度也会增大。建议高龄女性在备孕前，先做卵巢储备功能的评估。如果确定有卵巢功能下降、储备功能不足的情况，可能需要给予补充激素治疗，或者通过辅助生殖技术来怀孕。

◎ **存在先天发育问题或潜在遗传缺陷**

有些女性本身性染色体异常，生殖器官先天发育有问题；还有些女性在 20 多岁就出现了卵巢早衰，雌激素水平很低，卵巢也缩得很小。这些属于先天基因缺陷，建议先做遗传咨询，检测相关基因，尽早遵医嘱进行治疗。

◎ **男性无精子**

如果夫妻双方总是备孕失败，不仅女性要检查，男性也需要检查。通常建议男性做精液检查，看是否有少精、无精的情况，必要时还需要做 Y 染色体微缺失或精子碎片的检查。

精液检查前 2 ~ 7 天需要男性禁欲。由于精液样本中的精子浓度本身就经常变化，所以如果有异常，医生会建议男性间隔 1 周以上再复查。

◎ **免疫系统异常**

人类的免疫系统能识别并消灭细菌、病毒、寄生虫等外来入侵物。当免疫功能发生异常时，可能会产生抗精子抗体、抗子宫内膜抗体、抗卵子抗体等，这种免疫反应会杀灭精子或抑制精子与卵子结合。其中最常见的是抗精子抗体导致的免疫性不孕，即在抗精子抗体呈阳性时，女性的免疫系统会把精子当作外来入侵物进行错误攻击，进而造成不孕。

不过，免疫性不孕的发生率比较低，只有在排除了多种因素后，医生才会考虑做与免疫相关的检测。如果确诊为免疫性不孕，医生多会使用免疫抑制药物进行治疗。

影响受孕的误区

◎ **性生活未达到高潮会影响怀孕**

可以很明确地说，性生活是否出现高潮不影响怀孕。怀孕成功应具备的最基本的条件是卵子、精子，以及它们相遇的通道——输卵管。女性排卵和是否有性高潮无关，如果排出的卵子能遇到穿过输卵管的精子，就可以成功受孕了。

◎ 后入位能提高受孕概率

目前并没有证据能够支持"后入位的性生活姿势能提高受孕概率"的观点。其实，性生活无论采取什么样的体位，有活力的精子都能在宫腔里自由地游动。

提高受孕概率的正确方法

为了生一个可爱的宝宝，很多夫妻在备孕时都希望"一发即中"，越高效越好。于是就开始在网络上搜索各种各样能提高受孕概率的小技巧，其实这些技巧大多都不靠谱。真正能提高受孕概率的科学方法一般有如下几种。

积极尝试

要想提高受孕概率，最基本的方法就是积极尝试，保证每周至少 2 ~ 3 次性生活。为什么这么说呢？精子离开男性体内进入女性体内后一般能存活 48 ~ 72 小时，也就是 2 ~ 3 天。精子在女性体内时间太久就会失去活力，无法游到卵子附近完成受精。正是根据精子存活的时间，所以建议每周均匀安排 2 ~ 3 次性生活，比如周一、周三、周五各 1 次，而不是集中进行性生活。这样能保证无论在何时排卵，卵子总是能遇到有活力的精子，怀孕的概率也就提高了。

如果夫妻双方或其中一方因为工作的原因无法保证高频率的性生活，建议抓住排卵时机，从排卵日的前 3 ~ 4 天到排卵日后，保持两天一次的性生活。

抓住排卵时机

虽然我们一直鼓励大家在备孕阶段不要着急、放松心情、积极尝试，但是好的受孕时机还是应该要抓住的。时机抓得好，会让受孕事半功倍。

成功受孕有 3 个基本要素：卵子、精子和输卵管，三者缺一不可。女性每个月只排出 1 枚卵子，卵子排出后 24 小时内如果遇到精子，受孕的概率就会比较大。否则随着时间推移，卵子的受精能力也会降低。如果排卵 48 小时内，卵子还没有遇到精子，就会自然死亡。所以，备孕女性要想提高怀孕的概率，就要监测排卵。

以下是一些监测排卵的方法，大家选择适合自己的就好。

◎ 利用排卵试纸

通过排卵试纸在家就可以监测排卵。排卵试纸的原理是检测尿液中促黄体生成素（LH）的浓度。促黄体生成素达到高峰后的 24 ~ 48 小时，一般会出现排卵。这个方法适合所有女性，非常方便。排卵试纸很容易买到，购买的时候不用太在意品牌，保证是在正规渠道购买的就可以。

排卵试纸的具体使用方式：月经干净后每天测 1 次，不要用清晨的第一次尿来检测，而是要用白天正常饮水后排出的尿液来检测。因为晨尿并不能反映身体正常的激素水平。

买来的试纸在未检测的时候有一条红线，如果检测后还是一条红线，说明检测结果为阴性；如果出现两条红线，说明检测结果为阳性。第二条红线会随着体内促黄体生成素水平的升高而逐渐变深，红线比较浅的时候是"弱阳"，红线特别明显的时候就是"强阳"。"强阳"意味着体内促黄体生成素处于高水平状态。当检测出现两条红线的时候，可以增加检测频率，比如从每天 1 次，增加到每天 2 ~ 3 次，以免遗漏了激素最高峰的时间段。

夫妻可以等检测出"强阳"后开始性生活，每 2 ~ 3 天 1 次，这样受孕的概率会大大提高。如果夫妻双方精力允许，可以从检测结果为"弱阳"时就开始试孕，这期间要注意不要中断检测，待结果转为阴性时再结束检测。

监测排卵整个过程的试纸变化可以参考图 2.1。

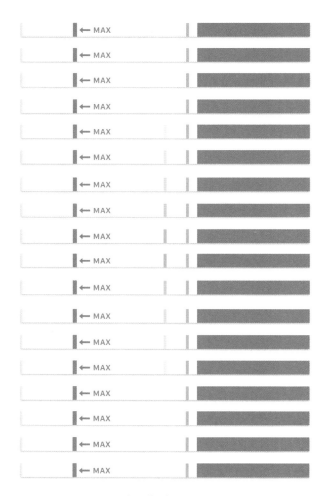

图 2.1　用试纸监测排卵的结果变化图

◎ **通过月经周期估算排卵日**

　　月经周期指的是两次相邻月经第一天之间的时间。月经规律女性的月经周期为 24 ~ 38 天，而且相邻的月经周期相差不会超过 7 天。

月经规律的女性可以通过月经周期来大致计算排卵日，排卵日为下次月经前的第 14 天。举例来说，如果 4 月来月经的日子是 1 号，正常的月经周期是 30 天，那么下个月来月经的日子就是 5 月 1 号。排卵日就是 5 月 1 号再往前推算 14 天，也就是 4 月 16 号。

考虑到即使月经周期很规律的女性，也很难保证月经周期不发生波动，所以建议在排卵日前后的一周要多进行性生活，提高受孕的概率。

◎ 监测基础体温

通过监测基础体温判断排卵期的原理：女性排卵后，体内孕激素水平显著增加，孕激素会让人体的基础体温升高 0.3 ~ 0.5℃，通过测量基础体温，就可以判断是否有排卵。仅凭这种方法效果并不好，因为体温升高的时候排卵也已经完成了，很容易让人错过最佳的受孕时机。

如果你仍然想用这种方法试一试，一定要做好体温记录。需要注意的是，测量体温的时候，需要前一晚至少睡足 6 个小时，醒来后第一时间测量体温，这样测得的才是基础体温。如果没有充分休息或者醒来后做了各种事情后再测量，测得的体温可能就不是基础体温了，也很难判断体温是否升高了。如果是平常上夜班或者生活作息很不规律的女性，这种方法就更不适合了。

◎ 白带拉丝或者有下腹痛

作为女性，你是否会在每月的某个时间段内觉得下腹部，也就是肚脐下面的部位有轻微的下坠感，或者发现自己的白带变得透明可以拉丝，这些表现都说明你已经临近排卵期了，可以积极尝试性生活了。白带最多、最稀薄、抗拉丝能力最强的一天往往就是排卵期了。

不过，这两个方法受主观因素影响比较大，适合经常关注自己身体变化的女性。有些女性在排卵期没有轻微的下腹疼痛，或者不太关注白带的变化，因此，不太建议女性只凭这个方法来判断是否处于排卵期。

◎ B 超监测

前面介绍的所有方法我们都可以在家里进行，但如果无论用什么方法你都监测不出排卵期，就要考虑有排卵问题了，比如患多囊卵巢综合征等疾病。如果出现这种情况，建议你去医院试试通过 B 超监测排卵，这种方法虽然费时费力，但是能准确地监测整个排卵的过程。

如果平常月经很规律，你可以在月经周期的第 10 天左右开始就到医院进行监测，多数监测排卵的 B 超是阴道超声，不需要憋尿，几分钟就可以完成，做完后马上就能取到结果。如果月经不太规律，可以在排卵试纸监测到"弱阳"的时候再去医院进行监测。

当 B 超监测出卵泡平均直径达到 18 mm 的时候，就代表卵泡成熟，随时可能会排卵。这段时间可以平均 2 ~ 3 天进行一次性生活，提高受孕概率。监测后，医生也会根据这次卵泡的大小，提醒你下次做 B 超监测的时间。

最后想跟各位备孕女性说的是，抓住受孕时机虽然可以提高受孕的概率，但是在夫妻双方身体健康的前提下，更重要的是放松心态、积极尝试，"好孕"自然会降临。

过瘦、过胖的女性如何备孕

如何算过瘦、过胖呢？主要是看身体质量指数即 BMI（前文有提及）。如果 BMI 低于 18.5 就算过瘦，如果 BMI 高于 23.9 就算过胖。

过瘦的女性如何备孕

过瘦的女性建议增重到 BMI 指数超过 18.5 再考虑备孕，太瘦可能会引起月经不规律、无法正常排卵、胎儿难以正常发育，甚至会导致早产的发生。增重时要做到饮食均衡，可以多吃富含蛋白质的鱼、蛋类、牛肉、虾、奶制品等食物以及富含碳水化合物的米饭、面条、馒头等主食。

过胖的女性如何备孕

BMI 超过 23.9 还会细分为超重、肥胖等情况，具体可见表 2.1。

表 2.1 不同体质类型的 BMI 指数（kg/m²）范围

体质类型	WHO 标准	中国标准
超重	25.0 ~ 29.9	24.0 ~ 27.9
肥胖	≥ 30	≥ 28

续表

体质类型	WHO 标准	中国标准
Ⅰ级肥胖	30.0 ~ 34.9	28.0 ~ 29.9
Ⅱ级肥胖	35.0 ~ 39.9	30.0 ~ 39.9
Ⅲ级肥胖（重度肥胖或极度肥胖）	≥ 40	≥ 40

如果你的 BMI 指数已经超过了正常，达到了超重及以上，即使孕前检查都正常，也建议先减重再备孕。超重会影响女性怀孕，比如可能会引起排卵异常，降低顺利受孕的概率。怀孕后，超重的准妈妈也更容易发生流产，患妊娠期糖尿病、妊娠期高血压疾病等，不利于胎儿正常的发育。

减重的重点是建立良好的饮食和运动习惯，不必等到 BMI 的数值降到 24 以下再备孕，减重 5% ~ 10%，身体基本健康了，就可以开始备孕了。对于 BMI 大于 40，或是 BMI 大于 35 且患有高血压或者糖尿病的女性，建议在医生的指导下科学高效地减重。

千万不要过度减重，如果减重影响到了正常月经，建议及时求助妇科医生和营养师，先把身体调整好，等到月经正常后再备孕。

下面我们详细讲讲通过饮食和运动减重的要点。

饮食

很多人认为备孕需要补充营养素，而减肥不能多吃，二者的理念是矛盾的。其实，备孕期减肥并不是吃得越少越好，而是要优化饮食结构，具体有以下 3 个建议。

◎ 总结自己的饮食结构特点

具体做法为，先保持日常饮食不变，做一周左右的饮食日记，归纳出自己的饮食结构特点，比如每日摄入多少能量，经常吃的高脂肪、高碳水食物有哪些。这样在正式减重的时候，可以通过更换食物或者更改烹调方式等方法，降低一日总能量的摄入，减少过多的脂肪和碳水化合物摄入。

现在几乎所有食物的包装上都有营养成分表，你可以重点关注能量、脂肪及碳水化合物的含量。如果你想吃一包饼干，可以重点关注不同产品的脂肪含量，脂肪含量越高的饼干越容易使人长胖。如果你想买酸奶，就要关注碳水化合物的含量。市面上有相关的 App 可以精准计算每天饮食的总能量。

◎ **减少每天摄入的总能量，均衡饮食**

减重期间，要控制每天的能量摄入为 1000 ～ 1200 kcal，最低也不要低于 800 kcal。如果这个量很难达到，也可以每天减少 300 ～ 500 kcal，或者减少原来 1/3 左右的摄入量，慢慢适应。

减重期间要注意均衡饮食，多吃富含优质蛋白质、脂肪含量低的食物，比如鱼虾、瘦肉、鸡蛋及豆制品。注意把主食中的精白米面换成粗粮或者薯类，比如燕麦、黑米、紫薯、玉米等。另外还要注意戒掉高能量的零食，比如甜饮料、饼干、蛋糕、薯片等。图 2.2 是每日摄入约 1000 kcal 能量的饮食结构，供大家参考。

食物种类	摄入量
主食（应有 1/3 ～ 1/2 粗粮）	2 ～ 3 拳 / 天
蔬菜	1 ～ 2 捧 / 天
水果	2 ～ 3 拳 / 天
低脂乳制品	1 ～ 2 盒 / 天
肉类、禽类、鱼类	1 掌心 / 天
坚果	1 把 / 天
植物油	1 ～ 2 茶匙 / 天

图 2.2 能提供约 1000 kcal 能量的饮食结构

◎ **养成好的饮食习惯**

减重期间可以养成少食多餐、细嚼慢咽的好习惯。日常上班可以带 1 个苹果、小半盒蓝莓或者 1 杯无糖酸奶作为下午加餐零食，减少产生的饥饿感。也可以尝试在吃饭之前喝一杯水，或者吃饭时先吃蔬菜，以增加饱腹感。吃的时候要细嚼慢咽。

运动

俗话说："3 分练，7 分吃。"这体现了运动的重要性。运动能帮助你维持合理的体重，让身体状态变得更好。关于运动的频率、时间、项目等，大家可以详细阅读第一章中的"备孕期如何正确运动"。

最后需要强调的是，减重虽然难，但一定不要吃减肥药。目前还没有明确有效、不影响备孕的减肥药。

正确看待月经异常

很多女性把月经看成怀孕能力的晴雨表，觉得月经正常就容易怀孕，月经不正常就难以怀孕。这种观点虽然不太科学，但也有一定道理。因为月经能反映出内分泌功能是否稳定，排卵是否规律。

月经规律的表现

月经规律通常代表排卵正常，能够顺利怀孕。不同女性对月经规律的理解也不太一样，有的觉得每个月来月经就算规律，有的却认为要在每个月相同时间来月经才叫规律。那么，怎样算月经规律呢？

月经是否规律，其实应该参考月经周期是否规律。月经周期指的是两次相邻月经第一天之间的时间，而不是第一次月经结束后到下一次来月经之间的时间。过去认为女性平均的月经周期是 28 ～ 35 天，但最新的研究表明，24 ～ 38 天的周期都算正常。规律的月经周期，需要满足以下两点。

（1）月经周期为 24 ～ 38 天。

（2）两个周期相差不超过 7 天。

比如，这次月经周期是 25 天，上一次月经周期是 35 天，虽然每次的月经周期都在正常范围内，但这不能算月经规律。不过，偶然 1 次的月经不规律是正常现象，你不用太着急，毕竟影响月经规律的因素有很多。

影响月经规律的因素

◎ 生活因素

生活压力大、劳累、生活环境变化等因素都有可能导致月经不规律，通常只要保持作息规律、情绪稳定，1 ~ 3 个月内就会好转。

◎ 服用避孕药

口服紧急避孕药或者短效避孕药也可能会影响月经周期。这类药物在停药后就不会影响怀孕了。不过也不要经常吃紧急避孕药，因为可能会影响女性内分泌功能，进而影响怀孕。

◎ 怀孕

很多女性只关注月经推迟，而忽略了不规则的阴道出血，甚至会把孕早期出血当成来月经。如果备孕期你发现自己有不太规律的阴道出血，比如量少、持续的天数不正常，就可以去医院就诊或者在家自行检测，看看是否是怀孕了。

月经异常的表现

如果你出现了以下几种月经异常的情况，一定要重视起来，及时就医。

◎ 月经周期过长，频率下降

如果你的月经周期长期超过 38 天，或者一年中的月经少于 9 次，建议及时进行妇科 B 超和性激素水平的检查，排除多囊卵巢综合征的可能。

多囊卵巢综合征在生育年龄女性中很常见，主要表现是月经次数变少，月经次数变少也意味着排卵异常，会影响怀孕。除了来月经的次数变少，有些女性还会有体毛过多、爱长痘痘、肥胖的症状。

◎ 超过 3 个月没来月经

一般超过 3 个月没来月经，就可以称为闭经了。如果出现闭经，建议及时进行性激素水平、甲状腺激素水平和妇科 B 超检查。

大部分闭经是因为环境变化、过度运动或者过度减肥，引起大脑无法和卵巢正常协同工作导致的。如果是这种情况，只要调整状态，比如减少运动或者保持正常饮食 3 ~ 6 个月就会好转。但是如果是高泌乳素血症、卵巢功能不全、甲状腺功能异常等因素导致的闭经，就会影响怀孕，需要及时进行治疗，一般 1 ~ 3 个月可以调整好。

◎ 不规则阴道出血

不规则阴道出血的表现有月经不干净、干净后几天又有点出血或者还没来月经就出血了。如果出现了不规则阴道出血，首先要观察什么时候会出血。

如果是同房后有鲜血或血丝，可能跟宫颈有关，需要做妇科检查和宫颈癌筛查。如果在排卵期出血，也就是来月经的前两周有咖啡色的血，或是白带上有血丝，一般是因为排卵后激素水平波动引起的少量出血，通常 2 ~ 3 天就会干净，不必担心。如果是排卵期经常出血，或是有其他非月经期的出血，建议及时就医，进行妇科 B 超和性激素检查。

女性一般建议在正常月经干净后的第 2 ~ 3 天做 B 超检查。如果月经一直不停，也可以在月经来的第 10 天内出血变少的时候做检查，因为子宫内膜在这个时候显示得最清晰，检查效果也最好。

患多囊卵巢综合征如何备孕

多囊卵巢综合征的典型特征

多囊卵巢综合征是备孕女性中最常见的内分泌及代谢性疾病，在备孕女性中的发病率是 7% ~ 10%。这种疾病会影响女性内分泌功能，导致肥胖、多毛等情况，严重的还可能造成不孕。多囊卵巢综合征有以下几个典型特征。

◎ **月经异常**

很多患多囊卵巢综合征的女性会出现月经异常，具体表现为来月经的次数减少，每年月经不超过 9 次，月经周期大于 38 天。需要注意的是，偶尔 1 ~ 2 次月经周期的延长是很正常的。生活压力大、搬家换个生活环境都可能导致月经周期的延长。

◎ **多毛**

除了月经周期延长，患多囊卵巢综合征的女性还会多毛，比如嘴唇上长满小胡子，那么应该如何判断多毛呢？你可以通过图 2.3 进行自测，每个部位都有 4 个评分，总得分大于等于 6 分就算多毛了。

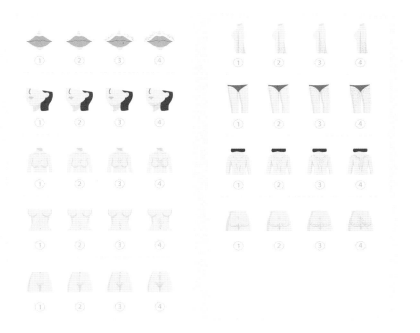

图 2.3　Ferriman-Gallwey 毛发评分标准

◎ **爱长痘**

　　患多囊卵巢综合征的女性也很容易长红肿炎性的痘痘，就是会出现红红的、后期化脓的痘痘。

◎ **容易长胖**

　　有些患多囊卵巢综合征的女性还很容易长胖。并不是说患多囊卵巢综合征就一定会长胖，也有很多正常体重或者偏瘦的女性患病，只是患多囊卵巢综合征会更容易长胖，而且肉主要集中在肚子周围。如果腰围超过 80 cm 或者腰围和臀围的比例大于 0.85，就要引起注意了。

　　如果你有 2 个及以上多囊卵巢综合征的特征，建议及时去医院进行妇科 B 超和性激素水平的检查。

患多囊卵巢综合征如何备孕

如果确诊了多囊卵巢综合征，建议从以下几个方面进行备孕。

调整生活方式

如果你患了多囊卵巢综合征并且发胖，建议做好生活干预，适当少吃，增加运动。

◎ **多吃低 GI 食物**

日常生活中建议你多吃低 GI 的食物。GI 即血糖生成指数，是指某种食物升高血糖效应与标准食品（通常为葡萄糖）升高血糖效应的比值，代表的是人体食用一定量的某种食物后会引起多大的血糖反应。通俗地说，GI 代表着某种食物升高血糖的能力。低 GI 食物，意味着能让血糖上升变慢，也更有利于健康。

在主食的选择上，你可以少吃精白米和精白面，多吃杂粮薯类，比如用糙米、全麦代替面条、米饭、馒头这类主食。在水果的选择上，你可以用草莓、苹果等低 GI 食物代替西瓜、荔枝、龙眼这类高 GI 的食物。另外，你还要戒掉高糖的食物，比如碳酸饮料、奶茶、甜品等。如果一开始觉得戒掉高糖食物太难了，你也可以适当喝点无糖可乐，或者减少吃高糖食物的频率。表 2.2 列出了常见的低 GI 食物，你可以参考。

表 2.2　常见的低 GI 食物

主食	意大利面、通心粉、山药、马铃薯粉条、红薯粉条、混合谷物面包、全麦面包
蔬菜	芦笋、西蓝花、花菜、芹菜、黄瓜、茄子、莴笋、生菜、青椒、番茄、菠菜、白萝卜、蘑菇、海带

续表

豆类、豆制品	黄豆、绿豆、扁豆、四季豆、毛豆、豆腐、豆腐干
肉和海鲜	牛肉、羊肉、猪肉、鸡肉、虾、蛤蜊、鳗鱼、干贝、花枝
水果	樱桃、李子、柚子、桃、苹果、梨、草莓、葡萄、柑橘、橙子
坚果	腰果、花生、蚕豆

◎ 减少食量

一开始你可能很难控制自己的食量。你可以尝试在吃的时候细嚼慢咽，每次进食都慢慢咀嚼 15 次左右，控制吃饭的时间在 30 分钟左右，这样自然就会少吃些了。

◎ 增加运动量

你还可以多尝试一些中等强度的运动，比如快走、游泳、慢跑、跳绳等，每周 5 次，每次 30 ~ 60 分钟。中等强度的运动指的是做的时候有些累，但是能够完成的运动。一开始你可能觉得坚持运动很难，你可以尽量先用跑步代替坐车，用走楼梯代替坐电梯，只要运动到能出汗就是好的。如果你体重已经超过了 80 kg，就先不要运动了，建议在医生的指导下先通过饮食进行减重。

如果你患多囊卵巢综合征但是身材苗条、体重也正常，那么不需要减重，注意调整生活方式就好，例如，养成锻炼的习惯、均衡膳食等。你可以多尝试抗阻力锻炼，比如举哑铃、做俯卧撑等，增加肌肉力量，调整身体状态。饮食方面必要时补充维生素和矿物质，戒掉高糖饮料。

总的来说，规律运动和均衡饮食能帮助大部分患多囊卵巢综合征的女性调整好身体状态，为怀孕做准备。

治疗方法

在排除其他疾病引起的不孕后，国内生殖门诊的医生通常会这样治疗多囊卵巢综合征。

如果没有备孕计划，医生可能会建议女性服用雌激素、孕激素类的药物，比如短效口服避孕药，以此控制体内紊乱的激素、保护子宫内膜。但是如果有备孕计划，同时还存在排卵问题，除了调整生活方式，医生还会考虑用药促进排卵，通常医生会建议口服克罗米芬或者来曲唑。促进排卵的药物能让体内原本长不大的卵泡正常长大，促进怀孕，服用后也不会影响卵巢功能，你可以放心。服用的时候，要同时做妇科 B 超检查监测排卵。因为药物可能会让多个卵泡同时发育，严重时可能会过度刺激卵巢。定期监测可以帮助医生调整用药量，把握排卵时机。如果口服药物效果不好，医生也可能会注射人绒毛膜促性腺激素来帮助你排卵。

但是如果用了很多方法仍然效果不好，比如女性超过 35 岁、输卵管异常，或者丈夫有少精症、弱精子症等情况，可以尝试试管婴儿。具体的治疗方案比较复杂，听从医生的建议即可，不必太紧张。

很多患多囊卵巢综合征的女性同时存在胰岛素抵抗的情况，肥胖女性更容易发生胰岛素抵抗。胰岛素是我们体内控制血糖下降的激素。胰岛素抵抗是指胰岛素促进身体摄取和利用葡萄糖的效率下降了，不能有效降低血糖，这就会引起高血糖、糖尿病，影响怀孕。

如果发生胰岛素抵抗，医生一般会建议服用二甲双胍，调整激素水平，促进正常排卵。这种药的不良反应是会刺激胃肠道，容易引起腹泻和恶心。如果你担心这些不良反应，可以提前跟医生说，医生会指导你如何慢慢增加剂量，比如一开始每天吃 0.5 g，一周后增加到早晚各口服 0.5 g。吃药后两周内，大部分情况都会改善。

目前多囊卵巢综合征的治疗效果还是不错的。只要按时就诊接受治疗、改善生活方式、合理减重，大多数女性都能成功怀孕。需要注意的是，患了多囊卵巢综合征后，子宫内膜疾病的发生率也会提高，所以无论是孕期还是产后，都要遵医嘱治疗，长期关注身体情况。

患甲亢、甲减如何备孕

　　甲状腺是人体重要的内分泌腺，是位于颈前部的软组织，能够分泌激素，对促进人体新陈代谢、维持正常生长发育，尤其是骨骼和神经系统的发育有重要作用。甲状腺激素还会影响胎儿的神经系统和认知功能的发育，因此对胎儿也很重要。

了解甲亢和甲减

　　甲状腺最常见的问题是大家熟知的甲状腺功能亢进（简称甲亢）和甲状腺功能减退（简称甲减）。

　　甲亢是甲状腺激素过多而引起的甲状腺毒症。得了甲亢的女性很容易激动、控制不住情绪、怕热多汗、心跳加快、吃很多但是很瘦，有些女性还会脖子粗、月经紊乱，甚至会出现 3 个月以上月经不来等情况。甲状腺本身的多种疾病或甲状腺外的某些疾病都可以引起甲亢，比如 Grave's 病（即毒性弥漫性甲状腺肿）、多结节性毒性甲状腺肿、甲状腺自主性高功能结节等。碘摄入过多也会引起甲亢。

　　甲减是甲状腺激素过少而引起的全身性疾病。得了甲减的女性经常会感到疲倦、乏力、怕冷、情绪低落，吃得虽然不多但是体重会增加，经常便秘。甲减还会增加女性流产的概率。引起甲减的常见原因有自身免疫性疾病（如桥本甲状腺炎）、甲状腺手术、放射性碘治疗、药物因素、碘缺乏等。

　　还有一种情况容易被忽略，那就是亚临床甲减。亚临床甲减没有临床表现，甲状腺激素水平也正常，但是促甲状腺激素（TSH）会升高，很容易被漏诊，也可能会导致不孕或者流产。但是大家也不用过于担心，孕前检查一般会包括甲状腺的检查，可以帮助你及时发现甲状腺的问题。

看了上面这些内容，你一定想问得了甲状腺疾病还能怀孕吗？这要看具体情况，甲亢和甲减的应对措施也不一样。

患甲亢如何备孕

如果女性得了甲亢，建议先治疗甲亢，再考虑怀孕。因为甲亢对孕妇和胎儿的健康影响很大，严重的甚至会导致妊娠期高血压疾病、心脏衰竭、胎儿发育迟缓、胎儿畸形等情况。甲亢的治疗也很复杂，有药物治疗，也有手术等综合治疗方法。

◎ 患轻度、中度甲亢

如果你患的是轻度、中度甲亢，在备孕期医生可能会调整你的药物剂量和治疗方案，比如调小剂量或者把可能致畸的药物先换掉，观察一段时间，待甲状腺功能稳定了再建议你怀孕。

◎ 患严重的甲亢

如果甲亢比较严重，甚至有并发症，比如有心脏问题、肝肾问题等，一定要先治疗并发症，康复后再备孕。除了遵医嘱治疗之外，患病女性平常也要注意少吃含碘的食物，例如，碘盐、海带、紫菜、海蜇、海苔等。如果开始备孕，需要吃碘盐的话，记得从怀孕前 3 个月就开始吃，每天要少于 6g，大约是一个啤酒瓶盖的量。

患甲减如何备孕

如果患了甲减想要备孕，医生也会建议先控制甲减再怀孕，以免甲减影响胎儿的生长发育。不过相比甲亢，甲减对于怀孕的影响会稍微小一些，大部分女性通过药物治疗和饮食调整能取得不错的效果，不会影响怀孕。

◎ **坚持用药，不要擅自停药**

患甲减最常见的治疗方案是服用左旋甲状腺素，比如优甲乐，建议早上起来空腹服用。如果你有在吃其他的补剂，比如铁剂、复合维生素等，药物和补剂的服用时间应该间隔 4 小时以上，以免影响甲状腺素的吸收。因为每个女性的情况不同，具体的服药剂量、治疗方案会有较大差异，应遵医嘱服用。

很多女性担心吃药会影响怀孕，这其实是没必要的。因为治疗甲减的药物，就是补充我们体内原本分泌不足的甲状腺激素，是不会影响怀孕的。如果坚持不吃药，或者自己随意停药，反倒不利于怀孕。

如果女性在治疗期间突然发现自己怀孕了，一定要及时跟医生沟通，医生根据实际情况调整用药剂量。注意一定不要自行停药，否则对准妈妈和胎儿都会造成不良的影响。

◎ **调整饮食——注意碘盐的摄入，多吃低脂、高纤维食物**

除了要遵医嘱好好服药以外，也要注意饮食。一说到饮食，很多女性会认为是不是多吃点碘，就可以补充甲状腺激素了？其实这要根据具体情况来判断。如果是缺碘引起的甲减，可以多吃富含碘的食物。如果是桥本甲状腺炎引起的甲状腺功能减退，日常需要减少碘的摄入，平常少吃紫菜、海带等富含碘的食物，怀孕后再根据医嘱增加碘的摄入。

要增加碘的摄入不等于随意吃碘盐。甲亢患者每天碘盐的正常摄入量为 4 ~ 6g。如果家庭烹饪中偏爱用酱油、生抽、蚝油等调味料，那碘盐的摄入量就要在上述基础上进一步减少，否则可能会加重甲减问题。

患甲减的女性很容易出现血脂异常，比如高胆固醇血症。所以，除了注意碘的摄入，还要尽量保持低脂饮食，少吃肥肉、奶油、动物内脏、油炸食品、蛋黄这类高脂肪高胆固醇的食物。家里平常烧菜，每天的用油量要控制在 20 g 左右。外出就餐时，手边可以放一碗水，如果菜品油太大，吃前可以涮一涮。

患甲减的女性还容易出现腹胀和便秘，怀孕很容易加重这类肠胃问题，所以还要注意多吃蔬菜和杂粮，比如芹菜、莴苣、韭菜、空心菜等促进胃肠消化的食物。

目前，医学上治疗甲亢和甲减的效果还是不错的，女性朋友们不用太担心。备孕期的女性，要了解这些知识，做到心中有数，如果备孕一年了仍没有怀孕，一定要去医院检查甲状腺功能。

患卵巢囊肿如何备孕

临床上很多女性做完 B 超检查后，医生会告知其有卵巢囊肿。"囊肿"两个字，总让人觉得很严重。什么是卵巢囊肿？卵巢囊肿会影响怀孕吗？这一节让我们一起来了解一下。

了解卵巢囊肿

卵巢囊肿，是指在卵巢内或者卵巢表面形成的囊状结构，里面有液体或固态物质。卵巢囊肿是妇科常见病，大多数卵巢囊肿是良性的。但早期的囊肿因为深藏在盆腔内，不会引起身体不适，女性自己也很难察觉到，常常是在做 B 超检查的时候才偶然发现的。

对于小的囊肿，例如生理性囊肿，医生会建议先定期观察，暂不做处理，因为小囊肿有自行消失的可能。一部分小囊肿还会增大，逐渐压迫到其他器官，引起腹胀、腹痛、便秘、腰痛等问题，有时甚至能摸到腹部有一个包块。

囊肿变大后要注意两个特殊且紧急的情况——囊肿破裂和蒂扭转。囊肿破裂可能会引起急性腹痛、腹腔内出血甚至休克，需要立即手术。较大的囊肿如果发生蒂扭转，还会表现为突然的腹痛、发热、恶心甚至休克，需要紧急施行手术治疗。蒂扭转一般发生在突然性的转体动作后，例如晃呼啦圈、突然转身、翻滚等。

孕前的 B 超检查非常有必要，能帮助我们发现早期的卵巢囊肿，尽早采取措施。那么，卵巢囊肿会不会影响怀孕呢？这要分情况判断。医生会先判断囊肿是生理性的还是病理性的。

生理性囊肿一般不影响备孕

如果检查报告显示是单侧卵巢囊肿、囊肿壁比较薄，囊肿直径不大于 5 cm，而且是囊性的，没有乳头或者其他的实性结构，就可能属于生理性囊肿。通俗地说，生理性囊肿就是身体自然变化导致的囊肿，不需要治疗，有自行消失的可能。

对于生理性囊肿，建议继续观察。在下次月经干净后 3 天内再做腹部 B 超检查，复查 2 ~ 3 次明确无异常后再停止检查。一般来说，生理性囊肿会在 2 ~ 3 个月内消失，消失之后就不用管了，继续安心备孕就好。

病理性囊肿需根据具体情况判断

如果卵巢囊肿连续 3 个月没有缩小，甚至持续增大，或者 B 超报告单上显示"高回声"或者"混合回声"，就要警惕可能是病理性囊肿了。如果 B 超检查提示可能是病理性囊肿，医生会建议抽血检测肿瘤标志物或者其他相关指标。

通过血液检查肿瘤标志物等指标是否升高，可以进一步帮助判断病理性囊肿是良性还是恶性。最终，医生会根据女性的病史、临床表现、体格检查，以及实验室检查结果等，综合得出诊断结论。

如果女性得了病理性囊肿，是先手术还是先备孕，就要看具体情况了。一般来说，医生会综合考虑囊肿是良性还是恶性、囊肿大小、肿瘤标志物、年龄和卵巢功能、生育需求等各种因素。不是得了病理性囊肿就一定要做手术，治疗措施存在个体差异。

如果医生认为囊肿有恶性的可能、囊肿太大压迫卵巢影响卵巢功能、囊肿有恶变的风险，或者是可能发生巧克力囊肿引起不孕，那么医生可能会建议手术治疗。手术后，医生也会根据你的生育情况、肿瘤情况等综合评估，给出具体的备孕指导。

一般来说，如果女性接受良性囊肿的手术，术后 3 个月就可以准备怀孕了。如果是恶性肿瘤，就至少需要切除患侧卵巢，还要接受化学治疗。什么时候备孕很难说，应该听从医生的建议执行。

巧克力囊肿术后要尽快备孕

巧克力囊肿是一种特殊的卵巢囊肿，它不是源自卵巢本身的病变，而是由于子宫内膜异位导致的，也就是子宫内膜离开了本来应该在的位置，"跑到"卵巢里了。异位的子宫内膜和正常子宫内膜一样，也会跟随月经周期发生变化，一旦有月经来潮，异位部位的经血无法排出而积聚在卵巢内，从而形成囊肿。时间一长，囊肿里面会有陈旧的积血呈暗红褐色，而且黏稠呈糊状，看起来像巧克力，所以得名"巧克力囊肿"。

从上面的介绍中我们不难理解，因为会不断有经血积聚，巧克力囊肿可以逐渐增大。等卵巢囊肿增大到一定程度就有破裂的可能，患者常表现为痛经、月经紊乱、不孕等。对于巧克力囊肿，医生会根据患者的年龄、症状轻重、病变程度，以及患者对生育的要求来决定采用药物治疗还是手术治疗。

对于有生育需求又没有手术指征的患者，怀孕本身就是对巧克力囊肿的一种治疗方法。如果备孕一段时间仍然无法成功怀孕，考虑到子宫内膜异位症可能对怀孕有影响，医生通常会建议手术治疗。

虽然巧克力囊肿属于良性卵巢囊肿，但是术后特别容易复发，手术后要尽快备孕。尽快怀孕有两个好处。

（1）在大量孕激素的长期作用下，异位的子宫内膜会萎缩消失，这样巧克力囊肿就不容易复发了。

（2）巧克力囊肿手术后半年内是怀孕概率最高的一段时间，术后两年怀孕的概率就明显下降了。女性在巧克力囊肿手术后来过一次月经就可以备孕了，越早备孕怀孕的概率就越高。

患子宫内膜异位症如何备孕

很多女性都体验过经期腹痛。经期有轻度腹痛和下坠感是很正常的，但是如果经期腹痛非常严重，有时甚至还有恶心、呕吐等症状，就属于痛经了。有怀孕计划的女性一定要对痛经高度关注，因为痛经是子宫内膜异位症最明显也是最常见的特征，而子宫内膜异位症对怀孕有很大影响。

什么是子宫内膜异位症

一个健康的女性，她的子宫内膜是长在子宫内壁也就是子宫壁的最内层。但是患子宫内膜异位症的女性，她的子宫内膜会出现在宫腔外的其他器官中，比如卵巢、输卵管、子宫肌层甚至直肠表面等。这些异位的子宫内膜可能会扎根在异位的器官表面，或者侵入这些器官后继续增生，形成囊肿。我们前一节提到的卵巢巧克力囊肿，就是子宫内膜异位症的一种表现。如果异位的内膜出现在子宫肌层，就会引起严重的痛经、月经紊乱等，即子宫内膜腺肌症。

根据异位的子宫内膜所在的器官不同，临床表现也不同，在这里就不展开讲了。请记住，如果不及时发现和干预子宫内膜异位症，异位的子宫内膜可能会引起炎症、盆腔粘连，造成输卵管不通、卵巢功能下降等问题，最终影响怀孕。

子宫内膜异位症的典型症状

子宫内膜异位症好发于生育年龄妇女，既然子宫内膜异位症的危害这么大，我们就要了解子宫内膜异位症的典型症状。

◎　痛经

痛经是子宫内膜异位症最明显也是最常见的特征，特别是原来没有痛经，后来出现痛经并且症状逐渐加重时，你就要提高警惕了。不过痛经并不是子宫内膜异位症的专属表现，子宫肌瘤等疾病也会有痛经的表现，因此当不确定原因时可以及时就诊。

◎　性交痛

顾名思义，性交痛指的是性生活过程中会有疼痛感。性交痛常在月经来潮前更明显。

◎　慢性盆腔痛

患子宫内膜异位症的女性无论是在经期还是在非经期，都会觉得下腹部隐隐地痛。随着疾病的发展，很多女性逐渐会有持续、慢性的下腹部疼痛，但是又找不到原因。

◎　不孕

大约有 25% ~ 50% 的不孕女性患有子宫内膜异位症。如果你一直怀不上宝宝，可能是因为患了子宫内膜异位症，只是 B 超没有检查出来而已。

◎　月经异常

患子宫内膜异位症的女性可能会有经量增多、经期延长、月经淋漓不尽等表现。

除了上述症状以外，也有约25%患子宫内膜异位症的女性没有任何症状。

子宫内膜异位症的确诊方法

提到子宫内膜异位症的确诊方法，很多女性都会想到 B 超检查，但 B 超是有可能检查不出来子宫内膜异位症的。目前对于子宫内膜异位症最准确的判断方法是腹腔镜手术，但是大多数女性并不愿意为了一个诊断而做手术，所以医生一般会根据前面提到的痛经、慢性盆腔痛、不孕等症状，结合血液指标和 B 超检查结果综合做出判断。

如果你没有子宫内膜异位症的典型症状，B 超检查没有发现明显异常，目前不确定自己是否不孕，那就不用纠结自己是否得了子宫内膜异位症，直接备孕就可以了。如果出现了不孕，再系统进行检查和治疗即可。

患子宫内膜异位症如何备孕

目前，还没有有效药物或者通用的手术方式能够治疗子宫内膜异位症。每个女性的卵巢功能、疾病程度、年龄、生育情况都不一样，子宫内膜异位症的治疗方案也不相同，需要专业医生综合判断后给出建议。这里有一些常见情况的处理办法，供你了解和参考。

◎ 症状较轻可以不处理

如果你还年轻，子宫内膜异位症的症状也比较轻，可以先试试监测排卵、进行积极的性生活等方法争取自然怀孕。并不是所有患子宫内膜异位症的女性都会不孕，症状较轻的女性是有机会自然怀孕的。

◎ 腹腔镜手术

对于患子宫内膜异位症并且明确是不孕或者卵巢巧克力囊肿直径大于4 cm 的女性，建议先做全面的不孕检查，排除其他导致不孕的因素后再考虑治疗，治疗的方法主要是腹腔镜手术。

腹腔镜手术不仅可以治疗子宫内膜异位症，切除卵巢巧克力囊肿，还能了解你的生育能力，为后面的治疗和备孕提供指导。但是腹腔镜手术会不可避免地造成卵巢组织的丢失和损伤，再加上子宫内膜异位症本身对卵巢功能的破坏等影响，可能会造成卵巢功能降低。所以在手术前，一定要在专业医生的指导和建议下，全面评估手术对卵巢储备功能的影响。

◎ **辅助生殖技术**

对于卵巢功能下降的女性，医生会建议尝试试管婴儿等辅助生殖技术，而不是单纯的手术治疗。

需要提醒你的是，单纯的药物治疗对大部分患子宫内膜异位症的女性都没有明显能帮助怀孕的效果，因此并不建议单纯口服药物。

手术后备孕方案的制订

接受腹腔镜手术治疗后，医生会根据你的生育能力和病情严重程度，建议你接下来应该如何备孕。

- 对于 35 岁以下、患轻度子宫内膜异位症的女性，手术后 1 ~ 3 个月就可以准备怀孕了。医生会建议你尽快怀孕，以免病情复发。你可以先尝试自然备孕 6 个月，如果半年后仍然没有怀孕，就需要考虑人工授精或者试管婴儿了。
- 对于 35 岁以上、患重度子宫内膜异位症、卵巢功能不好的女性，医生可能会建议直接尝试试管婴儿。
- 对于做了一次手术，但是之后又复发的子宫内膜异位症患者，医生可能也会建议直接进行人工授精或者试管婴儿，不建议再次手术了。

以上是针对子宫内膜异位症患者的常见建议，至于具体要不要手术、术后如何备孕，还要综合考虑经济情况、生育要求和夫妻双方的备孕条件等。如果你想要更顺利地备孕，在手术前和手术后都一定要和医生深度沟通。如果你已经被诊断为子宫内膜异位症，也不要太过担心和焦虑，目前子宫内膜异位症患者成功怀孕的案例非常多。

第二部分

科学度过孕期，逐月详解

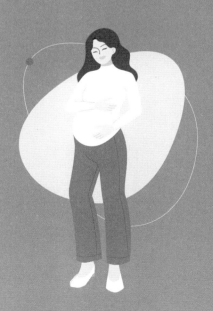

第三章

怀孕了，
这些基础知识要了解

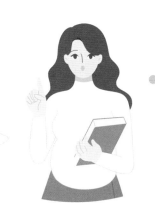

了解准妈妈的身体变化

怀孕和分娩给准妈妈带来了从内而外，从头到脚，从生理到心理的变化。在怀孕之初，我们不妨就来了解一下准妈妈在整个孕期的变化，从而能更好地应对未来可能面临的问题。

◎ 生殖系统——我有一座大房子

女性的身体真的可以创造"奇迹"。正常情况下，女性的子宫重量只有50 g，容积也只有 50 mL，约是一个鸡蛋那么大。怀孕之后，为了给胎儿提供更好的生长环境，子宫的肌细胞奋力生长，到足月的时候，子宫的容量增加了 100 倍、重量增加了 20 倍。在孕期，阴道的皱褶会增多，延展性增加，分泌物也会因为激素水平（雌激素、孕激素等）和阴道黏膜的变化而增多，这让准妈妈有时会担心自己是不是患了阴道炎或是羊水破了。

◎ 乳房——定期更换内衣

为了给未来的宝宝提供口粮，乳房在激素的作用下发生了不少变化。很多准妈妈会发现乳房较孕前明显增大，这是大量的雌激素、孕激素刺激乳腺腺管和乳腺腺泡的发育导致的。不少准妈妈还出现了乳房发热胀痛、乳头疼痛瘙痒、乳头乳晕变黑。在孕晚期接近分娩的时候，有的准妈妈会分泌初乳，还有的准妈妈会因为皮脂腺分泌旺盛形成乳痂。

◎ 心血管系统——心脏负荷增大

不少准妈妈在孕早期会有头晕的情况，这是因为在孕早期，我们血压会发生生理性下降。孕前血压就偏低的女性，这个阶段很容易头晕。血压到了孕中后期会逐渐回升，在此之前，准妈妈要注意避免忽然晕倒造成身体受伤。在孕期，很多准妈妈还经常会感到心跳加快或者偶尔有心慌，这是因为我们的心率在孕期会增加，平均每分钟增加 10 ~ 30 次。如果这种情况的发生不是特别频繁，注意休息就好了，不用太担心。另外，准妈妈身体内的水分也会较孕前大幅增加，在孕 32 ~ 34 周时达到顶峰，大约是平时的 1.5 倍，所以心脏的负荷也增加了很多。

◎ **血液系统——出现生理性贫血、血液高凝状态**

孕早期，血容量会迅速扩张，虽然孕期的红细胞数量也会相应增加，但相比于血容量增加的程度较轻，这就会导致血液被稀释，造成生理性贫血。这样在失血的时候，我们丢失的是被稀释过的血液，留存了更多的红细胞，所以会变得更容易止血（即高凝状态）。在孕期，白细胞和中性粒细胞比例会增加，这也是生理性的变化，并不一定是因为细菌感染。在孕中晚期，血小板计数会出现轻度下降，但一般还是在正常范围内，少部分准妈妈会出现妊娠期血小板减少症，表现为血小板计数略低于正常范围。这些情况都不会导致严重的后果，产后就可以恢复正常。

◎ **消化系统变化——出现孕吐、胃食管反流等**

很多准妈妈在孕早期会有恶心呕吐，孕中期和孕晚期会出现反酸烧心（胃食管反流）。孕早期肠道容易胀气，孕晚期容易发生便秘、痔疮。另外，因为激素水平的变化，胆囊蠕动减弱，准妈妈患胆结石的风险也会增加。因此，规律吃饭、减少过于油腻的饮食对于准妈妈显得尤为重要。

◎ **泌尿系统——出现尿频漏尿、血肌酐降低**

在孕期，由于子宫增大压迫膀胱，准妈妈容易出现尿频、漏尿的症状，尤其在孕晚期更为突出。准妈妈不妨尝试做凯格尔运动，能避免症状进一步加重。

有的准妈妈在检查时会发现尿糖呈阳性，这是因为孕期肾小球的滤过率增加，而肾小管对葡萄糖的重吸收能力没有相应增加。这是一种生理性尿糖，并不能以此来判断准妈妈是否患了糖尿病，需要结合血糖检查的结果下结论。

80% 的准妈妈在孕期还会发生肾盂扩张、输尿管扩张，这和孕期激素水平变化、子宫旋转压迫输尿管有关，这也使得孕期发生泌尿系统结石的风险有所增加。因此，准妈妈孕期一定要养成多喝水、勤排尿的习惯。

◎ 呼吸系统——出现呼吸困难

怀孕后，呼吸困难的发生率高达 60% ~ 70%，很多准妈妈都担心自己会不会缺氧。这和孕期激素水平变化、子宫增大导致胸腔狭窄，以及孕期生理性贫血有关。准妈妈在孕期的耗氧量比平时增加了 10% ~ 20%，但通气量却增加了 40%，说明准妈妈其实有过度换气的现象，并不代表胎儿会缺氧。

◎ 肌肉骨骼系统——肌肉关节承受的压力增大

很多准妈妈都知道坐月子期间稍不注意就会腰痛膝盖痛，所以在孕期就开始注意盆底功能了，有的准妈妈还了解到怀孕分娩会造成腹直肌分离的现象。在孕期，肌肉和骨关节出现问题的频率较高，这是因为我们的脊柱、骨盆乃至全身的关节都是一个整体，孕期松弛素的分泌和重心的变化，会导致很多关节的稳定性变差，部分关节承受的压力翻倍。

另外，随着子宫增大和重心的改变，准妈妈的腰椎会部分向前凸、颈部会前屈。如果腹部和腰背肌肉力量不足，骨盆前倾程度还会明显增加，站立时双脚间距增宽，这会导致准妈妈行走的姿势改变（见图 3.1）。

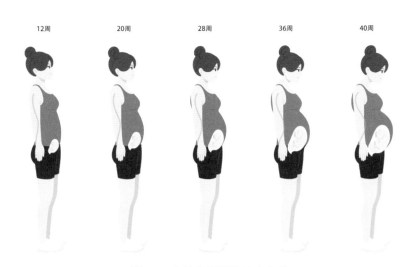

图 3.1　女性在孕期的体态变化

在孕期保持合理的运动，有意识地调整自己的姿势（见图 3.2），避免给关节过度的压力（比如爬楼运动或者穿高跟鞋），提供适当的支持（比如使用靠垫或托腹带），都有助于帮助准妈妈缓解上述问题。

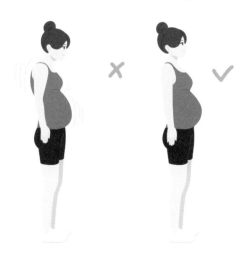

图 3.2　女性在孕期应该保持的正确体态

了解孕期的检查

在我国的孕前和孕期保健指南中，关于产检孕周的建议，有的是这样划分的：孕 6 ～ 13 周 $^{+6}$，孕 14 ～ 19 周 $^{+6}$，孕 20 ～ 24 周，孕 25 ～ 28 周，孕 29 ～ 32 周，孕 33 ～ 36 周，孕 37 ～ 41 周，整个孕期需要 7 ～ 11 次产检。而在实际临床中，很多医院的产检频率是孕早期和孕中期每个月一次、孕 29 ～ 36 周每两周一次，足月后每一周一次。

常规检查总介绍

准妈妈每一次产检都会进行常规检查，常规检查通常包括这几方面。

（1）测量体重、血压，留取尿液做尿常规。这通常是在见医生之前进行的。

（2）问病史。医生会询问准妈妈近期的感觉、相关症状（例如是否有阴道出血、腹痛、宫缩、胎动情况、体重增加等），以及有无特殊不适等。

（3）查体。从孕中期开始，每次产检医生都会进行腹部触诊，感受准妈妈腹部的张力。从孕 20 周开始，医生会进行宫高和腹围的测量。孕晚期医生会进行四步触诊，足月后判断胎儿的方位，以及是否入盆等。医生还会用多普勒听筒听胎心。孕期一般还会有 1 ～ 3 次针对乳腺、心肺、阴道等较全面的体检。

（4）健康教育及指导。每次产检的最后一步是医生解读检查报告和开具化验单。医生会给准妈妈总结目前的情况，以及下个阶段可能发生的问题、注意事项（比如体重控制、数胎动等），解答准妈妈的问题，告诉准妈妈下次产检的时间以及出现哪些情况需紧急就医。

每个阶段的产检项目明细

各个阶段常见的产检项目如表 3.1 所示，相关项目在具体的章节中都有详细的介绍。

表 3.1　各阶段产检项目明细表

孕周	重点项目
孕 0 ~ 4 周	·建议检查项目：无 ·备查项目：血 hCG
孕 4 ~ 8 周	·建议检查项目：超声、甲状腺功能筛查
孕 8 ~ 12 周	·建议检查项目：血常规及血型（ABO 及 Rh 血型）、尿常规、肝肾功能、空腹血糖、乙肝表面抗原、梅毒血清抗体、HIV、心电图、NT 超声、早期唐氏筛查
孕 12 ~ 16 周	·建议检查项目：无创 DNA 检查
孕 16 ~ 20 周	·建议检查项目：无特殊检查 ·备查项目：超声、中期唐氏筛查、羊水穿刺（如有指征）
孕 20 ~ 24 周	·建议检查项目：胎儿系统超声检查（大排畸）、尿常规
孕 24 ~ 28 周	·建议检查项目：糖耐量试验、血常规、尿常规 ·备查项目：铁蛋白、肝肾功能
孕 28 ~ 32 周	·建议检查项目：血常规、尿常规、生长发育超声（小排畸） 注：有早产史的准妈妈需要进行阴道分泌物检查，对于其他准妈妈来说不是必查项目
孕 32 ~ 36 周	·建议检查项目：尿常规、B 族链球菌筛查、胎心监护 ·备查项目：肝功能和总胆汁酸筛查（妊娠期肝内胆汁淤积症高发地区的准妈妈需进行此项检查，如湖南、湖北、成都、重庆等地）
孕 36 ~ 40 周	·建议检查项目：超声、胎心监护 ·备查项目：足月后宫颈条件及骨盆条件评估

产检前要做的准备

在产检之前，准妈妈需要简单了解第二天产检的内容，比如是否需要空腹就诊。就诊前可以随身携带一些小零食，以便于抽血后及时补充能量。另外，在胎心监护不理想、等待时间过久、超声提示胎儿位置不合适的时候，都可以吃一些零食。

产检时，建议准妈妈穿宽松、便于穿脱的深色衣物。因为有些检查你并不了解医生要检查哪个部位、会用到什么（比如耦合剂或碘伏等），这样穿着有备无患。另外，建议大家提前准备好希望和医生交流的问题，按照问题的关心程度排序，最关心的问题放在前面问。在公立医院，一次普通产检，准妈妈和医生有效沟通的时间只有 5 ～ 10 分钟，医生往往只能回答为数不多的问题。剩下的问题也可以通过线上问诊的方式进行咨询。

一些具体检查项目的准备工作如下。

（1）测量血压。大多数医院的产科为准妈妈测量血压都是在分诊处。每次产检，很多准妈妈都是急匆匆来到产科分诊处就直接测血压，往往会导致血压偏高、心率偏快，这样的测量结果是不准的。建议准妈妈别着急，保持平静状态 5 ～ 10 分钟再进行测量。

（2）尿常规检查。很多时候尿常规结果提示有白细胞、细菌、黏液丝或者蛋白质弱阳性，多数都和尿样被污染了有关。为了一次留尿成功，建议大家在留尿标本前擦拭干净外阴及尿道附近（以免有白带干扰），只收集中间段的尿液——即清洁中段尿，这样能够最大程度地避免对结果的干扰。

（3）超声检查。孕期的超声检查一般不需要空腹和憋尿。但有的医院还是会让孕早期的准妈妈憋尿经腹做超声检查，其实孕早期超声检查经阴道做也是没有问题的，并不会增加感染或流产的概率。在孕晚期，由于准妈妈的肚子已经很大了，如果超声检查时间太长，长时间的平卧会增加仰卧位综合征发生的风险。建议准妈妈可以带个薄垫子，做检查时把右腰部垫高，让身体有一定角度的倾斜，避免发生仰卧位综合征。更简单的方法是，攥个拳头垫在后腰下，让身体倾斜一些。

如何与医生沟通

有不少准妈妈会感慨，每做一次产检都太难了，一上午的时间好不容易看到医生，"脸都没混熟"就"下一位"了。对很多准妈妈来说，产检就是排队、开单缴费、做检查、看检查结果的过程，其中排队恐怕是时间占比最长的了。但换个角度来看，每次都能顺利完成整个产检流程是一件好事，说明你和胎儿都是健康的。万一有异常情况发生，医生的时间往往只够用在给准妈妈进行合适的医学处理上，很难对病情和准妈妈的问题有足够的解释和回答，更别提安抚准妈妈焦虑的情绪了。

其实在中国，每位产科医生都面临着很多压力和挑战，医生们需要在保证医疗安全的情况下，在有限的时间内尽可能地多看诊。医生之间经常会开这样的玩笑：出门诊前别喝水，因为上厕所会耽误时间。我们非常感谢准妈妈一直以来给予医生的理解，在医生口干舌燥、饥渴交加的时候，准妈妈关切的一句"医生您辛苦了"，往往会让医生非常感动。那么，准妈妈如何在有限的看诊时间内和医生更好地沟通呢？

◎ 尽量固定一位医生看诊

大多数没有高危因素的准妈妈，其实没有必要抢占很多特殊的医疗资源，在普通门诊看诊就可以了。但这也会导致一些问题，例如，很多时候普通门诊的医生会不断轮转，准妈妈在孕期不得不更换多位医生。这在医疗原则上虽然不会造成什么问题，训练有素的医生会用很简洁的语言记录下你的情况和下次应该检查的内容，但是固定一位医生看诊，能够缩短医生熟悉病历的时间，提高看诊效率。

上面说的情况并非绝对，在一些医院的普通门诊，医生的轮转频率并不高，比如有一些本院的主治医师会长时间待在同一门诊，甚至一些副主任医师每周也会有固定的时间进行普通门诊的出诊，大家可以在产检医院的官方网站查看医生的信息，了解医生的"身份"然后进行"锁定"。

◎ 提前准备好个人资料

　　个人资料包括两个方面。一是产检资料要整理清晰，每次的化验检查报告尽量按照时间顺序或分类粘贴，超声单也叠放好，以便于随时查看（很多医院的产科会集中管理准妈妈们的产检档案）。二是准妈妈如果有特殊情况也建议做好记录，比如血压监测、血糖或者饮食监测，假宫缩的频率与诱因，等等。准妈妈详细的个人情况可以帮助医生快速理解病情程度及变化。在看诊前一天，建议准妈妈把自己关心的问题按照重要程度排序，这样在看诊的时候可以向医生高效咨询。

◎ 清晰表达你的症状

　　让没有医学专业背景的准妈妈清晰且有逻辑地表达出自己的病史，其实有点强人所难，但尽量清晰地表达自己的症状和诉求，对于医生看诊非常重要。关于症状的描述通常有这几个基本要素：诱因、症状特点、症状程度与发生频率、加重或缓解的影响因素、伴随症状、用药情况，以及缓解情况。比如，你可以这样说："我近期活动后就有右下腹痛，是轻微的胀痛感，没有发现导致症状加重或减轻的因素，此外我还有尿频尿急，目前我没有使用药物。"清晰的思路和表达能够减少医生反复问诊的时间，也有助于大家更好地理解和监测自己病情的变化。

◎ 建立良好的医患关系

　　提到这点并不是为了让你刻意讨好医生，让医生区别对待你，而是因为和谐的医患关系能够帮助双方换位思考、相互理解，这对整个孕期医患双方的体验都是非常有帮助的。比如，自觉遵守诊疗的秩序，在医生工作量无法承担的情况下不纠结于某些细节问题，等等。适当的口头感谢和赞赏，往往会让医生非常感动，也能给他们繁重的工作带来很多轻松感。

◎ 利用线上资源保证看诊的完整性

如果产检完毕你还有很多问题没有得到解决，不妨试试线上问诊。很多医生都开通了线上问诊的服务，无论是文字还是电话的方式，都可以作为线下就诊的补充。线上问诊能够比较细致地和医生进行深入交流，当线下看诊的时间不足的时候不妨一试。另外，了解孕期的背景知识也能帮我们更好地和医生交流。

良好医患关系的基石是信任与理解，希望各位准妈妈都能和自己的产科医生携手并进，顺利迎来自己的可爱小天使。

遵循正确的饮食原则，孕期长胎不长肉

女性怀孕以后，"一人吃，两人补"的观点深入人心。很多准妈妈都担心吃得少会影响胎儿的发育，不仅每天吃好几餐，还经常吃大鱼大肉。其实，过度补充营养，胎儿根本用不了，最后导致肉都长在准妈妈身上了。到底怎么吃才能长胎不长肉呢？大原则是，保证每日足够的能量摄入，了解孕期体重的合理增长范围和增长速度，日常做好监测和饮食调整。下面具体介绍一下。

孕期需要增加多少能量

在孕早期，胎儿的生长发育速度相对缓慢，准妈妈每日需要摄入的能量大约是 1800 kcal。如果准妈妈孕前体重正常，那么按照孕前的饭量吃就行，需要做的只是注意食物搭配、保证营养均衡。

在孕中期，胎儿生长发育的速度逐渐加快，准妈妈每日需要增加 300 kcal能量的摄入，大约相当于 1 片面包、1 盒牛奶再加 1 个鸡蛋的能量总和。

在孕晚期，胎儿增重明显，准妈妈每日需增加 450 kcal 能量的摄入，相当于 1 片面包、1 盒牛奶、1 个鸡蛋、1 个中等个头的苹果，再加 3 粒腰果的能量总和。

所以，就算是在胎儿快速发育的孕中晚期，准妈妈需要增加的能量也就只有上面提到的这些，完全不需要加倍饭量。体重正常的准妈妈完全可以正餐按照孕前的饭量吃，然后把上面提到的食物作为加餐吃。

如果怀的是双胞胎，从孕中期开始，准妈妈每天需要增加 600 kcal 能量的摄入。如果怀的是三胞胎，准妈妈每日需要增加 900 kcal 能量的摄入。

孕期需要增加多少体重

孕期适合增加的体重和准妈妈怀孕前的体重密切相关。如果你在怀孕前就已经超重，孕期就要少增加体重。如果你在怀孕前体重偏轻，孕期就要多增加体重。怀孕前的体重水平，以及对应的孕期体重增加范围如表 3.2 所示。

表 3.2　中国孕期妇女体重增长范围和增重速率推荐值

孕期体重状况	孕前 BMI（kg/m²）	孕期总体重增长范围（kg）	孕中晚期的体重增长率平均值和范围（kg/周）
体重不足	<18.5	11.0 ~ 16.0	0.46（0.37 ~ 0.56）
标准体重	18.5 ~ 23.9	8.0 ~ 14.0	0.37（0.26 ~ 0.48）
超重	24.0 ~ 27.9	7.0 ~ 11.0	0.30（0.22 ~ 0.37）
肥胖	≥ 28.0	< 9	< 0.30

孕期各类食物吃多少

因为女性在孕早期的能量需求和孕前一致，所以准妈妈按照中国备孕妇女平衡膳食宝塔中规定的量吃就行了，孕中晚期则按照中国孕期妇女平衡膳食宝塔规定的量吃。

◎ 主食

在孕早期和孕中期，谷类和杂豆类每日需要摄入 200 ~ 225 g；在孕晚期，谷类和杂豆类每日需要摄入 225 ~ 250 g，其中全谷物和杂豆要占到主食总量的 1/3 左右，这样粗细搭配着吃可以让准妈妈摄入更多膳食纤维、B 族维生素和矿物质。另外，建议在孕早期、孕中晚期每日分别摄入薯类 50 ~ 75 g、75 ~ 100 g。

每日要摄入 200 g 的谷类，大约相当于吃 140 ~ 160 g 馒头、130 g 米饭和 130 g 面条；要摄入 100 g 薯类，大约相当于吃示指长的 4 小截铁棍山药或 3 个小芋头。

◎ 蔬菜和水果

建议准妈妈在整个孕期每天都吃够 300 ~ 500 g 的蔬菜，最好每餐都有蔬菜。这样既能保证每餐的营养均衡，又能增加每顿饭的饱腹感，有利于体重控制。做熟的绿叶菜 1 拳头大约是 100 g，1 根中等个头的黄瓜大约是 200 g，一个中等个头的番茄大约是 200 g，准妈妈可以参考着吃。另外，深色蔬菜最好占蔬菜总摄入量的一半以上。这是因为相对浅色蔬菜，深色蔬菜的维生素、矿物质和生物活性成分（如番茄红素、花青素）含量更丰富。

在孕早期和孕中晚期，分别建议准妈妈每日吃水果 200 ~ 350 g、200 ~ 400 g。200 g 水果相当于 20 个圣女果，或 9 个草莓，或 3 个小台芒，或 2 个猕猴桃，或 1 个中等大小的苹果。可以多选圣女果、草莓、芒果、猕猴桃、柚子等含糖量相对较低的水果，这样有助于控制能量摄入。最好直接吃水果而不是榨汁，这是因为榨汁去渣会损失膳食纤维，榨汁过程也容易使维生素流失。另外，果汁很容易喝多，导致能量的过多摄入。

◎ 大豆、坚果和牛奶

大豆的摄入：建议在孕早期每天吃 15 g；在孕中晚期，每天吃 20 g。要摄入 20 g 大豆，大约相当于吃 58 g 北豆腐（普通麻将大小 3 块），或 112 g 南豆腐（普通麻将大小 6 块），或 292 g 豆浆，或 44 g 豆腐干，或 32 g 豆腐丝。

坚果的摄入：整个孕期建议每天吃 10 g 坚果，大约相当于七八粒腰果或者扁桃仁，或 1 个大核桃，或 2 个碧根果，或带壳瓜子两小把。

牛奶的摄入：孕早期建议每天喝 300 g、孕中晚期建议每天喝 300 ~ 500 g。要摄入 500 g 牛奶，相当于喝 1 盒纯牛奶（250 mL）加 2 盒无糖酸奶（125 g/ 盒）。

◎ **肉和蛋**

建议准妈妈整个孕期每天吃 1 个鸡蛋，鸡蛋黄比鸡蛋清更有营养，吃的时候不要丢掉蛋黄。

关于畜禽肉和鱼虾贝类，孕早期、孕中期、孕晚期分别建议吃 40 ~ 65 g、50 ~ 75 g、75 ~ 100 g。50 g 大约相当于 4 卷涮火锅的牛肉卷，或 1.5 个小鸡翅，或 5 只白虾，或一个手掌心大小的鱼肉，准妈妈可以参考这个量，灵活搭配着吃。

◎ **油**

整个孕期每日油的建议摄入量都是 25 ~ 30 g。常见的喝汤的白瓷勺，一勺大约是 10 g。想要把量控制在这个范围，一定要改变日常的烹调方式。日常最好用不粘锅炒菜，多吃炖煮菜，尽量别煎炸。

控制孕期体重适宜增长的要点

- 高能量零食虽然可以吃，不过需要控制频次，建议每周最多吃 1 次。吃的时候要选择小包装，并且与家人分食。
- 在外就餐时尽量和同伴一起点餐，因为餐厅里的 1 份主食量很大，更适合两个人分着吃。吃饭时注意保证蔬菜的摄入量。
- 多人聚会时尽量少吃自助餐多吃桌餐。少选口味偏重的川菜、东北菜，多选口味清淡的粤菜和港菜。点菜时要注意多素少荤、烹调方式的选择上要多蒸煮炖拌，少煎炒烹炸。点菜时可以备注少油少盐，或者把菜在水中涮去一部分油和盐再吃。

- 无论是在家吃饭还是外出就餐，吃饱了就可以把筷子放下，不要再继续进食了。如果是在家吃饭，还可以第一时间就把碗筷洗了。
- 可以在饭前喝 200 mL 水，暂时增强饱腹感，这能更好地控制食量。
- 吃饭时可以先吃菜，增加饱腹感，再吃富含蛋白质的食物和主食，这样不仅能控制食量，还能控制餐后血糖。吃饭的过程中喝点清汤也能减少食量。
- 吃饭时要注意细嚼慢咽，这不仅能增强饱腹感，也能减少胃的负担。
- 专心吃饭。在吃饭时，任何能够分散你注意力的事情都可能会让你无意识地吃多，所以吃饭时不要看电视，看电视时也不要吃东西。

了解孕期的运动

孕期运动对准妈妈和胎儿都有很多好处。规律的有氧运动能改善身体素质，比如增强心肺耐力、肌肉耐力，提高身体的柔韧性和平衡性。运动还可以避免孕期增重过多、过快，降低生出巨大儿的风险，预防或减轻腰痛、骨盆带疼痛、尿失禁等不适，一定程度上降低妊娠期糖尿病和子痫前期的发生风险。

在孕期，很多准妈妈最担心的就是运动的安全性，担心会导致流产或者早产。事实上，如果你产检正常，本身没什么疾病，可以坚持适量的有氧运动。

孕期各个阶段的运动建议

孕期无论选择哪种运动，都应该遵循"循序渐进，量力而行"的原则，最好是用自己喜欢的方式进行运动，身心愉悦才是最重要的。不同阶段的运动原则如下。

◎ 孕早期，运动以"调整"为主

准妈妈在孕早期要养成良好的运动习惯，给孕期开个好头。如果你在怀孕前一直有运动的习惯，孕期可以继续保持中等强度的有氧运动，比如慢跑。运动时心率可以控制在最大心率的 60%。如果你怀孕前很少运动，可以从低强度有氧运动开始，比如走路、做瑜伽和普拉提，逐渐增加活动的强度。

有运动习惯的准妈妈可以每次锻炼 30 分钟，每周运动 2 ～ 3 次。没有运动习惯的准妈妈可以从每次运动 10 分钟开始，循序渐进地增加锻炼的时间。

◎ **孕中期，运动以"稳"为主**

到了孕中期，准妈妈已经慢慢适应了怀孕的状态，胎儿的发育也进入了稳定阶段，此时是整个孕期最适合运动的时期。适合孕中期的运动有散步、游泳、瑜伽、阻力训练、盆底肌训练，准妈妈可以结合自己的身体条件从中选择几个运动组合进行。

如果准妈妈孕前运动比较少，心肺能力不强，可以选择散步和瑜伽；如果有运动基础，可以选择散步和阻力训练；如果有腰痛史，可以选择做瑜伽和游泳；如果是二胎准妈妈，而且在第一胎有过产后漏尿的情况，也可以在组合运动中增加盆底肌训练。

游泳：每次 30 分钟，每周 2 ～ 3 次。

散步：每次 30 分钟，每周 4 ～ 5 次。

瑜伽：每次 30 分钟，每周 2 ～ 3 次。

阻力训练：用不超过4.5 kg的低重量器材进行训练。10 ～ 20 个动作一组，每次重复运动 2 ～ 3 组，每周进行 1 ～ 2 次。

盆底肌训练：每组 10 个动作，每次重复 2 ～ 3 组，每周 3 ～ 4 次。

◎ **孕晚期，运动以"慢"为主**

准妈妈在这个阶段身体逐渐变沉重，因此运动的强度要降低，可以在家人的陪伴下，以缓慢放松的运动方式为主，比如游泳、慢走等。如果体能允许，可以每次运动 20 ～ 30 分钟，每周 2 ～ 3 次。如果觉得 30 分钟的运动很吃力，坚持 10 分钟也不错。如果之前有经常游泳的习惯，这个阶段也可以继续坚持，在水中做伸展和有氧活动，有助于缓解压力。要注意，孕晚期不推荐仰泳这种泳姿，也不要进行闭气水下游泳。

瑜伽、普拉提及盆底肌训练的部分动作，可以通过伸展脊柱和加强骨盆带的力量来预防孕期这些部位的疼痛，促进产后恢复。但是要注意孕晚期做这些动作的幅度不要太大，具体的运动时间和频率可以略低于孕中期的标准，最好能在专业教练的指导下进行运动。

孕期适合的运动

◎ 游泳（图 3.3）（推荐指数 ★★★★★）

推荐原因：借助水的浮力可缓解身体压力，加强心肺耐力及四肢大肌群力量。

适合时期：整个孕期。

注意事项：不适合零基础的人群从孕期开始学习。请选择干净、安全、有专业救生员的游泳场地。29 ~ 35℃的水温会相对合适。

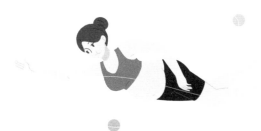

图 3.3　孕期游泳的图示

◎ 散步（图 3.4）（推荐指数 ★★★★）

推荐原因：简单易行，运动损伤风险低，可以维持心肺耐力及下肢力量。

适合时期：整个孕期。

注意事项：注意出行安全和运动前后的补水。孕早期注意不要在高温环境下运动；孕晚期最好有家人陪同，以防跌倒。

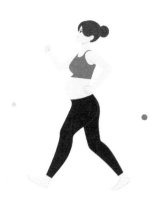

图 3.4 孕期散步的图示

◎ 瑜伽（图 3.5）（推荐指数 ★★★★★）

推荐原因：瑜伽是有针对性的牵拉和轻力量训练，可以预防孕期脊柱和骨盆带的疼痛，减少肌肉紧张。

适合时期：整个孕期。

注意事项：因为孕妇瑜伽区别于普通瑜伽，所以最好在专业教练的指导下进行瑜伽训练，避免做高温瑜伽。

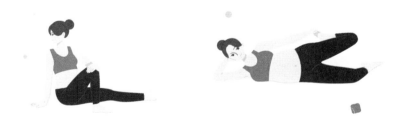

A. 运动前后的拉伸运动图示

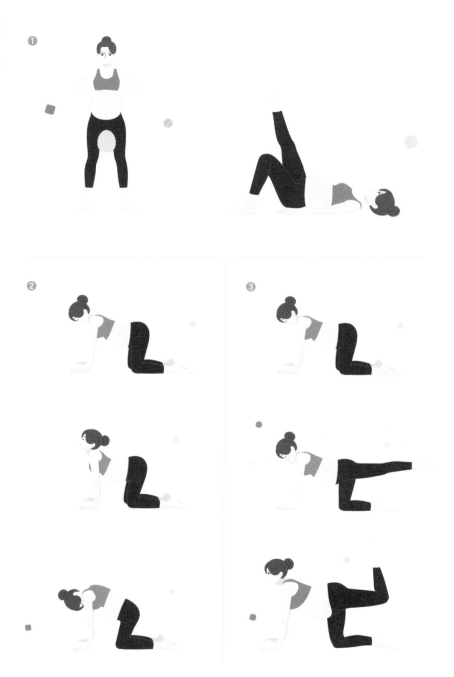

❹

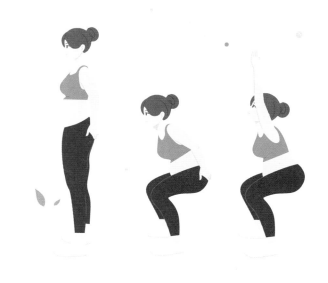

❺

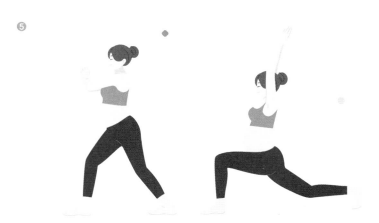

B. 推荐的瑜伽运动体式图示

图 3.5 孕期瑜伽的运动图示

◎ **阻力训练（图 3.6）（推荐指数 ★ ★ ★）**

推荐原因：阻力训练是一种轻力量型训练，能维持肌肉能力。有针对性的上肢和下肢轻阻力训练，在孕期也可以保护关节，有助于产后恢复。

建议强度：用不超过 4.5 kg 的低重量器材进行训练。10 ~ 20 个动作为一组，每次运动重复 2 ~ 3 组，每周进行 1 ~ 2 次。

具体做法：准妈妈可以用不超过 4.5 kg 的哑铃或者装满水的矿泉水瓶来做上肢力量训练，在坐位状态下进行；也可用轻磅数的弹力带，在坐位状态下进行背部肌肉和下肢力量的训练。

适合时期：孕早期及孕中期。

注意事项：需要在专业教练的指导下完成。

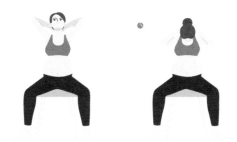

A. 运动前后的活动图示

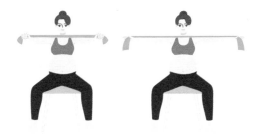

B. 阻力训练的体式图示

图 3.6　孕期阻力训练的图示

◎ 盆底肌训练（图 3.7）（推荐指数 ★ ★ ★ ★ ★ ）

推荐原因：胎儿的体重在孕中期开始明显增加，准妈妈腰椎曲度的增加，以及骨盆腔压力的改变使盆底肌承受的压力增加，而盆底肌训练可以有效预防孕晚期及产后发生的漏尿。

具体做法：凯格尔运动，每次收紧盆底肌 5 秒，再放松盆底肌 10 秒。

适合时期：孕中期及孕晚期。

推荐强度：每组 10 个动作，每次重复 2 ～ 3 组，每周 3 ～ 4 次。

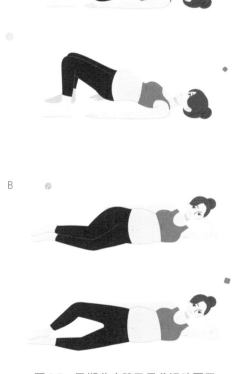

图 3.7　孕期盆底肌及骨盆运动图示

孕期运动的注意事项

运动强度要适宜

运动要量力而行，合适的运动强度才能达到运动的效果。准妈妈可以参考疲劳程度和运动心率两个指标，来判断某项运动的强度是否适合自己。判断强度时，疲劳程度优先于心率，如果觉得累了，准妈妈不需要苛求心率一定要达到多少。

◎ **疲劳程度**

疲劳程度通常可以用"谈话测试"的方法来判断。让你感到有点吃力，但是运动中还可以正常交谈的运动就是强度合适的中等强度运动。如果必须停下来喘气才能对话，说明这项运动对准妈妈来说有些吃力，要考虑降低运动强度了。

如果准妈妈之前没有运动的习惯，建议可以从比较轻松的运动开始；如果以前有运动的习惯，可以从能带来轻微疲劳感的运动开始，但不要做超过中等强度的运动。

◎ **运动心率**

每个人适合的运动心率范围并不相同，具体要根据年龄区分。表 3.3 是不同年龄段准妈妈的运动心率区间表，供你参考。如果你的年龄小于 20 岁，每分钟理想运动心率在 140 ～ 155 次；如果你的年龄在 20 ～ 29 岁，每分钟理想运动心率在 135 ～ 150 次；如果你的年龄在 30 ～ 39 岁，每分钟理想运动心率在 130 ～ 145 次之间。

表 3.3　不同年龄段准妈妈运动心率区间表

年龄	运动心率区间 （次 / 分）	孕早期、孕晚期运动心率 （次 / 分）
<20 岁	140 ~ 155	≤ 140
20 ~ 29 岁	135 ~ 150	≤ 135
30 ~ 39 岁	130 ~ 145	≤ 130

要注意，这里说的理想运动心率是针对准妈妈的，在孕早期和孕晚期，运动心率最好保持在理想运动心率最低的数值。你可以佩戴运动手表实时监测运动心率，也可以自己简单测算。方法：用手指找到腕关节外侧脉搏搏动处，数 15 秒的心率，再乘以 4 就是 1 分钟的心率了。

对于没有运动习惯的准妈妈，建议可以从每天运动 10 分钟开始，运动心率控制在每分钟 90 次左右就可以了。对于爱好运动的准妈妈，无论在什么情况下运动都不要超过最大理想心率。

◎ **及时关注身体状况**

在运动的过程中注意不要憋气，运动前后要第一时间补水。如果运动过程中出现呼吸困难，有胸痛、眩晕或虚弱感，有阴道出血，有宫缩疼痛（1 小时超过 6 ~ 8 次），有羊水渗漏等身体不适情况，应立刻停止运动，及时就诊。

出现哪些身体状况不适合运动

- 有严重心血管疾病、肺部疾病、妊娠期高血压疾病、控制不良的甲状腺疾病、控制不良的 1 型糖尿病、子痫前期等疾病的准妈妈。
- 有多胎妊娠且有早产风险的，宫颈机能不全或者严重贫血的准妈妈。
- 有早产风险、前置胎盘、胎膜早破、持续阴道出血的准妈妈。

不适合做的高危险运动

- 有身体撞击风险的运动，比如足球、篮球、拳击等。
- 跌倒风险较高的运动，比如滑雪、骑马等。
- 高温类运动，比如高温瑜伽、高温普拉提等。
- 需要闭气潜水的运动，比如水肺潜水等。

了解孕期的安全用药原则

确认怀孕以后，准妈妈就要谨慎用药了，因为药物可能会通过胎盘屏障对胎儿造成不良的影响，最严重的情况还可能会导致胎儿畸形。但是很多准妈妈把"孕期不能随便用药"直接强化成了"孕期不能用药"，实在是有些偏颇了。孕期用药应该遵循的原则是利大于弊，即当用药的益处大于风险时建议用药。为了减少药物对胎儿的影响，准妈妈可以选择安全性较高的药物，并在保证效果的情况下使用最低的剂量和最短的治疗时间，尽量减少服用药物的种类。那么如何知道药物对胎儿是否安全呢？这要从药物作用的时间、药物的类型，以及药物的累积剂量三方面来看。

了解药物作用的时间

准妈妈在孕期的不同阶段用药，造成的影响是不同的。图 3.8 直观地反映了从胚胎形成到足月，使用药物可能导致的畸形风险。图中清晰地展示了每个器官的发育时间。红色区域代表对致畸物极为敏感、容易发生重大缺陷的时间段，蓝色区域代表受到影响后可能会发生器官发育受限或功能缺陷的时间段。神经系统、耳部和外生殖器的敏感时期可能会持续得更久，比如神经系统到了孕晚期还可能受到药物的影响。相比之下，唇部最敏感的时期却只有短短的 1.5 周。

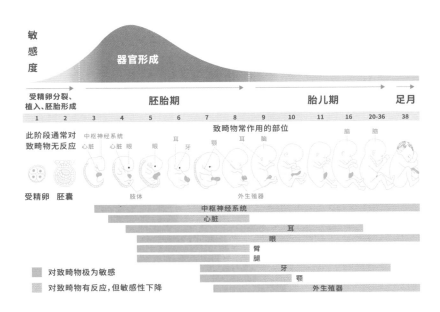

图 3.8　胎儿器官发育各阶段对致畸物的敏感度变化

很多准妈妈会认为孕早期用药对胎儿的影响更大。但是从上图中我们可以发现，即便某种药物对某个器官有已知明确的不良影响，在器官尚未开始发育或者已发育完成的阶段使用该药物，致畸的风险也相对较低。这说明我们不能仅仅以"是否在孕早期用药"来评价用药的风险，对于对某些器官有明确危害的药物，我们更要关注用药时是否是这个器官的发育期，以此来评估风险。

我们将孕期用药可能的影响划分为 3 个阶段，供准妈妈了解和参考。

◎　孕 0 ~ 4 周——全或无期

胚胎在受精后的 2 周内（按末次月经计算则为孕 4 周内）还没有发生分化，如果在这段时间内用药，可能会导致 2 种结果：一种是药物影响很大，导致了自然流产；一种是药物对胚胎没有任何影响，也不会造成畸形。这个理论被称作"全或无理论"。大部分不知道自己怀孕而服药的准妈妈，服药的时间都在孕 4 周内。所以怀孕后只要胚胎正常发育就不用太担心，顺其自然产检就行。

很多准妈妈在用药后想要迫切地确认宝宝是否真的 100% 健康，这样的心情我们能够理解，但无论是否用药，普通人群中先天缺陷的发生率本来就有 2% ~ 4%，这样的风险对每个宝宝都是存在的。

◎ 孕 4 ~ 10 周——致畸敏感期

受精后的第 3 周到第 8 周（按末次月经计算则为孕 4 ~ 10 周）为器官分化阶段，这个阶段是胎儿发育的关键期，对致畸作用的敏感性特别高。准妈妈在这个阶段用药需要特别当心，一定要留意药物说明书上是否有"致畸"或者"孕妇禁用"的字样。

◎ 孕 10 周以后

孕 10 周以后，因为胎儿的中枢神经系统、眼睛、生殖器、造血系统等仍在继续发育，胎儿仍然有可能受到药物的影响，但是这种影响难以判断。我们不建议孕 10 周以后的准妈妈因为少量使用安全性不明的药物而选择终止妊娠。

在孕期，建议准妈妈要在医生的指导下进行正确用药，如果在用药后发现怀孕，需要及时去医院就诊检查，请医生来评估相关的风险，千万不要贸然流产。

了解药物的安全性分级

我们通常会通过 3 方面来判断某种药物是否安全。

（1）从制药原理层面判断某种药物有没有可能对胚胎造成影响。

（2）通过动物试验观察动物在用药后，其后代发生异常的概率。虽然不能简单地将动物试验的结果外推到人类，但是结果依然具有一定的参考价值。

（3）观察准妈妈使用某种药物后，其胎儿先天缺陷的发生率是否升高。

因为我们无法用准妈妈来进行药物试验，因此只有 10% 左右的药物能够明确其安全性。但是历史越悠久、使用越广泛的药物，往往安全性也会高一些。

那么，如何尽可能科学地选择药物呢？目前使用最为广泛的是美国食品药品监督管理局（FDA）的孕期药物分级，它把药物分成了 A、B、C、D、X 五大类，详见表 3.4。

表 3.4　孕期用药安全性分级

药物分级	安全程度	举例
A 类	人类有对照研究，最安全	常见的 A 类药物有备孕期吃的维生素、甲状腺功能减退患者需要吃的优甲乐。需要注意的是，A 类药物过量服用也会造成风险，比如维生素 A 摄入过量（建议安全剂量为 3 mg/ 每日）可能会致畸
B 类	动物试验没问题，相对安全	常见的 B 类药物有治疗细菌感染的药物，如青霉素类和头孢菌素类抗生素、阿奇霉素，治疗阴道炎的甲硝唑、克霉唑等；治疗便秘的乳果糖；非甾体类解热镇痛药，如布洛芬、对乙酰氨基酚等
C 类	动物试验提示对胎儿有不良影响，权衡利弊后使用	常见的 C 类药物有带有"沙星"字样的抗生素、治疗流感的奥司他韦等
D 类	已知对胎儿有害，但准妈妈如果必须使用时可用	常见的 D 类药物有治疗睡眠障碍的地西泮、治疗甲亢的药物等
X 类	禁用药物	常见的 X 类药物有抗病毒的利巴韦林（病毒唑）、治疗痤疮的异维 A 酸、降低血脂的他汀类药物、治疗失眠的艾司唑仑，以及几乎所有的化疗药物

虽然在 2015 年美国 FDA 已经取消了这种分级方式，因为类似"五刀切"的方法显然不是最科学的。新的系统希望能够对药物的风险做出概述，并列出支持的证据，以便给准妈妈提供更好的建议，但这样也加大了普通人的判断难度，所以目前这个分级系统对各位准妈妈来说还是有不错的初级指导意义的。

前面有提到，90% 的药物的安全性都不明确，其中以 B 类和 C 类药物居多。虽然 B 类药物大多是相对安全的，但如果是比较新或者不常用的药，使用的人数还非常少，也建议大家谨慎选择。相反，如果 C 类药物的历史悠久，能查到有很多准妈妈使用后关于安全性的报道，也可以选择。

介绍了这么多，目的无非是希望准妈妈在用药时心中有数。如果准妈妈生病了需要用药，最先做的应该是咨询医生，然后遵医嘱正确用药。

药物的使用方法和累积剂量

药物的累积剂量往往要突破一定的阈值才会对胎儿造成影响，所以如果准妈妈只是少量服药，一般影响不大。同理，药物的使用途径也决定了全身的吸收量，同样是糖皮质激素，治疗湿疹时会少量涂抹在皮肤上，但是治疗风湿免疫性疾病时会通过静脉注射大量使用，这对胎儿的影响显然是不同的。皮肤局部使用、经鼻腔喷剂、局部麻醉、阴道或肛门栓剂的给药方式，吸收量往往比较小，是相对安全的用药方式。

孕期常见问题的基本用药原则

◎ 孕吐

对于绝大多数准妈妈来说，通过调整生活方式，大多数情况下能够缓解孕吐。但是如果效果不明显，我们也有一些相对安全的药物可以使用。首选药物为维生素 B_6，每次 10 ～ 25 mg，每 6 ～ 8 小时一次，海外首选用药还包括多西拉敏，但国内目前没有上市。如果效果不佳，可与医生讨论使用其他药物如苯海拉明、甲氧氯普胺等。

◎ 普通感冒

普通感冒是一种自限性疾病，大多会持续 3 ～ 10 天，通常针对症状护理和缓解不适即可，一般不需要用药。如果准妈妈的咽痛、发热、头疼等症状比较重，可以使用对乙酰氨基酚来缓解。

◎ 鼻炎

准妈妈如果患了鼻炎，最好的方法是用生理盐水鼻腔喷雾剂或者进行鼻腔冲洗；过敏性鼻炎可以使用氯雷他定，症状严重者可使用布地奈德鼻腔喷雾剂，另外过敏性鼻炎患者在使用药物的同时，要注意查找和去除过敏原。

◎ 胃食管反流

如果准妈妈有胃食管反流，首先要通过改善生活方式来改善症状，比如避免摄入咖啡因、巧克力、辛辣高脂肪的食物，夜间睡觉时把床头垫高，饭后不要立刻平躺等。准妈妈还可以使用碳酸钙作为抗酸剂。其他进阶的药物有保护胃黏膜的硫糖铝、抑制胃酸分泌的西咪替丁或雷尼替丁，抑制胃酸分泌和保护胃黏膜的奥美拉唑类质子泵抑制剂，但是具体用药还需要和医生讨论利弊后再使用。

◎ 便秘

便秘首先要通过改变饮食结构和生活习惯进行调整，如果效果不好可以口服乳果糖。如果大便已经干结难以排出，必要时可以在医生的指导下使用开塞露。

◎ 腹泻

多数急性腹泻为病毒性腹泻，是一种自限性疾病，大多数可自愈。不推荐常规使用抗生素，如果腹泻较严重时可服用口服补液盐。

◎ 阴道炎

如果阴道分泌物有异味、颜色异常、出现阴道瘙痒等症状，建议先就诊明确所患阴道炎的种类。患细菌性阴道病建议口服甲硝唑或克林霉素，也可以使用该药物的阴道栓剂；患霉菌性阴道炎可以使用克霉唑栓经阴道给药。

◎ 泌尿系统感染

建议选择阿莫西林或头孢菌素类抗生素。呋喃妥因可以在孕中期使用，但是孕早期和孕晚期应避免使用。不推荐使用氟喹诺酮类药物。

孕期常见的谣言和禁忌

相信你一定听说过孕期要多吃补品，比如燕窝、海参、红枣……为宝宝创造最好的生长环境。你也一定听说孕期要远离各种风险物质，否则就有可能对胎儿造成不可逆的损伤。这一节就给大家讲一讲孕期常见的谣言和禁忌。

这些食物可以放心吃

◎ 生冷食物

因为听信一些谣言或者老人家的经验，很多人都认为螃蟹、西瓜、冰激凌等生冷食物不能吃。其实这些食物不会影响精子和卵子，也不会影响宝宝的发育，对怀孕没有影响，可以放心食用。但是吃的时候，一定要记得保证食物新鲜干净，不新鲜的食物很容易滋生细菌，导致肠胃问题。

◎ 鸡爪和兔肉

有传言说鸡爪和兔肉不能吃，不然可能会导致胎儿发育畸形如兔唇等。这样的说法是没有科学依据的。这类食物只要保证新鲜，准妈妈也是可以吃的。

这些食物没必要多吃

◎ 燕窝

很多准妈妈认为：燕窝富含蛋白质、唾液酸、表皮生长因子等成分，多吃燕窝可以让宝宝皮肤变白，提高免疫力。其实孕期真的没必要吃燕窝。燕窝中富含的蛋白质跟肉类、蛋类、奶类等食物提供的优质蛋白质在本质上并无不同，这些食物还更物美价廉。牛肉、羊肉、牛奶、鸡蛋等常见的食物中也含有唾液酸。目前关于唾液酸的研究还停留在动物研究层面，并不能说明对人体有明确的保健作用。最后再说说表皮生长因子，很多准妈妈一听这个名字就觉得对皮肤很有好处，但是它的结构是含有 53 个氨基酸的多肽，吃进体内以后基本都会被分解成氨基酸，失去原有的结构，自然也就没法发挥作用了。所以只要膳食均衡，根本不需要额外吃燕窝。

食用燕窝还存在一些安全风险。比如新加坡和香港的研究发现，很多成人和儿童的过敏主要是由燕窝引起的，又比如燕窝加工过程中可能存在非法用亚硝酸盐熏制的问题。出于安全考虑，也不建议准妈妈吃燕窝，如果非要吃，一定要选择大品牌，并且选择干制燕窝。

◎ 桂圆、红枣和阿胶

老一辈常认为桂圆、红枣和阿胶能补血，孕期女性应该多吃。所谓的"补血"其实就是认为这些食物铁含量高。可实际上，桂圆和红枣中的铁含量和铁的吸收利用率远低于红肉、动物血、肝脏等动物类食物。

再来说说阿胶。从阿胶的成分上分析，阿胶能补铁好像还真的是有理论依据，因为缺铁性贫血的表现就是血红蛋白不足，而阿胶中含有的蛋白质和铁正好能为合成血红蛋白提供原料。可是阿胶中的蛋白质主要为胶原蛋白，它的吸收利用率远低于肉类、奶类和鸡蛋中的优质蛋白。所以如果是为了合成血红蛋白，还不如直接吃肉类、蛋类和奶类。阿胶中的铁含量只有4.7 mg/100 g，按照某知名品牌阿胶的推荐服用量（每天 3 ~ 9 g）来推算，每天只能补充 0.14 ～ 0.42 mg 的铁，可是吃 4 卷瘦牛肉卷（约 50 g）就能补充 1.25 mg 的铁了。另外，阿胶和阿胶糕的配料里都加了冰糖，尤其是阿胶糕中的糖含量更高，即便把阿胶作为一款小零食，也要控制摄入量。

◎ 花胶

花胶是鱼鳔的干制品，鱼鳔就是鱼肚子里白色的泡泡，鱼的浮沉就是它调节的。因为鱼鳔富含胶原蛋白，所以又称作花胶。关于花胶宣传最多的是吃它能美容、补血。

花胶中的主要蛋白质是胶原蛋白，其吸收利用率较低，如果是为了合成皮肤的胶原蛋白，不如直接吃肉类、蛋类和奶类。花胶中的铁含量为 7.0 mg/100 g，这看起来还挺高的，可是吃 100 g 花胶要花三四百元，吃 200 g 红肉只要花十几元，也能补充 7 mg 铁。另外要提醒的是，市场上的花胶通常来自石首鱼，我国特有的黄唇鱼就是石首鱼科的，因为这种鱼可以制成白花胶，已经被过度捕捞，目前在世界自然保护联盟濒危物种红色名录中被列为极危。从保护动物的角度考虑，也不推荐准妈妈吃花胶。

这些食物要控制量

◎ 含咖啡因的食物

备孕期和孕期女性可以摄入咖啡因，但是要注意摄入量。研究表明，孕期大量摄入咖啡因有造成流产的风险，所以很多准妈妈会避开咖啡、茶这类饮品。但是备孕期和孕期女性实际上是可以喝咖啡、奶茶和茶的，只是不能多喝。根据美国 FDA 规定，普通女性每天摄入咖啡因的上限是 300 mg，孕妇则是 200 mg。备孕期女性，可能会有已经怀孕却不知道的情况，所以最安全的摄入量还是 200 mg。

一杯普通冲泡咖啡一般为 150 ～ 240 mL，含 100 ～ 135 mg 咖啡因，低因咖啡一杯大约含 3 mg 咖啡因。一杯奶茶含有 120 mg 左右咖啡因。一罐可乐大约含 40 mg 咖啡因。一杯红茶大约含 45 mg 咖啡因。大家可以参考这些数值摄入。

◎ **高糖食品、腌制食品、加工食品**

高糖食品、腌制食品和加工食品，并不会对胎儿产生严重危害。但是在备孕期和孕期，为了准妈妈自身的健康，还是建议少吃这些食物。

很多准妈妈在孕期会出现妊娠期糖尿病，特别是肥胖的女性，所以从备孕开始就要少吃高糖食物、少喝高糖饮料如可乐、雪碧、奶茶等。如果特别喜欢喝饮料，可以找一些有甜味的替代品，比如喝无糖可乐、直接吃水果来代替喝果汁。草莓、蓝莓、樱桃、柚子都是含糖量相对较低的水果，可以每天吃 2 ~ 3 个拳头大小的量。

盐含量高的食物也不利于准妈妈的身体健康，有增加高血压和肾代谢负担的风险。咸菜、话梅、蜜饯等腌制或者加工食品也要少吃，因为含有大量的盐、调味料和添加剂。

◎ **未煮熟的肉禽蛋、牛奶和冷藏烟熏肉类**

容易被李斯特菌污染的食物有生的肉禽蛋、牛奶和冷藏的烟熏肉类。女性感染李斯特菌会导致流产等不良后果，而避开李斯特菌的方法就是将食物煮熟了再吃。因此，准妈妈一定要少吃生的肉禽蛋、牛奶及烟熏的肉类，以免感染李斯特菌。如果吃这些食物，注意一定要加热煮熟。

尽量远离这些风险因素

◎ **熬夜**

准妈妈要调节好自己的情绪，保证规律作息。有研究发现，长期倒夜班的女性容易月经不规律，孕早期也容易发生流产。所以计划怀孕的女性和准妈妈都不要长期熬夜加班或者打游戏。

◎ 铅

接触高浓度的铅可以抑制受精卵着床，影响女性受孕；身体内的铅也可以通过胎盘进入胎儿体内，严重影响胎儿的神经系统发育。不过，我们日常生活中接触的铅，哪怕是油漆中的铅，接触到的剂量也不会很大，大家不用太担心。但是含铅的产品能少接触，还是要少接触为好。

日常生活中的铅主要来源于装修过程中的涂料产品，比如油漆。如果要装修房子，记得选择无铅的漆。另外，老式家具、老式墙壁、老式油漆中也可能含有铅类物质，翻新装修的时候要当心。

◎ 双酚 A 和邻苯二甲酸酯

双酚 A 和邻苯二甲酸酯主要来源于塑料污染，在体内能产生类似雌激素的作用，会扰乱内分泌。仅接触较少剂量的双酚 A 就有可能对人体产生危害，导致精液异常、胚胎着床失败。建议平常不要摄入微波炉加热过的、用塑料包装的食物和饮料，这可能会导致双酚 A 从包装转移到食物中。日常要细心观察生活中的塑料产品，很多塑料瓶底都有数字标记，这些数字代表着所用材料，如果标记是 3（代表 PVC，即聚氯乙烯）、6（代表 PS，即聚苯乙烯）、7（代表 PC，即聚碳酸酯及其他类），就说明可能含有双酚 A 和邻苯二甲酸酯，需要避开。

◎ 空气和装修污染物

装修污染物甲醛和空气污染物 PM2.5 也是大家经常担心的成分。目前的研究发现，只有长期接触甲醛的女性，才可能有轻微胚胎发育不良的风险。所以，大家不必谈"甲醛"色变。

如果家里刚刚装修完，可以保持通风 3 ~ 6 个月后再搬入，同时搭配空气净化器和活性炭来减少室内污染物。如果公司正在装修或者刚刚装修完，开窗通风、在身边放上空气净化器就可以了，不必不敢来上班。

空气污染物中大家最关注的就是 PM2.5。目前的确有研究认为 PM2.5 可能和女性怀孕能力降低，以及胎儿早产相关。但是相关不等于有明确的因果关系，也不代表一定会导致不孕，或者危害胎儿。不过还是建议雾霾天外出时戴好 N95 口罩，室内放置一个可以过滤 PM2.5 的净化器。

◎ 烟酒

对女性来说，烟酒会增加怀孕的难度，还可能造成流产、畸形和异位妊娠。对于男性来说，烟酒会影响精子数量和存活率，同时导致精子畸形率升高。所以，为了宝宝的健康，从计划怀孕开始，夫妻双方就要戒烟戒酒了。

一般建议提前 6 个月开始戒烟戒酒，同时记得远离二手烟，防止被动吸烟。如果戒烟戒酒不满 6 个月就意外怀孕了，也不代表宝宝不能要，烟酒只是增加了流产和胎儿畸形的风险。建议及时戒烟戒酒，按时产检，并把自己饮酒抽烟的情况及时向医生反馈。

◎ 含汞量高的鱼类

汞进入准妈妈体内，可能会引起宝宝的认知功能障碍，所以含汞量高的鱼类也是备孕期和孕期的禁忌。美国 FDA 明确列出以下不推荐食用的汞含量高的鱼：鲭鱼（大西洋马鲛鱼）、瓦鱼（方头鱼）、马林鱼（旗鱼的一种）、剑鱼、长寿鱼（橙鲷）和大眼金枪鱼。

对于这些风险物质，大家要理性看待，能避免尽量避免，避不开也不要太过焦虑。

了解孕期的安全护肤方法

　　怀孕对每个女人来说，都是人生的重大改变。因为孕期内分泌系统和免疫系统会发生变化，准妈妈不得不面对怀孕引发的各种皮肤问题。据统计，10 个准妈妈中会有 4 个皮肤变差。因为担心化妆会影响宝宝的健康，很多准妈妈也选择放弃拯救 "颜值"。其实准妈妈在孕期也可以安全护肤，怀孕和美本就不必背道而驰。希望这一节的内容能让大家从怀孕开始就掌握护肤的基本原则，做一个健康漂亮的准妈妈。

孕期护肤的基础知识

◎ 只用清水洗脸达不到清洁效果

　　很多准妈妈错误地认为，怀孕以后最好用清水洗脸，这样最温和，对皮肤的刺激也最小。经历了一天的外出，我们的皮肤会沾染灰尘、分泌油脂，只用清水洗脸是达不到清洁效果的。各种污垢在皮肤长期堆积，反而会损害皮肤健康。其实怀孕以后的护肤步骤和怀孕前并没有什么不同，清洁、保湿、防晒仍然是最基础的步骤，怀孕后也要坚持下去。

◎ 大部分涂抹在脸上的护肤品，都不会被吸收，更不会影响胎儿

　　很多准妈妈在孕期拒绝使用护肤品的理由是，护肤品中的成分会被皮肤吸收，进而可能会影响胎儿的健康。其实你没必要这么敏感。我们的皮肤有

屏障功能，护肤品中的成分并不会轻轻松松地打破这层屏障进入体内，你完全可以选择相对温和、成分简单的护肤产品。

不过还是有一些成分需要准妈妈当心。有些声称有美白功效的护肤品含有重金属成分，重金属离子无法被人体代谢，长期沉积在皮肤表面会逐渐渗入体内。水杨酸类物质对皮肤的刺激性较大，视黄醇类物质存在致畸风险，孕期也要避免。如果你在怀孕前使用的护肤品不含有这些成分，怀孕后也可以正常使用。

◎ 怀孕后也可以化妆

怀孕后是可以化妆的，除非出现了皮肤敏感和瘙痒问题。选择化妆品时要注意选择正规的大牌产品，不要迷信纯天然和自制化妆品。化妆前要使用保湿霜和防晒霜作为隔离基础，每天要仔细卸妆。画个淡淡的妆能给自己一些积极的心理暗示，为自己带来好心情。

◎ 纯天然护肤品和孕期专用护肤品大多是噱头

一些号称"纯天然"的植物护肤品并不见得比普通护肤品更好、更安全。市面上正规品牌的护肤品都是严格按照工艺流程生产的，经过了有效性和毒性检测，选择了对人体安全无害的成分来合成。大多数纯天然护肤品中用来调和的基质多半也含有人工合成的化学物质，而且植物提取物的成分比较复杂，也有一定的过敏风险。

市面上那些声称是孕妇专用的护肤品大多是宣传噱头，从成分的角度来看，大多数护肤品都可以在孕期使用。

有些准妈妈为了安全，会选择用婴儿专用护肤品。这样的考量是正确的，但是婴儿护肤品通常会更注重保湿，比较适合中性或者干性皮肤。对于油性皮肤的准妈妈来说，使用婴儿护肤品可能会加重出油。

4 种类型皮肤的护肤原则和方法

网上有很多辨别皮肤类型的方法，包括用仪器检测毛孔大小、用纸巾吸面部的油脂进行测试等。其实学术界并没有相对统一的划分标准，每个人的肤质也不是一成不变的，大家只需要了解各种肤质的特点，跟自己的皮肤状态对照，看看是否符合就可以了。最典型的几种皮肤类型是干性皮肤、中性皮肤、油性皮肤和混合性皮肤，其特点和孕期护理要点见表 3.5。

表 3.5 不同类型皮肤的特点、孕期变化和应对方法

皮肤类型	特点	孕期变化	应对方法
干性皮肤	皮肤不容易出油、缺少光泽、不容易长痘、毛孔细小、容易干燥脱皮长细纹	在孕期，皮肤油脂的分泌会比孕前更旺盛，皮肤干燥的情况会得到缓解	· 秋冬季节或者环境干燥的情况下要加强保湿，每天涂 2～3 次保湿霜，选择保湿效果持久的保湿产品； · 注意营养均衡
中性皮肤	皮肤光滑、富有弹性，肤色略深	肤色暗黄加重，整体变黑	· 注重防晒，比如可以涂抹防晒霜、戴帽子、使用遮阳伞； · 如果肤色明显变黄变黑，可以使用富含维生素 C 的精华
油性皮肤	毛孔粗大、肤色不均匀、容易长痘、不容易长皱纹、皮肤的弹性和光泽性较好	出油加重、长痘更严重，或者转为中性皮肤、不再长痘	· 如果转为中性皮肤，可以参考中性皮肤的应对方法； · 如果长痘更加严重，需要注意皮肤的清洁和保湿，必要时使用外用药物
混合性皮肤	额头、鼻子、下巴有油性皮肤的特点，面颊部分有中性或者干性皮肤的特点	可能会转为油性皮肤	· 如果转为油性皮肤，可以参考油性皮肤的应对方法； · 如果仍然是混合性皮肤，可以先做全脸的基础清洁，再在 T 区用爽肤水做 2 次清洁。T 区可以选择使用质地轻薄的保湿乳液，面颊可以使用效果更好的保湿霜和保湿精华

掌握正确的护肤流程

很多人觉得护肤很复杂，需要洁面、去角质、涂精华、做面膜，还要配合一些美容仪器。其实只要坚持做好基础的清洁、保湿、防晒工作，就能达到比较理想的护肤效果，在维持皮肤健康的同时，也能起到一定的美白抗衰效果。

适当清洁

由于孕期激素水平的变化，很多准妈妈的皮肤会变得更容易出油、出汗，再加上环境中的灰尘和细菌，不仔细清洁会很容易造成爆痘、皮肤敏感等问题。不同类型皮肤适合的清洁产品和清洁方式是不同的。

◎ 干性皮肤和中性皮肤的清洁

干性皮肤和中性皮肤的准妈妈可以每晚用乳液型洗面奶进行面部清洁，早上用温水进行面部清洁。准妈妈在使用乳液型洗面奶后会觉得脸上滑滑的，有种洗不干净的感觉。乳液型洗面奶不会过度破坏皮肤表层的油脂层，洗完后皮肤不会马上出现紧绷感。

◎ 油性皮肤的清洁

油性皮肤的准妈妈可以在早晚用泡沫型洗面奶进行面部清洁。泡沫型洗面奶的泡沫比较丰富，清洁力较强，洗完脸后不会有洗不干净的感觉。如果洁面后仍然觉得清洁力度不够，可以使用含有高岭土或者膨润土的清洁面膜作为二次清洁，每周使用 1 ~ 2 次，涂抹在出油较多的 T 区就可以了。即使是清洁力度很强的洁面产品也不会影胎儿的健康，准妈妈不必担心。

◎ 混合性皮肤的清洁

混合性皮肤的准妈妈也可以使用泡沫型洗面奶，但是在晚上用 1 次就可以了，早上可以用冷热水交替洗脸。洗完脸后，可以在 T 区使用果酸类爽肤水，帮助毛孔收缩。另外要在脸颊部位尽快涂上保湿补水产品。

补水保湿

充分的保湿可以让皮肤处于正常的自我更新状态，增加皮肤的弹性，维持细胞的活力，减少色斑、皱纹的形成。市面上的保湿产品非常多，常见的保湿产品按照保湿剂的类型和作用原理可以分为以下几大类。

（1）保湿水和保湿喷雾。主要作用是短暂补充皮肤表面的水分，这种产品的保湿效果不持久，需要配合使用保湿乳和保湿霜。

（2）保湿乳和保湿霜。通常含有一定比例的油脂，能覆盖在皮肤表面，减少水分蒸发，维持长时间的保湿效果。

（3）保湿精华和保湿面膜。主要成分通常是透明质酸或者其他保湿因子，再加上各种维生素、氨基酸等营养成分，增加保湿的效果。如果皮肤特别干燥，还可以使用保湿精华和保湿面膜来加强保湿。

干性皮肤、中性皮肤、油性皮肤和混合性皮肤的保湿需求不同，准妈妈可以根据自己的皮肤类型选择适合的保湿产品。

◎ 干性皮肤的保湿

干性皮肤的准妈妈需要较强效的保湿护理，保湿水、保湿精华、保湿霜建议都要涂抹。如果有美白需求的准妈妈还可以选择含有熊果苷和维生素 C 的产品，但是含有视黄醇棕榈酸酯等维 A 酸类的美白产品不要在孕期使用。

每天早晚洁面后可以使用不含美白成分的保湿水，用手直接拍在皮肤表面，然后涂抹保湿精华或者敷一片保湿面膜来加强保湿效果。比较推荐含有透明质酸的保湿精华。保湿精华可以每周用 4 ~ 5 次，保湿面膜可以每周用 2 ~ 3 次，这两种产品的成分和功能通常有重叠，不需要同时使用。最后再涂上温和的保湿霜，来维持持久的保湿效果。

◎ 中性皮肤的保湿

中性皮肤的准妈妈对保湿的需求不高，保湿的步骤相对简单，只需要第一步使用保湿水，第二步涂保湿霜即可。清晨洁面后，甚至可以连使用保湿水这步都省略，直接涂上质地适中的保湿霜。

◎ 油性皮肤的保湿

油性皮肤的准妈妈只需要涂抹保湿乳液或者保湿霜就好了，如果一定要用保湿水，可以考虑有收敛作用的产品。通常不建议在油性皮肤上使用油脂比例较高的保湿霜，但是秋冬季除外，可以使用凡士林含量较高的保湿霜。油性皮肤的准妈妈不太需要使用保湿面膜，特别是在皮肤出油多、有痘痘的时候。如果频繁使用保湿面膜，可能会导致皮肤表面的角质吸收过多的水分，堵塞毛孔，更容易爆痘。

◎ 混合性皮肤的保湿

混合性皮肤的准妈妈要注意分部位使用保湿产品。对于出油比较多的 T 区，可以按照油性皮肤的护肤步骤使用保湿乳液；对于面颊部位，可以按照中性或者干性皮肤的护肤步骤使用保湿水加保湿霜。混合性皮肤的准妈妈也可以根据自己的情况，使用保湿面膜和保湿精华来加强局部的保湿效果。推荐使用涂抹式的保湿面膜，这样可以分部位加强保湿效果，全脸覆盖的棉布式面膜可能会导致局部集中长痘。

注重防晒

因为激素水平的变化，我们的皮肤在孕期更容易出现发黄、长斑等问题。做好防晒工作能帮我们减轻紫外线照射带来的皮肤衰老，从源头上解决皮肤问题。

◎ 防晒霜的分类

市面上的防晒产品种类繁多，根据质地可以分为以下两类。

（1）防晒喷雾。防晒喷雾通常是用乙醇或者有机油剂来调和制作的，虽然用起来感觉很清凉，但是有刺激性，过敏风险也更高，皮肤敏感的准妈妈要谨慎使用。防晒喷雾在使用时很容易分布不均匀，难以保证防晒效果，因此一般多用于补涂。

（2）防晒霜和防晒乳液。这两种防晒产品只要正确使用就能保证防晒效果。防晒乳液不油腻，很容易推开，适合在身体上大面积使用。而防晒霜更适合在面部使用。

根据成分的不同，防晒霜可以分为物理防晒霜和化学防晒霜。

（1）物理防晒霜。物理防晒霜中的常见成分是氧化锌和二氧化钛。这些成分涂在皮肤表面时，能对紫外线进行反射和折射，达到防晒的目的。物理防晒霜的优点是防晒效果好，成分比较简单，不容易引起过敏。缺点是容易"假白"，也容易被擦掉，需要经常补涂。还有一些物理防晒霜的防晒颗粒比较大，容易堵塞毛孔，对于油性皮肤的人群不太友好。

（2）化学防晒霜。化学防晒霜是通过添加人工合成的化学物质来吸收皮肤表面的紫外线或者把原来对皮肤有害的紫外线，转变成无害的。最常见的化学防晒霜成分是阿伏苯宗，这是一种对准妈妈非常安全的化学成分。化学防晒霜虽然不会堵塞毛孔，也不会让皮肤"假白"，但是其中含有的相对复杂的成分不太适合皮肤敏感的准妈妈。

◎ 不同类型皮肤适合选择的防晒霜

纯物理成分的防晒产品容易让皮肤干燥，因此干性皮肤的准妈妈适合使用以化学成分为主的防晒霜，比如雅漾清爽倍护无香料盈润防晒霜。如果皮肤很干，可以在补涂防晒霜的时候再涂1次保湿霜。

中性皮肤的准妈妈适合使用含有化学成分的防晒霜，比如露得清轻柔特护防晒乳、曼秀雷敦新碧水薄盈润防晒乳。雅漾自然倍护防晒霜是一款经典的物理防晒霜，油腻程度中等，也很适合中性皮肤的准妈妈。

混合性皮肤的准妈妈适合使用理肤泉特护清透防晒露，这款产品质地比较清爽，兼具物理和化学防晒成分。

油性皮肤的准妈妈适合选择以物理成分为主的防晒霜，比如 Fancl 无添加物理防晒隔离霜和修丽可臻薄物理防晒霜，这两款产品以小分子防晒成分为主，不容易堵塞毛孔。

孕期慎用的护肤品成分

◎ 视黄醇和视黄醇棕榈酸酯

视黄醇也叫维生素 A，是一种抗氧化剂成分，多见于美白类和抗衰类护肤品中。准妈妈大剂量口服视黄醇容易导致胎儿畸形。虽然护肤品中的视黄醇含量通常较低，不足以导致胎儿畸形，但是长期使用含有视黄醇的产品容易导致局部皮肤干燥、脱皮，增加皮肤敏感的风险。

视黄醇棕榈酸酯是视黄醇的一种衍生物，很容易被皮肤吸收转化为视黄醇。动物实验中曾发现过视黄醇棕榈酸酯致畸的现象，但是在人类孕妇中尚未有明确的个案报道。视黄醇棕榈酸酯的致畸效果与个体差异、产品中该成分的浓度及摄入量等因素有关，故不推荐在孕期使用。

◎ 水杨酸

水杨酸对皮肤有一定的刺激性，多见于祛痘类产品中。口服水杨酸会增加胎儿畸形的风险，外用水杨酸虽然没有试验能证明对胎儿有致畸作用，但是容易导致皮肤过敏，因此也应尽量谨慎使用。

◎ 二苯酮 -3

二苯酮 -3 是一种常见的化学防晒剂。有研究表明二苯酮 -3 的类雌激素作用能致癌，也会诱发光敏性疾病。目前我国对相关产品的浓度标注有要求，虽然还没有禁用这个成分，但是因为其争议较大，建议准妈妈尽量避免使用。

一些常见疾病的应对

　　怀孕是人生中的一件大事、喜事，令人高兴之余也会有很多小插曲。你可能会头疼感冒，可能会在某个时间段患上孕期特有的疾病，你也可能在怀孕前就患有慢性疾病，一直在担心会影响胎儿的健康。我们在后面的章节里详细介绍了各阶段孕期常见病的发生原因、表现及应对办法，希望能够帮助你安心地度过孕期。但是有一些疾病和孕期的关联性不大，或者没有明显的"阶段特点"，在孕期的任何时间都可能带给你困扰。我们把这些疾病单独挑选出来，在这一节为大家详细介绍。

乙肝

　　乙型病毒性肝炎（简称乙肝）是由感染乙型肝炎病毒（简称乙肝病毒）引起的肝脏炎症损伤。我国是乙肝大国，很多人闻之色变。有些患有乙肝的妈妈，担心自己会将乙肝病毒传染给孩子。也有些准妈妈在怀孕后才发现自己携带了乙肝病毒，不知道该怎么办。其实，大部分女性乙肝患者都是可以怀孕并顺利分娩的，但是在怀孕和分娩阶段不同于普通孕产妇，有很多事情要注意。这一节就和大家讲讲乙肝和孕期的那些事。

乙肝的类型和应对方法

　　孕期和产后对乙肝的处理及它对准妈妈和宝宝的影响，都因乙肝病情的不同而有所区别。我们都知道乙肝表面抗原阳性（HBsAg）说明感染了乙肝病毒，但是感染病毒并不代表肝脏就一定出了问题，医生通常会进一步检查乙肝病毒 e 抗原（HBeAg）、乙肝病毒 DNA 和肝功能情况。

如果除了乙肝表面抗原阳性，其余检查结果都正常，说明只是慢性乙肝病毒感染，准妈妈基本能够平稳度过孕期。

如果除了乙肝表面抗原阳性以外，乙肝病毒 DNA 水平较高，大于 2×10^5 IU/mL 或者大于 1×10^6 cps/mL，肝功能显示转氨酶水平升高，则说明乙肝病毒复制活跃，传染性强。如果是在备孕阶段，需要请医生来决定是否要先治疗，等乙肝病毒 DNA 水平降低了再怀孕；如果已经怀孕，准妈妈需要定期检查肝功能和乙肝病毒 DNA 水平，并用抗乙肝病毒的药物进行治疗，来降低宝宝在分娩过程中被传染的风险。

很多准妈妈担心药物治疗会影响胎儿的健康，其实像替诺福韦、替比夫定都是可以在孕期使用、用于治疗乙肝的安全药物。如果是在医生的指导下用药，就不必太担心。

乙肝病毒在宫内通过胎盘传播的现象也非常少见，大部分宝宝都是在分娩时被感染的，比如吞咽了含乙肝病毒的母血、接触了羊水或阴道分泌物等。为了阻断乙肝病毒的母婴传播，准妈妈除了要在孕期积极进行治疗外，也要及时让宝宝接种乙肝疫苗。具体接种方法：宝宝需要在出生后 12 小时内接种 1 剂乙肝免疫球蛋白和 1 剂乙肝疫苗，满 1 月龄接种第 2 剂乙肝疫苗，满 6 月龄接种第 3 剂乙肝疫苗。

只要准妈妈在整个孕期注意检查、积极治疗，分娩后让宝宝尽快按规定接种疫苗，一般都是可以成功阻断乙肝病毒的母婴传播的。

乙肝患者可采取的分娩方式和喂养方式

◎ 分娩方式的选择

很多人认为患乙肝的准妈妈只能剖宫产，不能顺产。但是目前并没有研究能证明，剖宫产可以阻止乙肝病毒的传播。更何况乙肝病毒主要是通过血液传播的，无论是顺产还是剖宫产都会出血，都有可能引起乙肝病毒的母婴传播。所以患乙肝的准妈妈不必纠结分娩方式，如果条件允许是可以顺产的，注意及时给新生儿接种乙肝疫苗就好了。

◎ **能否母乳喂养**

虽然乙肝表面抗原阳性的妈妈乳汁中确实存在乙肝病毒，但是宝宝通过母乳喂养感染乙肝病毒的概率是非常低的。只要宝宝及时接种乙肝疫苗和乙肝免疫球蛋白，乙肝病毒就基本不会通过乳汁传给宝宝。不过如果妈妈的乳头出现出血，通常建议暂停母乳喂养，等伤口愈合再恢复母乳喂养。伤口恢复期间，准妈妈仍然要每日挤奶或者吸奶，然后把母乳丢弃，以维持母乳的分泌量。

感冒

人一年患几次感冒是很常见的事情，但是因为孕期的特殊性，原本常见的感冒也会让准妈妈如临大敌。因为担心用药会对胎儿有影响，很多准妈妈都选择了硬扛。其实，孕期感冒也是有缓解方法的。

感冒的原因

当出现鼻塞、流涕（一般为清鼻涕）、咳嗽、咽痛、低热、头痛这些症状中的一种或几种时，我们的第一反应就是患感冒了。

事实上，普通感冒是由病毒感染引起的，症状一般比较轻微而且是自限性疾病。"自限性"的意思是身体会通过自身调节控制感冒的发展，即使不吃药，身体也会逐渐痊愈。普通感冒的病程大概是 7 天，一般不会对胎儿造成影响，准妈妈不必过分担忧。

感冒的应对方法

在这个阶段，准妈妈可以通过一些药物和方法缓解感冒症状，并且需要对症状的变化进行观察，及时发现病情的变化。总的来说，在感冒期间准妈妈应该保证充足的休息，尽量让自己处于适宜温度和湿度的环境中（室温18 ~ 22℃，湿度40% ~ 60%），避免吃过于油腻和难消化的食物。除了遵循这些大的原则，我们还可以对症护理。

◎ **鼻塞、流涕**

感冒通常会伴随鼻塞、流涕等鼻部症状。如果准妈妈流涕的症状特别明显，而且出现了脓鼻涕、面部胀痛感，身体前倾的时候面部疼痛感会加重，那就要考虑是并发鼻窦炎了。如果怀疑是并发鼻窦炎，建议准妈妈及时就诊，在必要时使用抗生素。

◎ **咳嗽、咽痛**

如果咳嗽是鼻腔分泌物从鼻咽部进入咽喉所导致的，那么可以通过减轻鼻部症状来缓解咳嗽。另外，要注意避免吸入二手烟及其他刺激性气体。咳嗽时多喝温水或者含咽喉含片也可以有效缓解咽痛。

如果咳嗽已经严重到影响生活，准妈妈要及时咨询医生。医生权衡利弊之后，可能会建议准妈妈使用右美沙芬镇咳，目前认为这种药物对胎儿相对安全。

有些病毒性感冒引起的咳嗽可能会持续 4 周之久，因此准妈妈可能会出现其他感冒症状已经好转，但是仍然频繁咳嗽的表现。虽然这可能是正常的，但是如果症状持续 1 周仍不缓解，建议准妈妈及时就诊，排除其他可能的疾病，比如下呼吸道感染、支气管炎、肺炎、哮喘、过敏性疾病等。

◎ **发热**

孕期的发热标准和非孕期一致，一般认为腋下温度超过 37.3℃为发热，超过 39℃为高热。对于成人来说，普通感冒很少引起发热。在孕早期，如果感冒引发了高热会轻微增加胎儿神经系统发育异常的风险，因此控制体温还是很有意义的。如果腋温超过 38.5℃，或除了发热外同时出现了明显的不适（比如在秋冬流感高发季突然出现头痛、肌肉疼痛等症状；出现胸痛、皮疹、呼吸困难、意识不清等其他伴随症状），就需要及时就医了。

除了就医之外，准妈妈也可以采取一些日常护理方法。

最重要的是注意散热。发热时一定不要穿太多的衣物"发汗"，这会增加准妈妈脱水和让体温进一步升高的风险。建议在合适的室内温度下穿轻便、吸汗、透气的衣物。孕期也不建议使用酒精擦浴来降温，可以通过洗澡、温水淋浴或擦浴等方法降温。

准妈妈在发热期间食欲可能会下降，但是发热期间准妈妈消耗的能量并不少，所以依然需要规律进食。建议选择可口的、容易消化的食物，同时注意多补充水分。可以通过观察尿液颜色来判断水分摄入是否充足，如果尿液呈深黄色，说明水分摄入不足。如果出了很多汗，则可以适当喝些电解质饮料。

对于体温升高、头痛症状明显的准妈妈，可以使用对乙酰氨基酚。目前认为孕期使用对乙酰氨基酚退热的效果和安全性较好。片剂（例如必理通）建议每次口服 0.5 g，每隔 4 ~ 6 小时服用 1 次，24 小时内的服用次数不应超过 4 次。其他类型的药物遵照说明书使用即可。在秋冬流感高发季，如果准妈妈已经确诊为流感，可以服用达菲（奥司他韦）进行抗病毒治疗。

感冒的预防方法

预防感冒的要点有很多，最重要的一点是注意手部卫生、勤洗手，避免与有感冒症状的人密切接触。其他预防感冒的方法还有保证良好的睡眠、适度的运动、充足均衡的营养，以及做好个人防护等。

鼻部问题

很多准妈妈在孕期会出现鼻塞、流鼻涕、打喷嚏以及鼻痒的症状，有的准妈妈甚至要张着嘴巴呼吸才能睡着，简直是苦不堪言。孕期的鼻部症状并非都是感冒导致的，其可能是孕期正常的生理反应，也可能是由过敏（变应性鼻炎）或是感染（鼻窦炎）引起的疾病。虽然不同疾病导致的鼻部症状很相似，但是只有找到了症状背后的原因，才能针对性地解决问题。

妊娠期鼻炎

顾名思义，妊娠期鼻炎就是妊娠期才发生的鼻炎，主要症状为鼻塞（鼻充血），同时可能伴有流水样或黏液样的清鼻涕。有的准妈妈因为鼻塞严重，睡觉的时候只能张嘴呼吸，这会导致睡眠质量的下降。

如果准妈妈孕前没有鼻炎，但是怀孕后出现了上述症状并且持续6周，就要考虑是妊娠期鼻炎了。妊娠期鼻炎虽然会增加准妈妈的不适感，但是对准妈妈和胎儿的健康没有影响，一般无须药物治疗。常规用来治疗鼻炎的药物对妊娠期鼻炎的治疗效果很有限。在日常生活中，准妈妈可以尝试用以下4种方法来缓解妊娠期鼻炎的不适症状。

（1）用生理盐水鼻腔喷雾或者生理盐水冲洗鼻腔，每侧鼻孔通常需要200 mL的生理盐水。市面上有电动或手动的洗鼻器可供选择，在使用初期，准妈妈可能会有一些灼烧感，适应一段时间后，灼烧感会逐渐减弱。

（2）使用外用鼻贴扩张鼻腔。

（3）适当进行锻炼，有助于鼻血管的收缩，减少充血。

（4）通过把床头整个垫高的方式将床头抬高30°～45°，减少充血的效果比单纯用枕头垫高好。

变应性鼻炎

变应性鼻炎也就是大家常说的过敏性鼻炎，遇到宠物的皮毛或是到了花粉季，经常会让人"鼻涕眼泪一把抓"。怀孕后，变应性鼻炎的症状变化因人而异。对于有明确季节性过敏的女性，医生通常会建议不要让孕早期和过敏季有时间上的重叠，尽量减少药物对胎儿的影响。如果是意外怀孕或者实在无法避免的话，就要尽量回避过敏原了。

缓解妊娠期鼻炎不适症状的 4 种方法对于变应性鼻炎也同样适用。除了护理方法，准妈妈也可以选择用药物缓解不适症状，如色甘酸钠鼻腔喷雾剂和糖皮质激素鼻腔喷雾剂。

色甘酸钠鼻腔喷雾剂可用于治疗轻度变应性鼻炎，使用方法为每侧鼻孔 1 喷，一天不超过 6 次。这种药物具有较好的安全性，准妈妈可以放心使用。糖皮质激素鼻腔喷雾剂也是孕期治疗变应性鼻炎的好选择，由于用量很少，经鼻腔吸入身体的剂量有限，相对也很安全。在孕期，医生通常会从最低有效剂量开始尝试。

鼻窦炎

虽然鼻窦炎的名称里带有"鼻炎"二字，但是其症状和治疗方法和鼻炎相比还是有较大差异的。除了鼻塞之外，鼻窦炎还会表现为有较多的脓鼻涕，在身体前倾时感觉面部有压迫感或疼痛感，同时还可能伴有发热。

如果出现头痛、眼眶周围水肿发红、视觉异常、精神状态改变等表现，说明感染扩散到了眼眶周围或中枢神经系统，这是非常严重的情况，需要立即就医。

大多数鼻窦炎都是病毒感染引起的，具有自限性，即不管治疗与否，过一段时间都会自行恢复。但如果继发细菌感染，就要用抗生素（通常会选择青霉素类或者头孢菌素类抗生素）进行治疗了。

鼻出血

怀孕以后，很多准妈妈会出现一擤鼻子或是稍微抠一下鼻子就出血的情况，这是因为孕期鼻黏膜容易充血，变得比较薄弱，再加上空气干燥或是一些外力因素，就很容易流鼻血。

如果准妈妈所处的环境或季节比较干燥，可以使用加湿器来增加环境湿度。如果是反复少量出鼻血，也可以试着用温盐水洗鼻子。同时，需要注意定期修剪指甲，不要养成挖鼻孔的不良习惯。

如果准妈妈已经出现了鼻出血的情况，那么可以尝试用以下方法处理。

（1）腰部向前微屈，而不是抬头仰着脖子。

（2）局部冷敷。

（3）按压双侧鼻翼 15 分钟。可在鼻骨下方按压双侧鼻翼，压迫鼻腔 15 分钟可以达到止血的效果。注意不要断断续续地按压鼻子，否则止血效果不明显。

如果鼻腔反复出血、出血量较大，而准妈妈正在因为一些原因使用抗凝药，或是同时出现其他器官的出血倾向，比如出现牙龈出血、肢体瘀斑或出血点等，应该尽快就诊查明原因。

口腔疾病

大多数女性在备孕期都知道要去医院做相关的身体检查，确保身体处在最佳的受孕状态，但是有一项重要的检查被很多人忽略了，那就是口腔检查。怀孕期间准妈妈很容易出现口腔疾病，但是治疗口腔疾病通常需要用药，很多准妈妈担心药物会影响胎儿健康，因此选择了"硬扛"，准备等孩子出生了或者实在忍受不了再就诊。孕期治疗口腔疾病确实可能存在风险，但是大多数口腔治疗是可以在孕期进行的。

出现口腔疾病的原因

孕期容易出现口腔疾病，这既有生理性的原因，也有生活饮食习惯上的原因。怀孕后，准妈妈体内的雌激素水平和孕激素水平都高于怀孕前，这会使牙龈组织对细菌的炎症反应增强，让牙龈更容易出血、发炎，怀孕前原有的牙龈慢性炎症在孕期也会变得更加严重。很多准妈妈在怀孕后的进餐频率会增加，这会导致口腔内经常有食物残渣，容易滋生细菌。孕吐严重的准妈妈由于胃酸反流，还可能会出现牙齿腐蚀的问题。

孕期处理口腔疾病的原则

很多准妈妈认为，孕期的口腔疾病不是什么大事，但这其实远比你想象的要严重。

孕期是非常特殊的时期，准妈妈若是患有中度或重度牙周炎，生出早产儿和低出生体重儿的概率也会增加，严重的还可能会导致流产或早产。所以准妈妈发生了口腔疾病后一定要及时就医，医生会根据准妈妈的具体情况进行治疗，可以通过冲洗治疗去除局部的刺激因素如牙结石、软垢等，也可以进行根管治疗。

看到这里可能很多准妈妈会问，这些治疗难道不会对胎儿造成危害吗？如果方法选择得当，总体影响不大。比如，麻药主要是通过浸润的方式渗透到局部组织起到麻醉效果，直接进入血液的药量非常少；大多数时候口腔治疗需要的 X 线剂量非常低，医生会尽量减少不必要的 X 线照射，拍摄的时候也会给准妈妈做好防护。再比如，孕期的口腔治疗很少用到抗生素，但是如果真的需要使用，也有阿莫西林、克林霉素等相对安全的抗生素可以选择。

孕期相对安全的口腔治疗时间是在孕中期，此时准妈妈的状态最稳定，大部分的治疗（如洗牙、补牙、拔牙、根管治疗等）都可以在这个阶段进行，但是这并不代表孕早期和孕晚期的口腔治疗是禁忌，如果患有牙科急症（比如牙齿脱落、剧烈疼痛等），无论准妈妈处于孕期的哪个阶段都可以进行治疗，并且都应该尽快进行治疗。

需要提醒各位准妈妈的是，一定不要在没有医生的指导下自行使用消炎药，错误服药可能会对胎儿造成危害。无论你在孕期遇到哪种口腔疾病，都建议第一时间就医，医生会帮你找到安全有效的解决办法。

如何应对口腔疾病

◎ 缓解牙齿疼痛的方法

由于准妈妈在孕期不能自行使用消炎药和止痛药，在不便就医的情况下，可以用以下几种方式来缓解牙齿疼痛。

- 清除牙齿内的残渣，用淡盐水漱口。
- 认真清洗炎症区域，可以用装有淡盐水的局部冲洗工具（比如冲牙器）来清洗。
- 口含凉水或者用冷毛巾、冰袋进行冷敷，每日冷敷 2 ~ 3 次，每次 10 分钟。

◎ 预防口腔疾病的方法

良好的口腔卫生习惯有助于预防口腔疾病的发生。建议准妈妈坚持早晚刷牙，每次至少 2 分钟，每天使用牙线清洁所有的牙齿间隙。如果孕吐很严重，一刷牙就恶心不适，可以更换小头软毛的牙刷或者更换牙膏的口味。准妈妈平时也要少吃容易引起龋齿的食物（比如甜食），定期看牙医，进行相关的口腔检查。

阴道炎

很多准妈妈在孕期都会出现外阴瘙痒和白带异常的情况，就诊检查后发现是阴道炎。但是因为担心药物可能对胎儿有影响，很多准妈妈都强忍不适，甚至连很多产科医生都建议分娩后再用药治疗。为什么准妈妈会得阴道炎？应该如何治疗阴道炎呢？

导致阴道炎的原因

很多人认为，导致阴道炎的原因一定是从外界感染了细菌，比如接触到了不干净的物品，或者是性伴侣携带了病原微生物。其实，阴道中本来就有多种细菌，且以一定的比例生长，其中比较主要的细菌是乳酸杆菌，它能维持阴道的酸性环境、抑制其他病原菌的生长。当这种平衡被打破时，其他病原菌就有可能大量繁殖，导致阴道炎的发生。另外，怀孕后由于体内激素水平以及免疫状态的改变，准妈妈的阴道内环境会变得非常脆弱，这也导致了准妈妈在孕期更容易发生阴道炎。

阴道炎的诊断和治疗

虽然怀孕后阴道分泌物增多是很常见的现象，但是当阴道分泌物的量异常增多、颜色出现异常（黄绿色、黄色或灰白色脓性物）、呈豆渣或凝乳样、有异味，同时伴有瘙痒等情况时，就要考虑是阴道炎了。当怀疑是阴道炎时，建议准妈妈第一时间去做阴道分泌物检查，因为阴道炎自诊的错误率还是很高的。准妈妈也不要自行在药店购买栓剂使用，因为准确的诊断和用药对于胎儿的健康很重要。

孕期最常见的阴道炎有霉菌性阴道炎、细菌性阴道病以及滴虫性阴道炎。

◎ 霉菌性阴道炎

霉菌性阴道炎，又叫外阴阴道假丝酵母菌病，主要致病菌为白色假丝酵母菌。由于孕期阴道环境 pH 值的变化有利于这种菌的生长，因此霉菌性阴道炎在孕期的发生率也会增高。

霉菌性阴道炎的症状很典型，阴道分泌物呈凝乳或豆渣样，伴随外阴及阴道口明显瘙痒、黏膜红肿。由于霉菌性阴道炎的症状特别明显，很多准妈妈都能够及时发现。目前证据表明，霉菌性阴道炎并不会增加妊娠不良结局的风险（比如流产或早产），治疗霉菌性阴道炎的栓剂也相对安全。准妈妈如果是偶然发现阴道分泌物中有霉菌但没有表现出症状，可以选择不治疗。如果症状很明显，建议使用阴道栓剂治疗，比如克霉唑、咪康唑等。

在日常护理方面，除了保持外阴干燥和通风透气，控制血糖水平也会对霉菌性阴道炎有一定帮助。

◎　细菌性阴道病

细菌性阴道病的表现有阴道分泌物稀薄、量多，呈灰白色，伴有鱼腥味，其特征没有霉菌性阴道炎明显。患细菌性阴道病因为不会有明显的瘙痒感，准妈妈经常会忽略它的存在。

和霉菌性阴道炎不同，很多研究都证明了细菌性阴道病可能与早产有一定的关联性。因此对于既往有早产史或者早产高危因素的准妈妈，无论是否有相关症状，都建议进行细菌性阴道病筛查。对于没有早产史或早产高危因素的准妈妈，在没有相关症状的情况下不需要做常规筛查，可一旦发现患有细菌性阴道病一定要及时治疗。

治疗细菌性阴道病的标准药物是甲硝唑。甲硝唑是一种可以通过胎盘的药物，所以很多准妈妈都担心用药会影响胎儿的健康。但是目前的动物试验，以及针对大批孕期使用过甲硝唑的准妈妈的研究数据表明，甲硝唑是一种相对安全的药物，美国 FDA 也把甲硝唑列为孕期可以安全使用的 B 类药物，口服用药或者阴道局部用药均可。口服用药的优点是可以治疗潜在的盆腔感染，阴道用药的优点是药物吸收量小、胎儿暴露的剂量小，具体需要请医生结合你的情况来决定如何用药。

◎　滴虫性阴道炎

滴虫是一种小小的寄生虫，滴虫性阴道炎的发病率比前两种低很多，也不会因怀孕而变得高发，滴虫性阴道炎主要是通过性生活传播的。

滴虫性阴道炎的典型症状通常表现为阴道有黄绿色泡沫样分泌物、有鱼腥味，以及明显的瘙痒感。滴虫性阴道炎可能会导致胎膜早破、早产等不良妊娠结局，因此一旦发现患有滴虫性阴道炎，一定要及时治疗。

治疗滴虫性阴道炎的药物和细菌性阴道病一样，也是甲硝唑。但由于滴虫还可能存在于尿道旁腺等其他部位，因此阴道用药的效果不如口服用药。另外，由于滴虫性阴道炎是性传播疾病，性伴侣不需要检查但是需要共同治疗，避免相互传染。

泌尿系统感染

自从怀孕，准妈妈的泌尿系统似乎一直问题重重，尿频、漏尿、尿常规结果异常……这一小节主要和大家讲一讲泌尿系统感染的问题。当准妈妈出现尿频、尿急、尿量少、尿液浑浊、血尿，排尿时有痛感、烧灼感，尿液有臭味，就要考虑可能是泌尿系统感染了。面对泌尿系统感染，准妈妈该如何应对呢？

常见的泌尿系统感染性疾病

泌尿系统感染又称尿路感染，是尿路上皮因细菌侵入发生的炎症反应，通常伴随有菌尿和脓尿。常见的泌尿系统感染性疾病有如下几种。

◎ 输尿管和肾盂扩张

怀孕期间各个系统的生理变化往往和两个因素有关：子宫的压迫和激素水平的改变，泌尿系统也不例外。在整个孕期，增大的子宫会压迫膀胱导致尿频。在孕中晚期，增大的子宫还可能压迫输尿管，在孕激素水平的变化下导致输尿管和肾盂的扩张，这使得致病菌更容易顺着膀胱——输尿管——肾盂上行，导致肾盂肾炎。肾盂肾炎在孕期发生率为 0.5% ~ 2%，表现为明显的发热、寒战、腰痛，以及恶心呕吐，尿常规会显示白细胞计数和细菌数量明显升高。如果确诊是肾盂肾炎，准妈妈需要马上住院，静脉注射抗生素治疗。

◎ 无症状菌尿

如果准妈妈留取尿液的操作标准（确定留取的是清洁中段尿），没有尿频、尿急、尿痛的症状，但是尿液检查结果依然显示细菌超标很多，说明可能是无症状菌尿，即虽然准妈妈没有症状，但确实是有感染。

无症状菌尿在孕期的发病率为 2% ~ 7%，多见于孕早期，在既往有尿路感染病史、患有糖尿病的准妈妈中发生率较高。由于孕期泌尿系统的生理性改变，无症状菌尿在孕期很容易进一步发展，有 30% ~ 40% 的可能会发展为有症状的泌尿系统感染，比如较为严重的肾盂肾炎。很多研究也发现，无症状菌尿可能与早产、低出生体重儿的发生有关。

◎ 急性膀胱炎

如果准妈妈除了有生理性尿频外，还出现了尿急、尿痛和尿灼烧感，尿常规除了提示细菌数量增加外，还提示了白细胞计数增加（出现脓尿），就要考虑是急性膀胱炎了。

如果怀疑准妈妈患了急性膀胱炎，等尿培养出结果了再进行治疗往往就来不及了。医生通常会在进行尿培养和药敏试验的同时，对准妈妈进行经验性抗生素治疗。头孢菌素类抗生素因其相对安全且抗菌范围广，常被作为首选药物。

总的来说，如果准妈妈在孕期出现了泌尿系统感染的相关症状，一定要及时就医，通过尿常规检查判断感染的程度。如果是轻度感染，可以多饮水，帮助细菌排出；如果是严重感染，则需要在医生的指导下，使用相对安全的药物。

如何预防泌尿系统感染

虽然有很多生理因素会导致女性容易发生泌尿系统感染，但是你仍然可以通过保持健康的生活习惯，尽量避免感染的发生。

◎ **多喝水，多排尿**

尿液可以冲刷尿道，让细菌不容易生长繁殖。建议准妈妈每天要保证 1.5 ~ 2 L 的饮水量，预防尿路感染和便秘的发生。

◎ **睡觉采取侧卧位**

侧着睡特别是左侧卧睡，能够帮助准妈妈解除子宫对输尿管的压迫，有利于排尿通畅、预防尿路感染。

◎ **及时排尿，注意排尿卫生**

尿液在身体内的时间越长，细菌繁殖的概率就越高，无论是否怀孕，你都应该养成及时排尿的好习惯。

排尿后应该用干净的卫生纸，按照从前往后的顺序擦干尿液，以免大肠杆菌等细菌由肛门进入尿道口引起炎症。建议准妈妈每日用清水清洗外阴，保持外阴洁净。注意不要使用肥皂等清洁用品，否则可能会破坏外阴的正常菌群，增加感染的风险。

◎ **注意性生活的卫生**

如果孕期有性生活，请务必在性交前后做好清洁工作，避免夫妻间发生交叉感染。性生活后应该马上排尿，冲洗尿道。

◎ **勤换内裤**

建议准妈妈使用纯棉内裤，并且要每天更换，清洗后的内裤要进行日晒杀菌。避免长期使用护垫等透气性不佳的女性卫生用品。

腹泻

女性在怀孕后除了会出现各种变化如胃口变了、皮肤变了、身材变了以外，同样会遇到孕前常见的一些问题如腹泻。准妈妈腹泻有什么要特别注意的吗？是否对胎儿的健康有影响呢？

腹泻的原因和影响

24 小时内至少排 3 次稀便或水样便就可以称为腹泻了。吃了辛辣油腻的食物、摄入咖啡因、吃镁剂或者铁剂、情绪紧张等因素都可能会引起腹泻。急性腹泻的定义是腹泻持续 2 周，但以平时的经验来看，大多数急性腹泻持续 3 天左右就会好转，这是因为急性腹泻大多是由病毒感染引起的，是一种自限性疾病，到时间后症状自然就会缓解，对胎儿也没有危害。

有的准妈妈还会出现大便黏在马桶壁上冲不干净的情况，这通常是摄入了过多蛋白质导致的，简单来说就是肉吃得太多了导致了消化不良。对于这类情况，建议日常饮食可以减少肉类的摄入，增加蔬菜的摄入，这种情况也不会影响胎儿的健康。

但如果是由李斯特菌感染引起的腹泻，就需要高度重视了。免疫力正常的人感染李斯特菌，往往只表现出轻微的症状，但是准妈妈感染李斯特菌后会给腹中的胎儿造成巨大的影响。虽然李斯特菌感染的发生率很低，据报道每 10 万人中仅有 3 例感染，但后果很严重，很可能会导致死胎、早产或新生儿感染。准妈妈感染李斯特菌后可能会出现发热、寒战、背痛、水样腹泻等症状，也有可能症状很轻微以至完全被忽略。李斯特菌一般是通过食物来感染人类的，容易被李斯特菌污染的食物有乳制品、肉类、冷藏食物等。为了避免这种少见但严重的疾病的发生，建议准妈妈在外就餐时避免吃沙拉、肉制凉菜，尽量选择经过杀菌处理的巴氏奶或者超高温灭菌奶，吃生冷食物前彻底热透。

频繁的腹泻还可能会诱发宫缩，因此准妈妈要时刻注意有无频繁的腹部发紧、发硬或腹痛发生，持续关注胎动情况，如有异常应及时就医。

如何应对腹泻

很多人都觉得腹泻不是大病，挺挺就过去了，但是在孕期准妈妈还是要谨慎一些。如果腹泻情况不严重，你可以先自行观察，重点关注以下几点。

◎ 注意补水，防止脱水

建议准妈妈在家中常备口服补液盐。如果发生较大量或频繁的水样腹泻，可以及时补充水分及电解质。如果没有补液盐，也可以喝含有糖和盐的液体，比如果汁、汤类等。

◎ 规律饮食

在腹泻期间也要规律饮食。建议选择易消化、富含碳水化合物的食物（如面条、土豆、香蕉等），而不是高脂肪、高蛋白的食物。有些准妈妈喝牛奶会腹泻，建议在腹泻期间改为喝酸奶。

◎ 考虑使用止泻药

如果准妈妈腹泻比较严重，可以考虑使用止泻药如蒙脱石散，它能结合消化道分泌的黏液和毒素，并减少水分丢失，对准妈妈也是安全的。

现在非常流行的益生菌确实对感染性腹泻有一定作用，能缩短腹泻的病程，对准妈妈和胎儿也比较安全。但是因为益生菌菌种多样，市场监管比较混乱，建议准妈妈要在医生的指导下使用。

如果准妈妈每日水样腹泻超过 6 次，出现黏液血便、剧烈腹痛、发热（尤其是体温超过 38.5℃），以及尿量减少、肌肉无力、头晕心悸等脱水或电解质紊乱的表现，就需要及时就医了。

第四章

孕早期：
孕 0 ～ 4 周

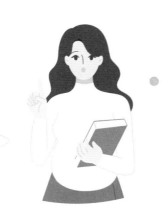

从这一章开始你就要真正进入孕期的旅程了。当你翻开这一章的时候心情一定很复杂吧？是不是有期待、有迷茫、有紧张呢？这里说的 0 ~ 4 周，是从末次月经的第一天开始计算的，而不是从受孕日开始计算的，未来我们计算孕周也是从末次月经的第一天开始计算。正因为这样，估计有很多准妈妈会跳过这个章节，因为大多数人在这个时间还没有发现自己已经怀孕。如果在看这个章节的时候你已经确定怀孕了，那么要恭喜你，说明你一定很关注怀孕这件事，才会这么早就测出"阳性"了！

你一定很好奇，这个阶段的宝宝长什么样子。宝宝现在还是个"小细胞团"呢。新生命是从受精卵开始的。精子与卵子在输卵管相遇会形成受精卵。受精 72 小时后，受精卵会分裂形成桑椹胚。桑椹胚中的细胞，未来可以分化为各种细胞。受精后第 4 天，桑椹胚进入子宫，分裂发育成为囊胚，然后在子宫内膜着床。囊胚进一步发育，一部分细胞发育为胚胎，一部分发育成为胚胎提供营养的胎盘、脐带、羊膜囊和卵黄囊。

了解这个阶段的检查

这个阶段还不需要进行真正意义上的产检。如果准妈妈既往妊娠史正常且无不适，这段时间无须就医做检查。如果不确定自己的情况或有不适的症状，建议在发现怀孕后先看诊一次。医生会询问你的月经史、婚育史、既往病史和身体情况。

确认怀孕的方法——测 hCG

一旦进入了备孕阶段，你最想知道的就是"我这个月是否成功怀孕了"。很多人在同房后没几天就开始"跃跃欲测"了。无论是用简易试纸测还是去医院抽血检查，想要确认是否怀孕，测的都是人绒毛膜促性腺激素（简称 hCG ）。在受精卵着床之后（平均在排卵后第 6 天），胎盘就会开始产生 hCG，hCG 在准妈妈的尿液和血液中均能被检出，但它们的敏感性和便捷性不同。

◎ 用试纸检测尿液中的 hCG

我们可以用在药店买到的试纸条、验孕棒、验孕笔来检测尿液中的 hCG 水平。试纸可在受孕后的 2 ~ 3 周检查出是否怀孕。如果尿检为阳性（试纸上显示两道杠），则表示尿液中的 hCG 浓度为 50 ~ 100 mIU/mL。有一些验孕产品能够做到在同房后的第 10 天就测出是否怀孕，但也要注意这类产品过于敏感，有让人空欢喜的可能性。

◎ **抽血检测血清中的 hCG**

当血清中 hCG 的浓度达到 5 mIU/mL 时，就能被检出了。受精卵着床后的第 7 ～ 9 天，血清中的 hCG 就可以达到检测出的最低水平了，也就是说同房 1 周后就可以通过抽血检查出是否怀孕。且 hCG 在血液中的浓度比在尿液中高很多，因此抽血检查血清中的 hCG 能更早、更准确地判断出是否怀孕。

关于怀孕不同阶段血清中 hCG 的含量，不同医院的参考范围可能略有不同，表 4.1 中的数据仅供参考。

表 4.1　怀孕不同阶段血清中 hCG 的含量

孕周	正常范围
孕 3 周	5 ～ 50 mIU/mL
孕 4 周	5 ～ 426 mIU/mL
孕 5 周	18 ～ 7340 mIU/mL
孕 6 周	1080 ～ 56500 mIU/mL
孕 7 ～ 8 周	7650 ～ 229000 mIU/mL
孕 9 ～ 12 周	25700 ～ 288000 mIU/mL
孕 13 ～ 16 周	13300 ～ 154000 mIU/mL

如果按照上述方法检查出的结果显示未怀孕，也未必代表一定就没怀孕，因为同房日并不代表排卵日，精子"先生"可能需要等上几天才能迎来"卵子"小姐。此外，受精卵着床的时间也存在差异性，建议过 1 周再复查。

对于大部分人，医生建议在月经推迟 5 天左右自行通过尿液检查，我们并不推荐大家按照"最早能测出"的时间来检查是否怀孕，原因有两点。

（1）如果结果是阴性，并不能排除怀孕的可能性，后面还需要反复多次的检查，白白增加大家的焦虑、时间成本和经济成本。

（2）如果结果是阳性，准妈妈现在也没有什么检查要做，也就是说想要在"最早能测出"的时间点确认怀孕，意义并不大。只有那些有特殊病史的准妈妈，才需要尽早确认是否怀孕，从而采取一些必要的干预措施。

那些非必要的检查

当你发现自己真的怀孕了，可能会陷入一种复杂的情绪，有激动、惊喜，也有一点点害怕和不知所措，总觉得自己要赶紧做点什么。于是很多准妈妈接下来又是测孕酮又是做超声。虽然在前面介绍了 hCG 的检查方法，但是在临床上医生也提出，如果准妈妈没有出血、腹痛、特殊疾病及用药史，身体一直很健康，之前的孕史也没有异常，没有必要在这个阶段去医院做检查，可以等到孕 7 ~ 9 周的时候再去。如果准妈妈并不确定自己的情况或是有一些不适的症状，可以去医院请医生判断目前有哪些妊娠风险，再安排相应的检查。

检测 hCG 判断胎儿发育情况

很多准妈妈会多次检测 hCG，除了确认怀孕以外，还想通过 hCG 来判断孕周和胎儿的发育情况。在正常情况下，经常检测 hCG 其实没有太大意义。

◎ **通过 hCG 辅助判断孕周仅在孕极早期有效**

孕期血清中 hCG、雌激素和孕酮的变化趋势可以见图 4.1。在怀孕的最初阶段，hCG 水平迅速升高，呈指数增长。在孕极早期阶段（大约在孕 5 周前），血清中的 hCG 含量大约每（2.2±0.5）天升高 1 倍，这就是所谓的"hCG 翻倍"。在孕 8 ~ 10 周时，hCG 的数值会达到峰值，之后会逐渐下降。有研究表明，在胚胎移植后的第 12 天，血清中 hCG 的含量大约在 120mIU/mL，大约相当于自然怀孕 4 周的数值，再根据 hCG 翻倍规律来计算，大致可以判断出受孕日。

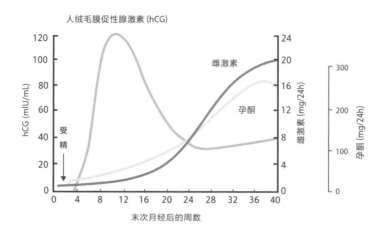

图 4.1　孕期血清中 hCG、雌激素和孕酮的变化趋势

　　在超过 5 周后，依靠孕囊和胎芽的大小来判断孕周更为准确，且 hCG 不一定翻倍了。所以，检测 hCG 的确可以帮助你判断孕周，不过这个方法仅在孕极早期比较准确。有些准妈妈超过孕 10 周还在很焦虑地测 hCG 就实在没有必要了。

◎　hCG 翻倍并不能真实反映胎儿的发育情况

　　hCG 主要是由未来会形成胎盘的滋养层细胞分泌的，这也让很多准妈妈将孕极早期 hCG 能否翻倍看作反映胎儿发育情况的金指标。但其实 hCG 能否翻倍不能完全反映胎儿的发育情况，即便 hCG 能顺利翻倍，等到做超声的时候，胎儿也有可能没有胎心和胎芽。更何况以 hCG 翻倍作为胎儿发育情况的参考标准本来就具有一定的局限性。一方面随着孕周增大，hCG 倍增的速度明显减慢；另一方面有数据表明，hCG 在 48 小时内增加不足 35% 才能确定胚胎无活性，也就是说倍增不满意不等于胚胎一定有问题。医生通常会结合准妈妈的症状、既往病史、B 超检查结果等，综合判断胎儿的发育情况。

孕酮

孕酮即孕激素，也是孕早期最常见的检查项目之一。很多时候哪怕医生说不需要测，准妈妈也会主动要求检查孕酮。因为很多准妈妈认为：孕酮低是很严重的，代表着需要马上保胎，所以当然要认真查一查了。

孕酮对于妊娠的维持有重要的支持作用，目前国内外各大指南都没有将孕酮纳入孕早期的检测指标中的原因主要有两点。

一是在胎盘形成前，孕酮由卵巢妊娠黄体产生。对于大多数准妈妈来说，自身的黄体能够分泌足够的孕酮来支持怀孕。而且准妈妈体内的孕酮呈脉冲式分泌，也就是说一天中体内孕酮的分泌不是恒定不变的，孕酮的检查结果也会呈现波动性。所以并不建议没有特殊病史（比如月经周期异常、有其他内分泌相关疾病或有反复自然流产史）的准妈妈常规去检查孕酮和补充孕酮。

二是孕酮的值是多少算异常还没有定论。准妈妈在怀孕初期，体内孕酮不低于 25 ng/dL 的这个界限，目前还存在争议。只有当准妈妈的孕酮持续降低到 5 ~ 10 ng/mL 甚至以下，才需要重视。医生会结合准妈妈的实际情况判断是否有异常，决定下一步要做哪些检查。除此之外，准妈妈都不必纠结孕酮数值的高低。

超声

很多准妈妈想，既然 hCG 和孕酮都不用查，超声检查总要做吧？这个阶段还真没有必要做超声检查。一般 hCG 超过 2000 mIU/mL、经阴道超声能看到宫内的孕囊时，对应的孕周一般也在 5 周了。除非准妈妈有异位妊娠（俗称宫外孕）史，或者在这个阶段出现了异常的阴道出血和腹痛等症状，需要通过超声检查来确认孕囊在子宫内的位置，否则都没有必要在这个阶段做超声检查。

你可能会担心的疾病与不适

孕早期阴道出血和腹痛

我们经常会在电视剧里看到这样的镜头：产妇因为腹痛和阴道流血被送到医院，紧接着下一个镜头就是医生告诉家属：大人没事，但是孩子保不住了……这样的剧情让很多准妈妈认为腹痛和阴道出血可能意味着要流产了。其实，孕早期的腹痛和阴道出血算是很常见的表现，有 20% ~ 40% 的准妈妈在孕早期有过阴道出血症状，这部分准妈妈中真正发生流产的只是少数。

不必为腹部轻微的坠痛感而担忧

非常多的准妈妈在孕早期会有类似来月经的下腹部坠痛感，但是这种感觉比较轻微，可能会持续到孕 6 ~ 8 周。在孕早期，体内的雌激素和孕激素水平迅速升高，盆腔处于充血状态，受精卵在子宫内膜着床的过程中，会引起子宫收缩，这会使准妈妈产生类似来月经的感觉。

准妈妈的这种下腹部坠痛感和流产并无关联，但如果腹痛剧烈，或者伴随阴道出血、频繁宫缩、发热等表现，就需要立刻就医了。

孕早期阴道出血的常见原因

很多准妈妈认为，孕早期有阴道出血就是先兆流产的征兆。其实很多原因都会导致阴道出血，医生首先会通过 hCG 和 B 超检查排查宫外孕，然后再排查其他原因。常见的阴道出血的原因有如下几个。

◎ 着床出血

受精卵在子宫"安家落户"的过程可能会造成少量出血，这一般发生在受精后第 10 ～ 14 天，也就是预计快来月经的日子。临床上不少准妈妈还会误以为自己来了月经，只是出血量比较少而已。这种着床出血一般不需要处理。

◎ 宫颈出血

怀孕以后，很多之前存在的宫颈息肉可能会增大，导致阴道出血。宫颈出血往往存在一定的诱因，比如性生活。宫颈出血一般是鲜红色的，可能是血丝或点滴出血，混合在白带中间。导致宫颈出血的原因有宫颈息肉、宫颈糜烂（柱状上皮异位）等。

◎ 异位妊娠

异位妊娠，俗称宫外孕，算是一种老百姓耳熟能详的妇产科急症了。在很多人的认知中，异位妊娠的典型表现是阴道大量出血、剧烈腹痛、晕倒及出现生命危险，其实这只是输卵管过度膨胀和破裂后才有的表现。在输卵管没有发生破裂时，只会表现为少量出血，可能还伴有轻微的腹痛。

◎ 先兆流产

女性在怀孕后，子宫内膜的血管在 hCG 的刺激下会大量增生，如果在增生过程中局部血管因为机械力的刺激出现破溃就会导致出血。先兆流产的出血往往比较轻微，不伴随腹痛。尽管先兆流产的症状较轻，但因为未来有发生"流产"的可能性，也会让准妈妈很焦虑。

阴道出血的应对办法

◎ 轻微出血

如果出血量很少，也没有明显腹痛，准妈妈不必担忧，也不需要采取特别的措施。生活中注意会阴卫生，别过度焦虑、过度劳累就可以了。如果实在不放心，可以去医院检查，听听医生的建议。如果你曾经因为异常阴道出血去医院检查过，遵医嘱定期复查就好。

◎ 严重出血

如果阴道出血的同时还伴有疼痛，或者出血量多到接近月经的出血量时，就要及时去医院检查了。医生一般会通过阴道检查判断是否为宫颈出血，再根据孕周做超声检查判断是否为异位妊娠。

如果检查结果提示胎儿的发育很可能出现了问题，在排除异位妊娠后，宫内妊娠流产或生化妊娠的概率就比较大了。面对这种情况，医生往往也无能为力。因为在孕早期，尤其是胎儿还没有形成胎心、胎芽的阶段，大多数流产是胚胎本身染色体异常导致的，并不是后天采取措施能够改变的。在此也希望有过不幸流产经历的准妈妈不要灰心，再次妊娠时有 70% 的概率会一切顺利。

反之，如果各项检查结果都无异常，准妈妈就不需要为出血而焦虑了，尤其是在出现胎心、胎芽后，90% ~ 96% 的概率都不会流产。

◎ 是否可以用药

很多准妈妈都关心阴道出血能否用药，因为一直出血总是会让人有些担忧。对于没有特殊病史的准妈妈，最常用的药物应该就是孕酮了，但其实关于孕酮到底能否"保胎"还存在一定争议。此外，孕早期的流产大多数是因为胚胎染色体异常，后天用药改变不了什么。因此，对于没有多次流产史、月经异常或内分泌疾病等特殊情况的准妈妈，医生更推荐顺其自然，定期复查超声就好。但如果唯有用药才能让准妈妈宽心，孕酮也是可以选择的，但一定要遵医嘱用药。

异位妊娠

异位妊娠就是我们常说的宫外孕，是一种妇产科急症，它的发生率在 1% 左右。异位妊娠有哪些表现？需要注意什么呢？

什么是异位妊娠

异位妊娠是指受精卵在子宫腔以外着床。正常的情况下，精子与卵子会在某侧输卵管内相遇，两者结合后通过输卵管移动到子宫腔内，并扎根在子宫内膜上。如果在移动的过程中发生意外，受精卵脱离正常的轨道，在子宫腔之外的部位着床，就会造成异位妊娠。

输卵管妊娠是最常见的异位妊娠，即受精卵在输卵管着床。受精卵也可能在卵巢、宫颈、腹腔等部位着床。但是输卵管的管壁可比子宫内膜要薄多了，受精卵着床是要"生根发芽"的，很可能会把输卵管壁穿透。如果破口比较大或者破口位置不好会引发大量出血，导致准妈妈晕厥和失血性休克，严重时还可能会危及生命。

异位妊娠可能会对女性的生育能力造成终生影响，一定不要忽视早期出现的一些症状，以免错过治疗的最佳时机。异位妊娠的常见症状如下。

- 月经停止。异位妊娠也算是一种怀孕，发生异位妊娠后会出现停经。
- 腹痛。这是异位妊娠最明显的症状，疼痛的位置通常在下腹部的某一侧。
- 阴道出血。有少量暗红色或褐色的阴道出血或不规则出血。

在停经或者确认怀孕后，如果出现了下腹坠胀感、下腹疼痛、不正常的阴道出血等症状时，就要警惕有异位妊娠的可能了。

异位妊娠的原因

◎ **慢性输卵管炎症**

这是异位妊娠最常见的原因之一。输卵管轻度发炎会使输卵管腔内部空间变窄，影响管道的蠕动，严重时会完全堵塞输卵管，造成异位妊娠或不孕症。

◎ **输卵管发育不良或功能异常**

输卵管过长、肌层发育差等原因都有可能导致异位妊娠。

◎ **输卵管手术**

输卵管绝育手术后诱发的管瘘，以及输卵管吻合复通术、输卵管成形术等不同形式的妇科手术，都有可能导致异位妊娠。

◎ **避孕方式**

使用节育器并不会增加发生异位妊娠的风险，但若女性用节育器避孕失败时，发生异位妊娠的可能性就会增大。如果服用紧急避孕药避孕失败，也会增加发生异位妊娠的风险。

◎ **受精卵游走**

一侧卵巢排出的卵子与精子结合后，经过子宫却没有着床，又向另一侧的输卵管继续前进，受精卵在此期间不断发育，随时可能在某处"扎根"，这也可能会导致异位妊娠。

◎ **反复人流和异位妊娠史**

多次进行流产手术或者曾经发生过异位妊娠，再次发生异位妊娠的概率会明显提高。

异位妊娠的排查和应对

虽然异位妊娠的典型症状是停经、腹痛和阴道流血，但实际上大多数异位妊娠的症状并没有这么明显。如果准妈妈发生了阴道出血但不伴随腹痛，虽然不太可能是异位妊娠破裂这么紧急的情况，也建议及时就诊。

确认异位妊娠最好的办法是做B超检查。如果已经确认怀孕，但是在宫腔里看不到孕囊，在子宫外却看到了包块的回声，就要当心可能是异位妊娠了。异位妊娠通常要等到怀孕40天以后才能通过B超检查检测出来。如果孕周太小，超声无法看到孕囊，医生一般会要求你进行2次抽血化验，根据hCG的情况判断病情。孕6周以内，hCG正常情况下会呈快速的线性增长，当发现hCG的增长幅度不足66%时，就要警惕是异位妊娠了。如果hCG的值隔天能够翻倍的话，异位妊娠的可能性就很小了。

目前异位妊娠的治疗方法有两种，分别是药物治疗和手术治疗。如果hCG的含量不超过5000 mIU/mL，异位妊娠的包块比较小且没有发现胎心搏动，这种情况下可以使用药物治疗。单次注射甲氨蝶呤可以通过抑制细胞的复制从而阻止胚胎的继续发育。药物治疗在理想情况下成功率可达到95%。如果患者生命体征不平稳，或者怀疑有异位妊娠破裂的可能，在不适合用药物治疗的情况下，可以考虑手术治疗。

你可能会琢磨的事

如何计算孕周和预产期

怀孕后，准妈妈们最爱交流的话题之一就是孕周和预产期了，怀孕期间的很多检查也是根据孕周安排的，所以正确计算孕周，对孕产过程和结局都非常重要。可是很多准妈妈都不太会计算孕周，尤其是那些平时月经不太规律的女性。还有些准妈妈表示自己计算出的孕周跟 B 超单上的不一样，这是怎么回事呢？下面我们就来讲一讲孕周和预产期该如何计算。

孕周

有些准妈妈会有这样的疑问："超声检查提示我已经怀孕 6 周了，可是 6 周前我们并没有同房，这是怎么回事呢？"其实医学上的孕周是从末次月经的第一天开始计算的，而不是从受孕日（或者说同房日）开始计算的。"孕周"和"受孕后的周数"之间往往相差 2 周。所以在医学上的孕 2 周时，女性还没有怀孕。

为什么要这样计算孕周呢？可能是因为女性一般很难准确地知道自己的排卵日，或者记住自己的同房日，但是对于最后一次来月经的时间往往是有印象的。而大多数女性的排卵日是在末次月经第一天往后数 2 周左右，于是就从末次月经的第一天开始计算孕周了。不过，根据末次月经估算孕周的前提是女性的月经周期是 28 天，这样排卵日就在月经周期的第 14 天左右了，否则计算出的孕周和胎儿的大小就会不相符。如果月经有明显的推迟或者提前，后期就需要通过胎儿的头臀径来核对孕周了。

如果准妈妈的月经周期很标准，推荐给你一个快速计算出自己孕周的方法：记住自己末次月经的那天是星期几，每到这个日子就加 1 周，这样就很容易知道自己是处于孕几周加几天了。比如，你的末次月经是周二，上周是孕 15 周，假设今天是周三，很容易地就能算出现在是孕 16 周加 2 天了。

预产期

得知自己怀孕后，很多准妈妈都想知道宝宝的预产期，以便提前做准备。预产期就是怀孕满 40 周的那天。对于月经规律、孕周计算准确的准妈妈来说，胎儿的预产期就是末次月经的月份加上 9（或者减去 3）、日期加上 7。比如，准妈妈的末次月经是 6 月 1 日，那么胎儿的预产期就是次年的 3 月 8 日。很多 App 都能帮助准妈妈随时查看自己的预产期和孕周，不妨好好利用一下。

我需要保胎吗

现代社会的快节奏让大家对怀孕这种自然的生理过程都变得急功近利起来，三个月没怀上就开始焦虑，确定怀孕以后准妈妈又开始担心流产。有少量出血要保胎、出现腰酸腹痛要保胎、检查发现孕酮低也要保胎……甚至有的准妈妈怀孕早期就躺在家里，每天喝各种滋补安胎的食物，哪里也不去。民间也有不少和保胎相关的偏方、习俗，以及禁忌。其实绝大多数准妈妈是不需要保胎的，好的胎儿也绝对不是保出来的。

大部分的自然流产都和胚胎本身有关

引起自然流产的原因有很多。在自然流产中，50% ~ 70% 是由胚胎染色体异常引起的，这种情况没有任何保胎的价值，胎儿能够保下来的可能性也非常小。此外，准妈妈有内分泌功能失调、生殖系统疾病、情绪异常、服用药物等因素也可能会导致流产。

自然界有"优胜劣态"的法则，怀孕生子也是如此。在孕 12 周之前，各种不良因素影响的效果是"全或无"，即要么发生流产，要么胎儿能健康生长。即使强行保胎让胎儿维持到足月，留下的也可能是个问题宝宝，这样不仅会对宝宝造成伤害，也会给家庭带来无限的伤痛和负担。所以在孕早期，顺其自然是最好的应对方法。

如果准妈妈连续发生两次及以上流产，即有复发性流产的病史，就需要去医院做进一步的检查，明确原因了。

什么情况下有保胎的必要

很多准妈妈在怀孕后就开始频繁地检测孕酮，一旦发现孕酮偏低就要求注射黄体酮保胎。其实孕酮和自然流产之间并没有必然的关系。除了本章"那些非必要的检查"中提到的两个原因之外，还有一个重要的原因是通常胚胎发育异常或者自然流产才导致了孕酮水平偏低，而不是孕酮水平偏低导致了自然流产，即孕酮低是流产的结果，并不是原因。真正因母体孕酮分泌不足引起的流产只占 5%。

如果你只是孕酮低，但是没有先兆流产的症状（阴道出血和下腹疼痛），也没有复发性流产的病史，一般都不需要保胎。如果准妈妈有既往流产史、宫颈机能不全，因黄体功能不全导致的孕酮水平过低等问题，医生也认为有保胎的必要，那么可以在医生的指导下进行保胎。

如何做有助于保胎

（1）适当休息，不需要绝对卧床。当身体感到轻微不适，或者出现了褐色分泌物时，准妈妈可以在家充分休息，但是没必要绝对卧床，也不需要住院保胎，适当的散步和活动都是可以进行的。目前并没有研究证明卧床能够预防先兆流产。长期卧床休息还会增加静脉血栓栓塞等风险、影响骨骼和肌肉的功能。

（2）避免会刺激到子宫的行为。不要同房、按肚子，也不要做剧烈运动（如举重物、骑自行车），以免刺激到子宫。

（3）注意饮食均衡和食物卫生。保胎需要保持大便通畅，所以尽量多吃富含膳食纤维的蔬菜和水果，避免大便干燥。如果便秘严重，必要时可以找医生用药物干预。少食多餐，能吃什么就吃什么，不要太偏食就行。

在大部分情况下，无论是否保胎都改变不了既定的结局。准妈妈只需要顺其自然、保持心情愉悦，不要太紧张就好了。

孕0~4周食谱举例

孕早期的营养需求和饮食原则

在得知自己怀孕的那一刻，不少准妈妈的内心都是欣喜中掺杂了一丝的惊慌，这份惊慌也化成了食欲。其实，宝宝在孕早期的生长速度相对缓慢，到孕 12 周，胎儿的身长也不过才 9 cm，大约相当于女性掌心的长度。这么小的他，真的不需要你大吃大喝来为他提供能量。

不过在孕早期，宝宝的神经系统以及一些重要的身体器官开始发育，对于一些营养素的需求确实很迫切，比如碳水化合物、叶酸、碘和铁。

◎ 补充碳水化合物，每天最低保证 130 g

在孕早期，碳水化合物的摄入要比蛋白质更加重要，因为这时正是宝宝脑组织发育的关键时期，需要摄入充足的葡萄糖。所以《中国居民膳食指南》建议，准妈每天必须保证摄入至少 130 g 碳水化合物，最好能摄入 200 g 以上。

130 g 碳水化合物大约相当于 100 g 香蕉、50 g 大米、100 g 生面条再加上 100 g 红薯能提供的碳水化合物的总和。如果准妈妈平时孕吐比较严重，也可以试着少食多餐，比如一天可以吃 5 ~ 6 餐，每次少吃一点。

100 g 香蕉　　　　50 g 大米　　　　100 g 生面条　　　　100 g 红薯

图 4.2　适合孕早期补充碳水化合物的食物搭配举例

平时，准妈妈还可以在手边备一些小零食，比如苏打饼干、葡萄干、红枣、小包装的每日坚果、酸奶和新鲜水果等。如果实在是一点东西都吃不进去，一定要及时就医寻求帮助。

◎ **每天补足 600 μg 的叶酸，持续整个孕期**

孕期持续补充叶酸也同样重要，因为叶酸缺乏还容易造成胎儿早产和低出生体重儿的发生。因此《中国居民膳食指南》建议，女性从备孕期开始，每天要补充 600 μg 叶酸，一直持续整个孕期。

大部分绿叶菜、动物肝脏、蛋类、豆类等食物，都含有丰富的叶酸。不过，食物当中的叶酸很不稳定，极易在加工烹调的过程中流失，损失率高达 50% ~ 90%。反倒是补剂里的叶酸比较稳定，吸收率也高，所以《中国居民膳食指南》建议女性从备孕期开始，每天通过叶酸补充剂补充 400 μg 叶酸。

◎ **碘缺乏会影响宝宝智力，每天补够 230 μg**

很多准妈妈在怀孕后并没有重视碘的补充，觉得食盐中含有丰富的碘。其实在孕早期，碘是能直接决定宝宝智力的一种营养素。如果准妈妈不能摄入充足的碘，会导致宝宝甲状腺功能低下，从而影响中枢神经系统，严重的还会引起以生长发育迟缓、认知能力降低为标志的克汀病，也就是俗称的呆小症。

《中国居民膳食营养素参考摄入量》推荐孕期女性每日的碘摄入量为 230 μg，是普通人的 2 倍左右。想要获得足够的碘元素，需要通过摄入加碘盐和海产品。一般来说，准妈妈每天可以从 6 g 食盐当中获得 120 μg 的碘。不过，并不建议准妈妈为了补够碘而多吃碘盐。盐摄入过量，也会增加肾脏负担，引起孕期水肿、妊娠期高血压疾病等一系列问题。

除了加碘盐，海带、紫菜、贻贝、带鱼等海产品都是富含碘的食物。其中 40 g 海鱼、100 g 鲜海带或者 2.5 g 干紫菜都能提供 110 μg 的碘，像凉拌海带丝、海带炖豆腐、紫菜蛋花汤、烧带鱼等菜肴，准妈妈每周可以安排 1 ~ 2 次。如果准妈妈吃不到海产品，或者不喜欢吃海产品，那就需要在医生的指导下，服用一定的碘补充剂了。

◎ **缺铁危害大，红肉、肝脏、动物血要吃够**

怀孕后，准妈妈要通过血液给宝宝运输营养，血流量会增加。如果血红蛋白的量跟不上来，就容易出现缺铁性贫血。孕早期缺铁性贫血与孕期体重增长不足、宝宝早产、新生儿低出生体重有关，也会影响宝宝的智力、语言、动作和注意力的发展。

我们推荐准妈妈通过动物性食物来补铁，这是因为和植物性食物中的非血红素铁相比，动物性食物中的血红素铁不受植物中的草酸、植酸等干扰因素的影响，吸收率更高。

红肉类、肝脏及动物血是补铁食物中"铁三角"般的存在。50 g 猪肝（提供约 12 mg 铁）搭配 100 g 牛里脊（提供约 4.5 mg 铁），或者 50 g 鸭血（提供约 15 mg 铁）、100 g 猪瘦肉（提供约 3 mg 铁），再加上其他食物，每天补足孕早期所需的 20 mg 铁并不难。新鲜蔬果中富含的维生素 C，能够促进非血红素铁的吸收，所以菜心、西蓝花、青椒、番茄、橙子、草莓、猕猴桃、鲜枣等富含维生素 C 的食物，准妈妈也可以多摄入一些。

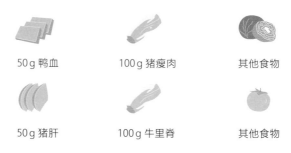

| 50 g 鸭血 | 100 g 猪瘦肉 | 其他食物 |
| 50 g 猪肝 | 100 g 牛里脊 | 其他食物 |

图 4.3　适合孕早期补铁的食物搭配举例

值得注意的是，有很多看起来营养丰富的食物，并不是补铁的良好来源，比如牛奶就属于典型的贫铁食物。鸡蛋中铁含量虽然不算低，但由于其所含的卵黄高磷蛋白会干扰铁的吸收，所以也不是补铁的良好食物来源。

总结一下，孕早期的准妈妈无须大吃特吃，但碳水化合物、叶酸、碘、铁等营养素的摄入要保证充足。每天要保证摄入足够的主食、400 μg 的叶酸补充剂、6 g 加碘盐，以及足够的红肉、肝脏和动物血，别忘了每周再吃 1 ～ 2 次海产品。

孕 1 周食谱举例

早 餐 红薯小米粥、牛奶鸡蛋羹、清炒苋菜

原料：

红薯小米粥：红薯 10 g、小米 60 g

牛奶鸡蛋羹：牛奶 75 g、鸡蛋 1 个（约 50 g）

清炒苋菜：苋菜 120 g、花生油 5 g、食盐 2 g、葱姜蒜少许

制作步骤：

红薯小米粥：将红薯切成小块，与小米混合，加入相当于小米体积 8 倍的水，用电饭煲煮成粥。

牛奶鸡蛋羹：在碗中打入一个鸡蛋，倒入 75 g 牛奶，打匀后撇去浮沫，覆上保鲜膜，扎几个小孔。蒸锅上汽后，放入蛋液蒸 10 分钟即可。

清炒苋菜：热锅冷油，放入葱姜蒜爆香，倒入苋菜快速翻炒，直至变软，撒少许盐即可出锅（苋菜草酸含量高，尽量别喝炒出来的汤汁）。

早加餐 美国大杏仁 5 g、苹果 100 g

午 餐 黑芝麻馒头、洋葱木耳炒鸡心、番茄豆腐汤

原料：

黑芝麻馒头：黑芝麻粉 2 g、面粉 90 g、酵母 1 g

洋葱木耳炒鸡心：洋葱 180 g、（干）木耳 3 g、鸡心 45 g、花生油 5 g、食盐 1 g、葱姜蒜少许

番茄豆腐汤：番茄 80 g、北豆腐 20 g、花生油 5 g、食盐 1 g、葱姜蒜少许、香菜少许

制作步骤：

黑芝麻馒头：将面粉和黑芝麻粉混合，将酵母溶解于 35℃ 左右的温水中，再将酵母水缓缓倒入混合面粉中，揉成光滑的面团，置于温暖处发酵至两倍大。然后排气揉匀，揉成馒头状即可。将馒头放在蒸锅中醒发 10 ～ 20 分钟，开火上汽后蒸 20 分钟，关火后再焖 3 分钟。

洋葱木耳炒鸡心：将木耳提前泡发好，洋葱、鸡心切片备用。热锅冷油，放入葱姜蒜爆香，炒至鸡心变色，倒入木耳、洋葱继续翻炒，炒熟后撒盐即可出锅。

番茄豆腐汤：热锅冷油，放入葱姜蒜爆香，放入切好的番茄，翻炒出汁。加入豆腐块和适量清水，水开后放入少许香菜提味，撒少许盐即可出锅。

＋午加餐 黄河蜜瓜 180 g、无糖酸奶 100 g

晚 餐 大米小米南瓜饭、清蒸鲈鱼、茄子炒豆角、鸭血牛肉汤

原料：

大米小米南瓜饭：大米 30 g、小米 25 g、贝贝南瓜 10 g

清蒸鲈鱼：鲈鱼 35 g、花生油 4 g、食盐 1 g，葱姜、料酒、香菜、蒸鱼豉油、花椒粒各少许

茄子炒豆角：茄子 100 g、豆角 80 g、花生油 5 g、食盐 1 g，葱姜蒜、生抽各少许

鸭血牛肉汤：鸭血 25g、牛肉 10g、香油 2g、香菜少许

制作步骤：

大米小米南瓜饭：将南瓜块与大米和小米混合，加入相当于大米和小米体积 1.3 倍的水，用电饭煲焖成饭。

清蒸鲈鱼：去除鲈鱼的鳞和内脏，洗净备用。鱼身上打花刀，塞入姜片，鱼肚子里塞入姜片和葱丝。再将少许料酒和盐涂抹在鱼的表面和肚子上，腌制 10 分钟。蒸锅上汽后，蒸 8 ～ 10 分钟，撒入葱丝和香菜做点缀，淋上蒸鱼豉油，放入少许煸炒花椒粒的油和少许盐即可。

茄子炒豆角：将茄子洗净，切片备用；将豆角洗净切段，焯水断生后捞出备用。热锅冷油，放入葱姜蒜爆香，倒入茄子翻炒至八成熟。倒入豆角继续翻炒，直至熟透。加入少许盐和生抽，撒上葱花即可出锅。

鸭血牛肉汤：将鸭血切块，焯水后备用。锅中加水，水开后放入鸭血和切成薄片的牛肉，煮至熟透，放入香油和少许香菜，即可出锅。

+ **晚加餐** 粗粮面包15g、黄豆豆浆（20g黄豆加300mL水，用豆浆机打制）

食谱能量和营养素供应量分析

我们对本周食谱能提供的能量和营养素进行了分析，结果如表 4.2 所示。按照专业配餐的原则，各种营养素达到推荐摄入量的 90% 就符合要求，所以该食谱中的能量和营养素供应量充足。

表 4.2 本周食谱能量和营养素供应量分析

项目	供应量	参考值	满足情况
能量（kcal）	1805.9	1800	充足
蛋白质（g）	79.2	55	充足
脂肪（供能比）	30.2%	20% ～ 30%	充足
碳水化合物（供能比）	55%	50% ～ 65%	充足

续表

项目	供应量	参考值	满足情况
膳食纤维（g）	22.7	25 ~ 30	达标
维生素 A（μgRAE）	977.2	700	充足
维生素 C（mg）	114	100	充足
维生素 B_1（mg）	1.1	1.2	达标
维生素 B_2（mg）	1.18	1.2	达标
钙（mg）	909	800	充足
铁（mg）	29.1	20	充足
锌（mg）	9.9	9.5	充足

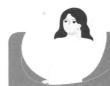

丁 妈 营 养 小 贴 士

孕早期要补够叶酸

叶酸缺乏会影响胚胎细胞的增殖、分化，增加脊柱裂、大脑膨出等神经管畸形的发生率，也会增加流产风险。因为胎儿的神经管是在头 4 周形成的，而叶酸的缺乏也并不是补充叶酸后马上就能改善的。即便是每天服用 400 μg 叶酸补充剂，红细胞中的叶酸水平也要至少 3 个月才能达到预防神经管畸形的水平。如果每天服用 800 μg 叶酸，红细胞中的叶酸需要 4 ~ 8 周达到预防神经管畸形的水平。所以如果备孕期很长时间都没补充叶酸，建议孕早期每天服用 800 μg 叶酸补充剂；如果备孕期补足了叶酸，每天也要服用 400 μg 叶酸补充剂。

孕 2 周食谱举例

早餐 鸡肉木耳水饺、黄瓜炒鸡蛋

原料：

鸡肉木耳水饺：（干）木耳 3 g、鸡胸肉 15 g、面粉 75 g、花生油 3 g、食盐 1 g

黄瓜炒鸡蛋：黄瓜 100 g、鸡蛋 1 个（约 50 g）、花生油 6 g、食盐 1 g、葱姜蒜少许

制作步骤：

鸡肉木耳水饺：将木耳泡发，洗净切碎，将鸡肉放入料理机搅打成泥，倒入切碎的木耳搅拌均匀，加少许盐和花生油。在面粉中加适量水，用手揉成光滑的面团，擀成饺子皮，填入做好的馅，包成饺子，然后煮熟即可。

黄瓜炒鸡蛋：热锅冷油，倒入打散的蛋液，炒熟后盛出备用。锅中再次倒油，放入葱姜蒜爆香。倒入黄瓜片，大火翻炒片刻后再倒入炒好的鸡蛋，翻炒均匀后撒少许盐即可出锅。

+ 早加餐 美国大杏仁 5 g、库尔勒香梨 100 g

午餐 绿豆面馒头、芥蓝炒香菇、豆腐丝芹菜叶炒瘦肉丝

原料：

绿豆面馒头：绿豆粉 30 g、面粉 50 g、酵母 1 g

芥蓝炒香菇：芥蓝 80 g、（鲜）香菇 20 g、花生油 4 g、食盐 1 g、葱姜蒜少许

豆腐丝芹菜叶炒瘦肉丝：豆腐丝 10 g、芹菜叶 150 g、瘦猪肉 50 g、花生油 5 g、食盐 1 g、葱姜蒜少许

制作步骤：

绿豆面馒头：将面粉和绿豆粉混合，将酵母溶解于 35℃ 左右的温水中，再将酵母水缓缓倒入混合面粉中，揉成光滑的面团，置于温暖处发酵至两倍大，然后排气揉匀，揉成馒头状即可。将馒头放在蒸锅中醒发 10～20 分钟，开火上汽后蒸 20 分钟，关火后再焖 3 分钟。

芥蓝炒香菇：将香菇切条，芥蓝切段备用。热锅冷油，放入葱姜蒜爆香，倒入香菇翻炒至变软，再倒入芥蓝炒熟，撒盐即可出锅。

豆腐丝芹菜叶炒瘦肉丝：将瘦猪肉切成丝备用。热锅冷油，放入葱姜蒜爆香，放入肉丝，炒至变色，再倒入豆腐丝，炒熟后倒入芹菜叶翻炒片刻，撒盐即可出锅。

+ **午加餐** 草莓 200g、无糖酸奶 100g

晚　餐 藜麦大米饭、番茄笋丁炒虾仁、海带冬瓜汤

原料：

藜麦大米饭：大米 60g、藜麦 15g

番茄笋丁炒虾仁：番茄 150g、莴笋 60g、虾仁 40g、花生油 6g、食盐 1g、葱姜蒜少许

海带冬瓜汤：（鲜）海带 50g、冬瓜 80g、香油 3g、食盐 1g、香菜少许

制作步骤：

藜麦大米饭：将大米和藜麦混合，加入相当于大米和藜麦体积 1.3 倍的水，用电饭煲焖成饭。

番茄笋丁炒虾仁：将虾仁提前用沸水焯熟备用。将莴笋切丁，番茄切块备用。热锅冷油，放入葱姜蒜爆香，加入笋丁炒至断生，加入番茄翻炒出汁，再倒入虾仁炒至断生，撒盐即可出锅。

海带冬瓜汤：将切好的海带和冬瓜放入清水中煮熟，淋点香油，放入少许香菜，撒盐即可出锅。

+ **晚加餐**　牛奶燕麦［纯牛奶 200 g、（熟）纯燕麦片 10 g］

食谱能量和营养素供应量分析

　　我们对本周食谱能提供的能量和营养素进行了分析，结果如表 4.3 所示。按照专业配餐的原则，各种营养素达到推荐摄入量的 90% 就符合要求，所以该食谱中的能量和营养素供应量充足。该食谱中的主食有面粉（水饺、馒头）、大米、藜麦 3 种，蔬菜有黄瓜、木耳、芥蓝、香菇、芹菜叶、番茄、海带、莴笋、冬瓜 9 种，富含蛋白质的食物有鸡蛋、鸡肉、瘦猪肉、虾仁 4 种，正餐的食物种类有 16 种之多。

表 4.3　本周食谱能量和营养素供应量分析

项目	供应量	参考值	满足情况
能量（kcal）	1805.8	1800	充足
蛋白质（g）	84.6	55	充足
脂肪（供能比）	28.1%	20% ~ 30%	充足
碳水化合物（供能比）	55.8%	50% ~ 65%	充足
膳食纤维（g）	23.8	25 ~ 30	达标
维生素 A（μgRAE）	716.2	700	充足
维生素 C（mg）	205	100	充足
维生素 B_1（mg）	1.1	1.2	达标
维生素 B_2（mg）	1.2	1.2	充足
钙（mg）	799.3	800	达标
铁（mg）	20.9	20	充足
锌（mg）	13.2	9.5	充足

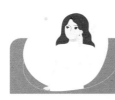

丁妈营养小贴士

每天吃5大类食物，并且吃够12种以上

不同食物的营养各有特点，没有哪种食物可以补充人体所需的全部营养素，只有食物多样化，我们才能获得均衡的营养。按照食物的营养特点，我们将食物分成了5大类，分别是谷薯类、蔬菜水果类、畜禽鱼蛋奶类、大豆坚果类和油脂类。每天都吃这5大类食物，每天摄入12种，每周摄入25种以上才算食物多样化。其实，要做到食物多样化并不难，三餐都做到有主食、蔬菜、富含蛋白质的食物，然后每类食物再有3～4种就可以了。

孕3周食谱举例

早 餐 油菜香菇素包子、扇贝炒鸡蛋

原料：

油菜香菇素包子：油菜80g、（鲜）香菇5g、面粉60g、酵母1g、花生油4g、食盐1g、葱末少许、蒜末少许

扇贝炒鸡蛋：扇贝50g、鸡蛋1个（约50g）、胡萝卜30g、韭菜30g、花生油4g、食盐2g

制作步骤：

油菜香菇素包子：将油菜焯水断生，切碎后挤干水分备用。将香菇洗净，

切碎备用。热锅冷油，放入葱蒜末爆香，倒入油菜碎和香菇碎翻炒均匀，加少许盐即可。将酵母溶解于 35℃左右的温水中，将酵母水倒入面粉中，揉成光滑的面团，盖上盖子放在温暖处发酵至两倍大，擀成包子皮，填入做好的馅，包成包子即可，蒸锅上汽后，将包子蒸 20 ～ 25 分钟即可。

扇贝炒鸡蛋：将洗净的扇贝肉放入打散的蛋液里，搅拌均匀备用。热锅冷油，加热至七八成热后倒入蛋液，中大火翻炒片刻，再放入少许胡萝卜丝，炒熟后放入少许韭菜翻炒均匀，撒盐即可出锅。

⁺ **早加餐** 葵花籽仁 8 g、库尔勒香梨 150 g

午 餐 大米荞麦饭、芹菜炒瘦肉丝、清炒油麦菜

原料：

大米荞麦饭：大米 60 g、荞麦 20 g

芹菜炒瘦肉丝：芹菜 150 g、瘦猪肉 55 g、（干）木耳 3 g、花生油 6 g、食盐 1 g、葱姜蒜少许

清炒油麦菜：油麦菜 150 g、花生油 4 g、食盐 1 g、葱姜蒜少许

制作步骤：

大米荞麦饭：将大米和荞麦混合，加入相当于大米和荞麦体积 1.3 倍的水，用电饭煲焖成饭。

芹菜炒瘦肉丝：将芹菜洗净，切段备用。木耳提前泡发好，瘦猪肉切丝备用。热锅冷油，放入葱姜蒜爆香，放入肉丝炒至变色，倒入芹菜和木耳炒熟，撒盐即可出锅。

清炒油麦菜：热锅冷油，放入葱姜蒜爆香，倒入油麦菜快速翻炒直至变软，撒盐即可出锅。

⁺ **午加餐** 鲜枣 100 g、无糖酸奶 100 g

晚 餐 红豆薏米饭、彩椒炒豆干、番茄巴沙鱼汤

原料：

红豆薏米饭：红豆 25 g、薏米 40 g

彩椒炒豆干：彩椒 50 g、豆腐干 30 g、花生油 5 g、食盐 1 g、葱姜蒜少许

番茄巴沙鱼汤：番茄 80 g、巴沙鱼 20 g、花生油 5 g、食盐 1 g、葱姜蒜少许、香菜少许

制作步骤：

红豆薏米饭：将红豆和薏米提前浸泡，弃掉泡米水，加入相当于薏米和红豆体积 1.3 倍的水，用电饭煲焖成饭。

彩椒炒豆干：将彩椒和豆腐干切条备用。热锅冷油，放入葱姜蒜爆香，倒入彩椒炒至断生，再倒入豆腐干炒熟，加入少许盐，翻炒均匀即可出锅。

番茄巴沙鱼汤：将番茄和巴沙鱼切块备用。热锅冷油，放入葱姜蒜爆香，放入番茄翻炒出汁，倒入巴沙鱼块和适量清水，水开后加入少许香菜提味，撒盐即可出锅。

+ 晚加餐 牛奶燕麦 [纯牛奶 200 g、（熟）纯燕麦片 15 g]

食谱能量和营养素供应量分析

我们对本周食谱能提供的能量和营养素进行了分析，结果如表 4.4 所示。按照专业配餐的原则，各种营养素达到推荐摄入量的 90% 就符合要求，所以该食谱中的能量和营养素供应量充足。

表 4.4 本周食谱能量和营养素供应量分析

项目	供应量	参考值	满足情况
能量（kcal）	1805.7	1800	充足
蛋白质（g）	77.5	55	充足

项目	供应量	参考值	满足情况
脂肪（供能比）	29.6%	20% ～ 30%	充足
碳水化合物（供能比）	56%	50% ～ 65%	充足
膳食纤维（g）	23.6	25 ～ 30	达标
维生素 A（μgRAE）	884.7	700	充足
维生素 C（mg）	274.3	100	充足
维生素 B_1（mg）	1.1	1.2	达标
维生素 B_2（mg）	1.4	1.2	充足
钙（mg）	1014.7	800	充足
铁（mg）	34.7	20	充足
锌（mg）	21.1	9.5	充足

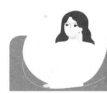

丁 妈 营 养 小 贴 士

主食粗细搭配，粗粮占主食的 1/4 ～ 1/3

与精白米面相比，全谷物和杂豆可以提供更丰富的 B 族维生素、矿物质、膳食纤维等营养成分，饱腹感更强，也有利于控制餐后血糖。《中国居民膳食指南》建议准妈妈在孕早期每天吃 50 ～ 75 g 全谷物和杂豆，大约占到主食的 1/4 ～ 1/3。平时在家吃饭可以用全谷杂豆做成杂粮粥、杂粮饭、杂粮馒头，或者把全谷杂豆加工成各种馅料、做成不加糖的豆沙包，还可以直接买纯全麦面包或纯燕麦片，这样就能轻松实现主食的粗细搭配了。如果是在外就餐的话，主食可以选择吃玉米。实在吃不到，当天在家吃饭时多吃点粗粮也可以。

孕 4 周食谱举例

早 餐 番茄鸡蛋面

原料：

番茄鸡蛋面：番茄 100 g、鸡蛋 1 个（约 50 g）、（干）面条 95 g、花生油 6 g、食盐 2 g、葱蒜少许

制作步骤：

番茄鸡蛋面：将番茄切小丁备用。热锅冷油，加入葱蒜爆香，加入番茄丁翻炒出汁，锅中加适量清水，水开后放入面条煮熟，最后倒入打散的蛋液，再次煮沸后撒盐即可出锅。

+ 早加餐 美国大杏仁 5 g、猕猴桃 100 g

午 餐 绿豆香米饭、清炒菠菜、白玉菇炒肉丝

原料：

绿豆香米饭：绿豆 35 g、香米 90 g

清炒菠菜：菠菜 200 g、花生油 4 g、食盐 1 g、蒜片少许

白玉菇炒肉丝：白玉菇 100 g、瘦猪肉 40 g、花生油 6 g、食盐 1 g，葱姜蒜、生抽、胡椒粉各少许

制作步骤：

绿豆香米饭：将绿豆提前浸泡，弃掉泡豆水，与香米混合，加入相当于绿豆和香米体积 1.3 倍的水，用电饭煲焖成饭。

清炒菠菜：将菠菜焯水断生后捞出备用。热锅冷油，放入蒜片爆香，倒入菠菜翻炒半分钟，撒盐即可出锅。

白玉菇炒肉丝：将猪肉丝用生抽和胡椒粉腌制 5 分钟。热锅冷油，倒入葱姜蒜爆香，再倒入猪肉丝，翻炒至变色。加入白玉菇炒熟，撒盐即可出锅。

+ **午加餐** 桑葚 200 g、无糖酸奶 100 g

晚 餐 白面馒头、芥蓝炒鸡丝、鲫鱼豆腐汤

原料：

白面馒头：面粉 50 g、酵母 1 g

芥蓝炒鸡丝：芥蓝 100 g、鸡胸肉 15 g、花生油 5 g、食盐 1 g、葱姜蒜少许

鲫鱼豆腐汤：鲫鱼 40 g、北豆腐 20 g、花生油 5 g、食盐 1 g，胡椒粉、姜片、葱花、香菜、料酒各少许

制作步骤：

白面馒头：自己做或购买市售馒头即可。50 g 面粉大约可以做成 80 g 馒头。

芥蓝炒鸡丝：将芥蓝切段，沸水焯 1 分钟盛出备用。热锅冷油，放入葱姜蒜爆香，倒入切好的鸡肉条翻炒至变色，倒入芥蓝翻炒片刻，变软后撒盐即可出锅。

鲫鱼豆腐汤：将鲫鱼洗净切块，提前用少许料酒腌制。热锅冷油，油热后放入鲫鱼，煎至两面金黄。放入姜片和适量开水，大火煮 20 分钟左右，水开倒入切好的豆腐块，再次煮沸时撒入少许食盐、胡椒粉、葱花和香菜即可。

+ **晚加餐** 纯牛奶 250 g、咸面包 15 g

食谱能量和营养素供应量分析

我们对本周食谱能提供的能量和营养素进行了分析，结果如表 4.5 所示。按照专业配餐的原则，各种营养素达到推荐摄入量的 90% 就符合要求，所以该食谱中的能量和营养素供应量充足。另外，该食谱能提供 257.21 g 碳水化

合物，碳水化合物供能比高达 57%。如果吃不了这么多碳水化合物，一日三餐的主食都减半即可。

表 4.5　本周食谱能量和营养素供应量分析

项目	供应量	参考值	满足情况
能量（kcal）	1805	1800	充足
蛋白质（g）	82.3	55	充足
脂肪（供能比）	27.7%	20% ~ 30%	充足
碳水化合物（供能比）	57%	50% ~ 65%	充足
膳食纤维（g）	22.8	25 ~ 30	达标
维生素 A（μgRAE）	843.7	700	充足
维生素 C（mg）	180.5	100	充足
维生素 B_1（mg）	1.1	1.2	达标
维生素 B_2（mg）	1.4	1.2	充足
钙（mg）	917.6	800	充足
铁（mg）	18.7	20	达标
锌（mg）	10.8	9.5	充足

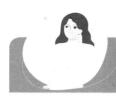

丁妈营养小贴士

孕吐严重，补足碳水化合物最重要

孕 4 周起，很多准妈妈会出现早孕反应。孕吐严重影响进食时，会影响大脑对葡萄糖的需求，也容易出现酮症酸中毒，影响胎儿发育。为了避免这些问题，每天需要保证至少 130 g 碳水化合物的摄入。至于其他食物，偶尔几天吃不够也没关系。准妈妈可以根据自己的饮食偏好和口味选择清淡适口、容易消化的食物，优先选择富含碳水化合物的食物，比如馒头、米饭、面条、面包、花卷、米粉、饼、土豆、地瓜、山药等。如果觉得这些食物没味道，也可以吃些甜味的饼干和糕点。如果孕吐非常严重，也可以吃点糖、喝点蜂蜜水，总之保证碳水化合物的摄入是非常重要的。

此外，准妈妈应该少食多餐，避免太强的饱腹感，采用焯水、凉拌、清炒等烹饪方法，可以帮助缓解孕吐。有研究发现多吃些姜也可以帮助缓解孕吐，所以在这个阶段，炒菜时也可以多放点姜末或者姜丝。对于不太严重的恶心呕吐，可以适当吃些维生素 B_6 补充剂，也有一定的改善效果。

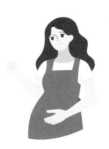

第五章

孕早期：
孕4～8周

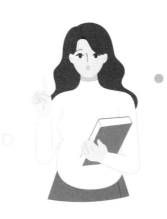

虽然前面一章浓墨重彩地介绍了怀孕前 4 周（仔细算算其实只有 2 周）的林林总总，但是大多数准妈妈是在孕 5 周后才发现自己怀孕的。如果你也是其中的一员，欢迎你加入准妈妈的大家庭，也希望你能把 0 ~ 4 周的内容再回顾一遍，相信有很多知识依旧适用于现在这个阶段。

孕 5 ~ 8 周是个很特别的阶段，怀孕这件事开始变得真实起来。大家可能会在这个阶段经历程度不一的早孕反应；会在这个阶段第一次看到超声图上芝麻大小的胚胎；这个阶段也存在着许许多多的不稳定因素，比如胚胎进入了致畸敏感期，开始了分化和发育；见红和轻微的腹痛在这个阶段也经常出现，这都会让你感到焦虑。但你不必太担心，绝大多数胎儿都在被健康地孕育着，一起来看看你在这个阶段会经历什么吧！

这个阶段的宝宝虽然还很小，但是已经初具人形，重要的器官和系统已经开始分化成形了。宝宝最先开始发育的是中枢神经系统，随后开始发育的是心脏、肺、消化系统、五官与四肢。这个阶段结束后，宝宝就是真正的胎儿，而不再是胚胎了。到孕 8 周时，胎儿长约 3 cm，重约 1 g，大小像个小花生豆啦！

提前了解建档

　　建档，也就是办理产检档案，档案上会记录准妈妈每一次产检的具体情况，是整个孕期和分娩过程中医生了解准妈妈和胎儿情况的重要参考资料。大多数医院是在孕 11 ～ 13 周，准妈妈第一次正式产检时建档的。我们把建档相关的内容放在这个阶段介绍，主要是因为准妈妈从怀孕起就要考虑自己产检和分娩的医院了。

办理母子健康手册

　　在去医院建档前，准妈妈需要先完成建卡，也就是办理母子健康手册。通常在孕 5 ～ 12 周，准妈妈应到所在社区的卫生服务中心建卡，主要是登记身份信息和怀孕基本信息，便于社区医生以后进行随访。携带的证件包括怀孕证明（如抽血阳性结果、B 超检查单等）、个人身份资料（如身份证、户口本、结婚证、居住证、医保卡）等。具体需要什么材料可能存在地区差异，准妈妈可以在办理前咨询所在社区的卫生服务中心（有些地区的医院在建档前可能不需要母子健康手册，那就可以先建档，再去社区完成建卡）。

如何选择建档医院

　　准妈妈在哪个医院建档，就表示整个孕期的产检，以及将来的分娩都要在这家医院完成，除非是有特殊情况需要向上级医院转诊，否则准妈妈要尽量在孕 12 周前完成建档。不同城市的医院可能规定不一样，准妈妈要提前咨询意向医院了解相关规定，以免延误建档时机。

不同地区关于孕妇建档和分娩的规定有较大差别，比如建档的时间和要求、产检和分娩是否需要选择同一家医院、转诊的安排体系等。即便是同样等级的医院，在硬件的设置上也会有一些区别，比如无痛分娩实现的难易程度、病房的床位设置等。准妈妈可以提前在本地网络社群、妈妈群里获得更多的信息。

在选择建档医院之前，准妈妈可以先以就诊或网络咨询的方式，请医生评估一下你是否有明显的高危妊娠因素，比如是否有不良孕产史、发生孕期合并症的风险、分娩时发生并发症的风险等。如果孕期可能需要妇产科以外的医生进行综合诊治，则建议在综合医院建档；如果孕期很可能需要产前诊断，建议选择具有产前诊断资质的医院建档。如果你年轻、健康、没有不良孕产史，那么可以根据实际需求选择适合的医院建档，比如服务好、更便捷的医院。

选择医院时，我们最先考虑的应该是专业性和安全性。一家医生资质良好、医疗质量安全有保证的医院，能够给准妈妈带来很好的体验。

其次要考虑的是便捷性。整个孕期准妈妈要进行十多次产检，尤其是孕晚期到分娩前的检查会很密集，这还不包括急诊或者需要经常复查监测的情况。因此建议在保证安全的基础上，更多地考虑便捷性。如果必须要在比较远的地方建档，最好提前在家附近找一家医院，便于日常随访（比如监测血压、胎心监护），以及初步处理紧急情况。

再次考虑的是价格和体验（硬件和软件服务）。我们通常会考虑的医院有综合医院、妇幼保健院、私立医院这三类。现在很多公立医院也有国际部或者特需部了，能够满足大家的多种需求。

最后要考虑的是硬件设施和软件服务。公立医院由于患者多，医生和护士都非常忙。为了保证医疗安全和医疗质量，会在一定程度上牺牲患者的就诊体验，比如产检环境比较嘈杂拥挤，产房空间，以及能为产妇提供的服务相对有限。私立医院的环境相对好一些，但是医疗质量可能良莠不齐。

在私立医院的选择上要重点关注这几方面：第一，在医疗安全方面，要了解医院的科室设置和医生的背景。比如一些私立医院会聘请大专家定期出诊，但是在其他时间出诊以及夜晚当值的医护人员能力如何是需要认真考察的。第二，要了解医院是否具有一定的处理新生儿问题的能力，能否在分娩出现紧急情况时保障宝宝的安全。第三，要了解产检过程中如果发生了超出医院处理能力的问题时，后续转诊流程是否完善。第四，要了解医院的口碑、有无隐形消费等。

如果当地政策允许，也可以采取在私立医院产检、公立医院分娩的策略，兼顾医疗质量、花费和服务。

了解这个阶段的检查

首次超声检查

说到孕期最重要的检查是什么，各位准妈妈一定会异口同声地说："超声！"准妈妈在孕 5 ~ 8 周将迎来孕期的第一次超声检查。很多准妈妈担心超声检查会有辐射，首先给大家安个心，超声指的是超声波，和辐射并没有关系（有关辐射的知识，大家可以阅读本章"需要准备防辐射服吗"一节），普通的产科超声检查是非常安全的。另外，大家都知道超声检查有经阴道和经腹部两种方式。在孕早期，我们更推荐经阴道的超声检查，因为不用隔肚皮、不用憋尿、看得更清晰，也不会对胎儿造成不良影响。

首次超声看什么

如果没有特殊情况，孕期的首次超声检查一般会安排在孕 7 周以后，以便于清晰地看到孕囊、胎芽和胎心。孕囊、胎芽和胎心是超声检查会用到的专有名词，在孕早期根据时间顺序出现，也就是在子宫内先出现孕囊（确定宫内孕），再出现胎芽（确定孕周），最后出现胎心（提示宝宝存活）。

如果有特殊情况（比如出血），或者准妈妈希望能早点确定胎儿的情况时，经阴道的超声检查最早能够看到宫内孕囊的时间一般在孕 4.5 ~ 5 周，最早能够看到胎心的时间为孕 5.5 ~ 6 周。如果是经腹部的超声检查，观察到的时间会相应推迟 0.5 ~ 1 周。

在孕 4.5 ~ 5 周时，通过超声检查只能看到一个孕囊，报告单上描述为"液性小囊"，后面会发展为"厚壁囊区"。因为孕囊里面充满液体，所以通过超声看到的是个黑泡泡。

在孕 5 ~ 6 周时，超声检查能够看到卵黄囊。卵黄囊是母体和胚胎交换的最初始途径，在胎盘循环建立之前为胚胎提供营养、免疫、代谢、内分泌和造血等功能。在孕囊平均直径达到 8 mm 的时候就可以看到卵黄囊了。卵黄囊的直径一般是 3 ~ 5 mm，看上去像一枚亮亮的戒指。随着孕 10 周后胎盘循环的建立，卵黄囊会逐渐萎缩消失。

虽然经阴道超声观察到胎芽和胎心的最早时间在孕 5.5 ~ 6 周，但是很多时候还是得等到孕 6.5 ~ 7 周时才能看到。最开始的胚胎像是卵黄囊旁边的一粒芝麻。一般在胎芽直径 2 mm 的时候就可以看到胎心了，超声下可以看到搏动的"小芝麻"。随后胎芽大约以每天 1 mm 的速度生长，在清晰度比较高的超声检查中，也开始能分辨胚胎的头和身子了。

超声检查有什么作用

除了确认宫内活胎，这个阶段的超声检查还有一个作用，就是初步核对怀孕天数。

◎ 通过孕囊核对怀孕天数

在胎芽没有出现之前，我们可以通过孕囊的平均内径来核对怀孕天数。怀孕天数等于孕囊平均内径（mm）加上 30。平均内径要根据这个椭圆体的"长宽高"三条内径计算，比如孕囊的三个内径是 7 mm、8 mm、9 mm，那么怀孕天数大约就是 38 天。很多时候我们的超声检查报告单上只提供了一个平面的两条内径，是不足以计算的。另外，孕囊本身形态不规则，孕囊大小和怀孕天数之间的关系也有差异，所以这个计算方法仅适合在未出现胎芽时进行大体估算。在孕囊平均直径大于 14 mm 或者出现胎芽后，根据孕囊计算孕周的准确性就下降了。

◎ 通过胎芽大小核对怀孕天数

胎芽的"身高"可以用来计算怀孕天数，这里说的"身高"和成人的身高不同，指的是头到屁股的长度，我们叫作"头臀径"。计算方法是，怀孕天数等于头臀径加 42，或孕周等于头臀径加 6.5。头臀径的测量同样建议以经阴道超声检查的方式。即便这是最准确的方式，在孕 9 周前的测量值和实际怀孕天数之间还是有可能相差 5 天之久。在孕 9 ~ 13 周，误差范围是加减 1 周。

超声表现和孕程不一致该怎么办

从刚刚怀孕到孩子出生，你会发现胎儿的发育不像书上描述的那样顺利，总是这里快点儿那里慢点儿，所以准妈妈现在就要开始学习调整心态，接受可能的"不理想"。哪些因素会导致超声检查的表现和准妈妈的预期不太一致呢？

（1）因为每个人的排卵日可能提前或者延后，我们按照末次月经计算出的孕周和实际情况会有所不同，差 3 天左右属于正常情况。

（2）每个胎儿发育的速度会有差异。

（3）超声检查会受到仪器、医生以及胎儿姿势等因素的影响。如果是进行经腹部超声检查，准妈妈的腹壁厚度和憋尿的情况会影响检查结果。

超声检查会出现各种各样的情况，有的情况准妈妈不必太担心，有的情况则需要高度警惕，尤其是可能会发现胎儿的发育异常。

（1）孕周挺大了但超声检查仍未发现胎心。一般来说，孕 6 周后应该会出现胎心和胎芽。如果孕 7 周了还没有出现胎心、胎芽就要考虑胚胎可能发育异常。当出现这种情况，我们要做的第一件事是核对我们的孕周。在这个阶段，按照末次月经计算孕周具有一定的局限性，比如有的人月经周期长达 40 天，按末次月经计算出的孕周和实际孕周并不相符，这就会导致孕周大但是没胎心的情况。如果孕周核对无误，就要考虑胎停育的可能，但是一般需要通过复查超声来确定。

（2）孕囊挺大了但超声检查未发现胎心。在孕囊逐步增大的时候，准妈妈总是期待胎心和胎芽的出现。如果孕囊平均直径在 16mm 时，还没有出现胎芽，就有胎停的风险。如果平均直径大于 25 mm，且无胎芽，这种情况才会被诊断为胎停。通常在卵黄囊出现后 1 周左右会出现胎芽，但也有一些发育速度慢的胚胎，所以医生会等到卵黄囊出现后 11 天再检查，如果依旧没有出现胎芽，就要诊断为胎停了。

（3）能够清晰看到胎芽，但没有胎心搏动。当出现明显的胎芽的时候，往往会伴随着胎心搏动。有些胎儿的胎心出现得较晚。所以，医生通常会继续观察，如果胎芽长到 7 mm 还是没有胎心，则会诊断为胎停。

另外，孕囊过小（孕囊平均直径与胎芽长度的差值小于 5 mm）、孕囊位置过低、胎心搏动弱或缓慢，也是常见的异常信号，但这不代表胚胎一定有问题。出现异常情况准妈妈可以及时咨询医生，医生会结合检查结果和准妈妈的个人情况综合分析。

甲状腺功能筛查

准妈妈可能从各种途径听说过，甲状腺功能对胎儿的大脑发育特别重要，而一旦涉及孩子聪明与否，准妈妈就会变得格外紧张。甲状腺功能对人体健康的重要性我们在备孕部分提到过。本节内容，我们详细介绍甲状腺功能筛查。

在孕 10 周前，胎儿生长发育所需要的甲状腺激素，均来自母体，所以准妈妈的甲状腺功能状态直接影响到胎宝宝的神经系统分化和发育。到了孕10 ～ 12 周，胎儿开始有能力摄取、制造甲状腺激素，但量极少，在这个阶段，胎儿的甲状腺激素依然由准妈妈提供。到了孕 18 ～ 20 周以后，胎儿的甲状腺激素分泌量会逐渐增加，慢慢可以自己供给，不再完全依赖准妈妈。到了孕晚期，胎宝宝所需的甲状腺激素就主要靠自身合成了，准妈妈提供的仅占 10%，这时准妈妈要做的，是负责给胎宝宝提供足够的碘。

所以，准妈妈的甲状腺功能状态，确实会影响胎宝宝的发育，尤其是在孕早期。这也是为什么医生要求准妈妈在孕早期进行甲状腺功能筛查的原因。

甲状腺功能筛查的内容

甲状腺功能筛查是通过抽血来完成的，筛查的内容包括促甲状腺激素（TSH）、游离甲状腺素（FT3、FT4），以及总甲状腺素（TT4、TT），部分医院的筛查中还包括了抗甲状腺抗体（甲状腺球蛋白抗体及甲状腺过氧化物酶抗体）。促甲状腺激素就像一个"司令"，负责调兵遣将，安排甲状腺素这个"士兵"战斗。过氧化物酶抗体可以被看成士兵懈怠、无法战斗的一个因素。

甲状腺功能筛查结果的分析

如果准妈妈在孕 7 周前进行甲状腺功能筛查，可使用非孕期的参考值来判断结果是否正常。由于妊娠对甲状腺功能的影响往往在孕 7 周以后才开始慢慢展现，所以首次筛查可以选择在孕 7 周以后。如果准妈妈拿到化验单，发现自己的筛查结果标记上了高高低低的箭头，也先别太紧张，因为化验单上的参考标准是非孕期的，并不一定适用于孕期。而且绝大多数准妈妈即便是结果有轻微异常，对自身和胎儿也没有特别严重的影响。

在这些指标中，我们首先要看的是促甲状腺激素（TSH），如果准妈妈所在医院有适合孕妇参考的数值范围，直接参考它即可。大多数医院并没有适合孕妇的参考数值，临床上统一采用的上限是 4.0 mIU/L。也就是说，当 TSH 大于 4.0 mIU/L 的时候，医生会考虑患者存在甲减（即甲状腺功能减退）的可能，再根据游离甲状腺素是否正常判断是临床甲减还是亚临床甲减。

- 如果 TSH 在 2.5 ～ 4.0 mIU/L，游离甲状腺素正常，则会进一步参考甲状腺过氧化物酶抗体的结果，来判定甲状腺的状态以及是否需要用药。
- 如果 TSH 在正常范围，但甲状腺抗体是阳性，说明孕期甲状腺功能还有可能走"下坡路"，医生可能会建议 4 周后复查。

- 如果 TSH 显著低于下限（实验室孕期特定范围或采用 0.1 mIU/L 为下限值），会根据游离甲状腺素是否正常判断有无甲状腺功能亢进。

请准妈妈一定注意，这些分类、定义和治疗建议是会随着研究的深入而发生改变的。例如在几年前，TSH 异常的标准是大于 2.5 mIU/L 而不是当今的 4.0 mIU/L，所以如果您翻开这本书的时候，忽然发现医生的建议和本书不一致，请和医生讨论更适合当下情况的方案。

这里补充一点，对于之前有甲状腺基础疾病的女性，只要根据医生的指导，将甲状腺激素水平控制在正常范围内，是可以正常怀孕的。

你可能会担心的疾病与不适

胎停

对于期待新生命来临的准爸妈来说，胎停是大家最不愿意面对的痛苦事情。好不容易怀上了宝宝，明明之前的检查显示孩子在发育，明明日常处处小心，为什么突然就胎停了呢？胎停指的是女性怀孕后随着妊娠月份的增加，胚胎停止继续发育，超声诊断表现为有孕囊没胎芽、有孕囊没胎心，或者是曾经有胎心后来又消失了。在医学上，胎停大多都会发展为稽留流产和不全流产。

胎停的表现

胎停的表现是因人而异的。如果发生了胎停，可能会出现的表现包括妊娠反应消失、阴道出血、下腹疼痛（但有这些表现并不代表一定是发生了胎停），还有些准妈妈胎停没有任何迹象，通过 B 超检查才发现。无论身体上有什么表现，确诊胎停还是要通过超声检查。胎停的超声一般显示如下。

- 超声可见孕囊（无卵黄囊），2 周后仍无胎心、胎芽。
- 超声可见有卵黄囊的孕囊，11 天后仍无胎心、胎芽。
- 孕囊直径 ≥ 25 mm，却看不到胎心。
- 胎芽的头臀径 ≥ 7 mm，却无胎心搏动。

胎停的原因

胚胎为什么会停止发育呢？目前认为胚胎停育和遗传、解剖、免疫、内分泌、感染等因素有关。

胚胎自身的遗传物质染色体，是导致胎停的主要原因，占比为50%～60%。其次，如果存在子宫黏膜下肌瘤、息肉、宫腔粘连也可能导致胎停。免疫因素和易栓也可能会导致胎停，当准妈妈的身体容易形成小的血栓，把向胚胎提供营养的小血管堵住了，胚胎无法获得足够的血氧供应时就会发生胎停育。另外，多囊卵巢综合征、高泌乳素血症、黄体功能不足等因素也可能会导致胎停。最后，如果母体不小心感染了病毒，胚胎也可能通过母体被感染，造成胚胎的发育畸形及停育。

胎停的应对方法

准妈妈确认胎停以后，就没有必要吃保胎药或打保胎针了，只能选择等待自然流产、药物流产或者手术。这几种方法各有利弊，但是多数人会选择手术。如果准妈妈只发生过一次胎停，可以不用做特殊检查，不需要等待太久就可以准备下一次怀孕了。在准备下一次怀孕前，准妈妈需要注意以下几个方面。

（1）月经要恢复。建议至少来1次正常的月经，确认身体状况恢复正常之后再怀孕。

（2）尽早备孕。随着年龄的增大，生殖细胞逐渐老化，人体内累积的有毒有害物质增多，更有可能对生殖细胞（精子和卵子）产生不利影响。建议夫妻双方在合适的年龄，尽早备孕。

（3）心理状态要恢复。发生胎停以后女性难免会情绪低落，丈夫需要给予更多的关心，帮助妻子走出负面情绪。

如果发生过不止一次胎停，建议夫妻双方进行染色体核型分析，女方进行妇科超声、性激素六项、甲状腺功能、抗心磷脂抗体、狼疮抗凝物等方面的检查。如果妇科超声或病史查体有异常提示，可能需要进行宫腹腔镜手术，检查子宫腔和盆腔是否有异常。

大概只有 50% 的反复妊娠丢失可以确定病因，对于这部分准妈妈，要针对具体问题进行治疗，为下一次健康的怀孕做好准备。事实上，胎停是很常见的现象，并不会妨碍生育。经历过胎停的女性中，超过 75% 在下一次怀孕都是正常的，所以你不必为此感到焦虑。放平心态，健康生活，你一定可以孕育健康的宝宝。

先兆流产和绒毛膜下血肿

很多准妈妈在进行超声检查后，发现是绒毛膜下血肿合并先兆流产，这个问题是否严重呢？

如何应对先兆流产

先兆流产是指孕 28 周前，出现少量的阴道出血，继而出现阵发性的下腹痛或腰痛，但早孕反应仍存在，盆腔检查时子宫口尚未开放，胎膜完整，无妊娠物排出，子宫大小与孕周相符的情况。先兆流产表现的出血通常是子宫内膜血管破裂导致的。在检查方面，hCG 和孕酮在判断宝宝情况和指导治疗方面已经没有那么大作用了。如果没有特殊情况，不建议反复抽血检查。如果出血持续存在或反复出现，每周或每 2 周复查超声确定宝宝的情况即可。多数出血情况在孕早期之后会好转。

如果有出血是否要治疗呢？目前关于要不要用孕酮，还是有争议的。目前国际上并不推荐常规使用孕酮，而国内相关指南中认为，先兆流产使用孕酮是有意义的。由于孕早期孕酮对胎儿是相对安全的药物，如果你特别紧张，或是有过流产的病史，可以考虑使用。生活上建议避免过度劳累，放松情绪，但是没必要一直卧床。

如何应对绒毛膜下血肿

再来介绍一种看不见的出血——宫腔积液，超声显示为绒毛膜下血肿、孕囊旁积液。这个"积液"，其实指的就是积血。几个名称其实是有些许区别的，但对于准妈妈来说，可以等同对待。

绒毛膜下血肿是孕早期比较常见的超声表现，很多时候只是个意外发现，它的病因目前还不太明确。绒毛膜下血肿有的没有症状，有的可能会伴随出血。目前认为绒毛膜下血肿确实有可能增加胎儿流产的风险，但更多见于血肿较大的情况，当血肿体积大于孕囊体积的 50%，就认为血肿比较大，需要持续关注。如果血肿体积不足孕囊体积的 1/3，就不会显著增加流产风险，它们的结局往往是慢慢被吸收而不会影响宝宝发育。所以如果有这种超声表现的准妈妈先别太着急。

目前没有证据表明哪些治疗能够明确的有助于血肿的控制。目前国内常用的方法包括使用孕酮来减少宫缩，增加子宫的稳定性，建议患者减少过度活动，避免焦虑的情绪，但同样并不建议严格卧床。另外有研究表明，绒毛膜下血肿和身体的免疫调节和血栓形成机制有关，在血肿相对局限后会使用阿司匹林或肝素等药物治疗，目前这些方法仍然在研究中，建议准妈妈和医生讨论后谨慎使用。

如果没有什么特别症状的准妈妈，可以过 1～2 周复查超声，只要它的大小没有很显著的变化，宝宝的发育也都良好，就不用太担心也不需要治疗。但如果出现了出血增多、腹痛、血肿和孕囊的生长比增速更快，就需要和医生进一步讨论治疗方案了。

恶心、呕吐、妊娠剧吐

在孕早期，准妈妈最常问的问题就是："如何缓解孕期的恶心和呕吐呢？"孕吐是非常常见的孕期反应，确实会让准妈妈苦不堪言，如果发展为妊娠剧吐更是折磨人。希望通过这一节的内容准妈妈能掌握缓解孕吐的方法。

孕期恶心、呕吐的原因

孕期恶心或呕吐的发生率在准妈妈中占 50% ~ 80%，其中恶心和呕吐同时发生的大约占 50%。准妈妈为什么会有恶心、呕吐这样的早孕反应呢？目前还没有特别确切的解释，现有的理论认为这和准妈妈体内的激素水平变化、遗传因素、孕期胃肠道的生理性改变有关。

坊间经常流传"孕吐厉害就是怀得稳"，这让很多不怎么孕吐的准妈妈非常焦虑，其实孕吐和胎儿发育没有必然联系，准妈妈不必紧张。

一般来说，准妈妈的恶心、呕吐经常出现在孕 5 ~ 6 周，在孕 8 ~ 9 周时达到高峰，在孕 16 ~ 20 周时得到缓解。有 15% ~ 20% 的准妈妈可能会"每日一吐"，持续到孕晚期。还有 5% 的准妈妈孕吐甚至可能持续至分娩。

孕吐的缓解方法

准妈妈可以通过调整饮食，缓解孕吐。

第一，避免吃有刺激性味道的食物。尽量少食多餐，因为饥饿也会诱发恶心呕吐。

第二，在食物选择上，要忌辛辣刺激、高脂肪、高糖分的食物，尽量选择高蛋白质、低盐、低脂肪的饮食。流食虽然在胃内排空快，能让人有饱腹感，但能量低，不建议准妈妈多吃。准妈妈可以尝试带有姜味的食物，这在一定程度上能帮助缓解恶心的感觉，但是效果因人而异。

第三，进食后至少要等半小时再喝水，喝水需要少量多次。可以选择喝冰的苏打水，这对于缓解恶心有不错的效果。另外有的准妈妈喝不下水，可以尝试柠檬水或花茶等有味道的水。如果呕吐比较明显，也可以喝一些含有电解质的运动饮料。

第四，如果准妈妈在吃复合维生素，尤其是含有比较多的铁成分的复合維生素，建议先停用，改为普通叶酸，因为铁对胃肠道有刺激作用。

第五，在药物方面可以尝试最为安全的维生素 B_6，每 6 ~ 8 小时吃 1 次，每次服用 10 ~ 25 mg，每天最多服用 200 mg。每个人对维生素 B_6 的反应不同，如果依然无法缓解恶心呕吐的感觉，请进一步咨询医生。

妊娠剧吐需要就医

准妈妈出现孕吐之后，很重要的一点就是要判断是否需要就医。有些准妈妈已经吐到人都脱相了，还认为孕吐是正常的，其实这已经属于妊娠剧吐的范畴了，需要及时就医。

大约有 1% 的准妈妈会出现强烈的孕吐反应，恶心呕吐的症状比一般人严重很多，严重的妊娠剧吐会导致准妈妈体内电解质紊乱、肝功能异常等一系列问题。妊娠剧吐通常有如下几个表现。

- 体重减轻 5% 以上。
- 出现尿量明显减少，尿液呈深黄色、口唇干裂等脱水表现。
- 出现尿酮，也就是尿常规酮体显示为阳性。
- 有明显的头晕、心慌或精神状态不佳。

发生妊娠剧吐后一定要及时就医，医生会对你进行基础生命体征和尿常规的检查（查酮体），必要时还会检查电解质和肝功能。很多时候有妊娠剧吐的准妈妈需要住院治疗，但一般住院时间不会太长，大多在 1 周内。医生会开具静脉补液先补充体内的血容量，纠正电解质紊乱。对于妊娠剧吐，有不少相对安全的止吐药物可供使用，包括苯海拉明、甲氧氯普胺、异丙嗪和昂丹司琼等，医生会考虑这些药物的安全性和不良反应，逐步升级使用。

需要特别提醒各位准妈妈的是，有一些疾病也会表现为剧烈呕吐，准妈妈不要将其和妊娠剧吐混淆。妊娠剧吐一般是逐步发生的（大多是在孕 9 周前），而不是突然开始剧烈呕吐的。如果准妈妈突然出现了严重呕吐，一定要及时就医排除其他系统的疾病，比如消化道感染、肝胆胰腺疾病等。

很多准妈妈还关心妊娠剧吐会不会影响胎儿发育。目前认为，妊娠剧吐不会增加胎儿不良结局的风险。但是有研究表明，如果是孕中期还吐得特别严重的准妈妈，孕晚期患高血压疾病、出现胎儿偏小的风险会有所增加。不过到了孕中期，绝大多数的准妈妈就算孕吐没有完全好转，也不会那么严重了。

孕期甲状腺疾病

不少准妈妈在孕早期体检中发现自己有甲状腺功能减退（简称甲减），于是很焦虑地咨询："听说甲减会影响宝宝智力，我该怎么办呢？"其实，孕期的甲减分为妊娠期临床甲减和妊娠期亚临床甲减，这两种情况对胎儿的影响是不一样的。大部分准妈妈患的甲状腺功能减退并不是很严重。甲状腺功能亢进（简称甲亢）也是孕期一种常见的甲状腺疾病。

甲状腺功能减退

甲减的确会影响胎儿神经系统的发育，增加早产、流产、低出生体重儿、死胎和妊娠期高血压疾病等问题的发生率，但甲减的发病率很低，对孩子智力的影响也只是 IQ 低几分而已，并不会导致智力障碍。而且，如果能及时发现甲减并及时进行治疗控制，对胎儿基本是没有影响的。

另外，绝大多数准妈妈患的甲减是亚临床甲减，也就是属于促甲状腺激素（TSH）偏高而甲状腺素正常的情况。目前没有证据表明亚临床甲减会对后代智力发育有负面影响，但亚临床甲减尤其是合并体内有甲状腺过氧化物酶抗体的情况时，可能会增加流产、早产等问题的风险。因此，一般医生会对这部分患者使用甲状腺素进行治疗。临床甲减和亚临床甲减的诊断标准及治疗如下。

- 如果促甲状腺素（TSH）大于 4.0 mIU/L，游离甲状腺素也有下降，则诊断为临床甲状腺功能减退，需要治疗。

- 如果促甲状腺素（TSH）大于 4.0 mIU/L，但游离甲状腺素水平正常，则诊断为亚临床甲状腺功能减退，需要治疗。
- 如果促甲状腺素（TSH）在 2.5 ~ 4.0 mIU/L 之间，游离甲状腺素水平正常，如果有反复自然流产史的患者需要治疗，没有类似病史的患者可以和医生讨论是否治疗。

如果发生了需要治疗的情况，医生都会建议准妈妈吃甲状腺素（商品名为优甲乐）。甲状腺素是很安全的药物，并不会对胎儿有不利影响，请放心遵医嘱服用。对于孕前就有甲减的准妈妈，孕期的服药量可能会有一定增加。总体而言，医生治疗的目标是将 TSH 调整到 2.5 mIU/L 以下。在服药调整的过程中，一开始会每 2 ~ 4 周复查一次，便于调整剂量，等到 TSH 水平稳定后就可以酌情延长复查时间了。由于甲状腺激素的分泌也存在一定的波动性，如果准妈妈复查的结果和预期有点偏离，也不用太紧张。

另外要注意，要在早晨空腹服用甲状腺素，1 小时后再吃早饭，保证药物的吸收。

甲状腺功能亢进

大多数情况下，孕早期 TSH 下降是由 hCG 造成的。hCG 和 TSH 的功能很像，所以这个"假司令官"也对"甲状腺激素团队"有发号施令的作用，因此可能会导致甲状腺素分泌增加，而"真的司令官"反而被打压了。这种情况被称为孕期一过性甲状腺毒症。它可能表现为 TSH 的降低和甲状腺素的轻度升高，部分准妈妈还会出现心慌等类似甲亢的表现，不过这不会对准妈妈和胎儿造成影响，等到孕 14 ~ 18 周，hCG 高峰过去，甲状腺功能也会恢复正常，虽有少数准妈妈的 TSH 会持续性偏低，但只要甲状腺素没有明显升高，就不需要太担心。

如果准妈妈的甲状腺素水平明显升高，再结合抗体有阳性的结果，医生就会考虑 Grave's 病（即毒性弥漫性甲状腺肿）的可能性了。对于孕前即诊断为 Grave's 病或孕期新发病的准妈妈，具体用药和监测比较复杂，建议准妈妈要及时咨询医生。

关于患甲亢的准妈妈如何用药，最重要的是弄清楚甲亢的原因，从而决定是否需要药物治疗。孕期治疗甲亢的药物有甲巯咪唑（MMI）和丙基硫氧嘧啶（PTU）。这两种药物对胎儿有一定的致畸风险，但总体来看，药物治疗还是利大于弊的，如果不进行药物治疗，甲亢可能会引起更严重的问题。所以甲亢在用药原则上，应该做到必要时用药、选择合适药品、小剂量用药，从而减小药物对胎儿的影响。比如，甲巯咪唑的致畸风险高于丙基硫氧嘧啶，所以孕早期更建议使用丙基硫氧嘧啶；过了孕早期后，两种药物对胎儿的影响就比较小了，都可以选择。还要注意的是，丙基硫氧嘧啶的肝毒性比较大，严重时甚至会引起药物性肝衰竭，所以在使用期间需要定期监测肝功能。还想特别叮嘱一句，甲亢是一种可以治疗的疾病，不建议准妈妈因为孕期患甲亢而直接选择引产。

有甲亢问题，在分娩后也依然需要服药的准妈妈，建议首选甲巯咪唑，因为甲巯咪唑的肝毒性小，进入乳汁的量少，不影响哺乳。如果用药剂量比较大，则要定期检查宝宝的甲状腺功能。

你可能会琢磨的事

意外怀孕，准备不足怎么办

不少准妈妈都是意外怀孕的。还没做充足的准备就"被迫营业"，总是会让人担心胎儿的健康，尤其是想到自己怀孕前有过"增加胎儿畸形风险"的行为时，更会让准妈妈和准爸爸纠结要不要留下这个意外的小生命。"不小心喝了酒""我没吃过叶酸"都是大家担心的高频问题，到底该怎么解决呢？

◎ 喝酒

酒精虽然是致畸物，我们也不鼓励备孕夫妻喝酒，但是如果只是偶然喝了酒，量也不大的话，大概率不会导致胎儿不健康。如果酒精真的对胎儿产生了不良反应，大概率会发生自然流产。如果产检显示胎儿发育良好，大家就不用纠结，也不用考虑终止妊娠了。

◎ 没有吃叶酸

女性在备孕期吃叶酸主要是为了预防胎儿的神经管缺陷（比如无脑儿、脊柱裂、脑膨出等），这种缺陷是在受孕后的 6 周内，神经管闭合失败导致的（叶酸在神经管的闭合中发挥重要作用）。这意味着在此之前，准妈妈的身体内要有足够高的叶酸水平。很多准妈妈发现自己怀孕的时候，就已经超过了这个时间，但是因为这种疾病的发病率还不到 1/1000，而且严重的缺陷在 NT

超声检查时往往可以被发现，所以没吃叶酸也不必过于担心，发现怀孕以后按时补充就好，同时注意后期认真做产检。

从另一个方面看，准妈妈叶酸缺乏还和流产、早产、死胎、巨幼细胞性贫血、子痫前期等疾病有关，即便补得晚，也还是非常有意义的。

需要准备防辐射服吗

提到辐射，很多准妈妈都会感到恐慌，总觉得辐射会对人体造成伤害，甚至会导致胎儿的畸形等终生不可逆的严重影响。正因如此，辐射产品也成了商家牟利的万能道具。虽然很多准妈妈也听说过这些东西没什么用，但是总觉得防患未然。其实大家不必"谈辐射色变"，因为生活中的辐射是无处不在的。

辐射的分类

生活中常见的辐射有两种，非电离辐射和电离辐射。

◎ **非电离辐射**

常见的非电离辐射有无线电和微波、可见光、红外线等。非电离辐射通常来自日常接触或使用的家电，以及一些电子产品，比如电脑、收音机、微波炉、吹风机、手机等。

◎ **电离辐射**

电离辐射是一种非常高能量的电磁辐射，能使原子电离，比如常见的 X 射线、γ 射线、α 射线、β 射线等。由于生物体本身就是由无数原子构成的，这些电离辐射会对活细胞产生直接和间接作用，破坏 DNA 和其他细胞结构，剂量过大还会对人体产生影响。

对待辐射的正确态度

非电离辐射不会破坏细胞，也不会影响 DNA，目前并没有证据表明我们日常接触的非电离辐射会对胎儿有不良影响，准妈妈适当看看手机、玩玩电脑是没有关系的，注意劳逸结合就好。

孕期真正要防的是"电离辐射"。这些电离辐射主要来源于医学的放射性检查（如 X 线检查、CT 检查）。不过即便是孕期，在有医学检查指征的情况下，放射性检查也不是不能做，毕竟"脱离剂量谈危害"都是不科学的。普通的头部、颈部、胸部，以及四肢的诊断性 X 线检查，几乎不会影响到胚胎，接受的辐射不会导致可检测出的风险增加。准妈妈接受检查时穿戴含铅的围裙，也可以使扩散至胎儿的辐射降至最低。此外，不累及腹部和盆腔的 CT 扫描，对胎儿的辐射暴露量也是很少的。

至于超声检查和磁共振检查压根就不是电离辐射，只是超声波，必要情况下做这些检查就更安全了。准妈妈不要因为孕期做这些检查而有很大的心理压力，也不要因为担心辐射而拒检，以免影响自身疾病的诊治。

地球本身就是个大磁场，我们周围的环境中本身也含有本底辐射。防辐射服本身并不能把我们装在一个屏蔽的环境中，对于可能有害的电离辐射的防护作用可以说是微乎其微，否则我们在做 X 线检查的时候，何必要穿厚厚的含铅围裙呢？

孕期能养宠物吗

发现怀孕后，有宠物的家庭都会纠结宠物是否能继续养。宠物给我们的生活带来了很多快乐，很多宠物都被看作家里的一分子，可是养宠物好像也有不少健康隐患，尤其是准妈妈听说"弓形虫病"能导致流产或者胎儿畸形……其实，怀孕和养宠物并不是绝对对立的，这一节就和大家聊聊孕期养宠物的那些事儿。

孕期养宠物可能有哪些风险

如果准妈妈怀孕前已经在养宠物了，那么怀孕后主要面临的风险有两个：一是有患传染病的风险，二是有被宠物抓伤或者咬伤的风险。

◎ 传染病

宠物引起的最常见的传染病是弓形虫病和狂犬病。首先说说弓形虫病。

弓形虫病是感染刚地弓形虫所引起的一种人畜共患疾病，感染弓形虫会导致发生孕期并发症的风险增加，增加流产、早产、死胎、胎儿畸形、胎儿脉络膜视网膜炎等问题发生的概率。弓形虫有 3 个主要传播途径。

（1）终宿主猫排出的含有感染性卵囊的粪便，人经过粪—口途径被感染。

（2）感染弓形虫的动物（中间宿主）体内有感染性的弓形虫包囊，人吃了没有做熟的生肉被感染。

（3）初次感染弓形虫的孕妇可通过胎盘将弓形虫传染给胎儿。

猫是弓形虫的唯一终宿主，只有终宿主能排出含有感染性卵囊的粪便。粪便中感染性的卵囊在环境中的存活时间非常长，在冷水中能存活 54 个月，在土壤中能存活 18 个月。我们日常肯定不会吃生肉，不会被弓形虫的中间宿主所感染，但是不小心接触到猫的粪便还是有可能的。

不过，准妈妈也不必过于紧张。弓形虫病虽然很可怕，但是家养的宠物基本不会有这样的问题，因为它们基本没机会感染弓形虫。备孕前的检查和产检阶段也可以进行弓形虫检查，帮助我们早发现、早治疗。有条件的家庭还可以对宠物进行血清学检测，了解宠物的健康状态。

如果准妈妈已经确诊感染了弓形虫，那么可以选择服用乙酰螺旋霉素，两周为一个疗程，隔两周可以再重复一个疗程。对于患有弓形虫病的产妇分娩的新生儿，即使宝宝外观看起来正常，也应该用乙酰螺旋霉素来进行治疗。

再来说说狂犬病。狂犬病是由狂犬病毒感染引起的一种侵害中枢神经系统的急性病毒性传染病。患病动物的唾液中含有狂犬病毒，所以狂犬病主要的传播方式是被病犬咬伤。绝大多数家养宠物都按时接种了狂犬疫苗，被防疫合格的宠物抓伤咬伤，是不会得狂犬病的。

◎ 抓伤咬伤

被宠物咬伤除了有感染狂犬病毒的风险，严重的伤口也会引发细菌感染，因此伤口处理不能马虎。如果我们被宠物抓伤咬伤，同时也担心感染狂犬病毒的话，建议可以这样做。

（1）冲洗伤口。用肥皂水等弱碱性清洁剂，配合一定压力的流动水交替进行清洗，所有的咬伤和抓伤处至少需要清洗 15 分钟。

（2）消毒处理。选用 2% ～ 3% 的碘伏进行消毒，伤口越早处理越好。

如果伤口较深，出现了出血、红肿等情况，准妈妈按照上述方法处理伤口后，需要及时就诊，并且要第一时间告知医生自己现在正处在孕期。如果医生认为有必要打狂犬疫苗，需要在专业人士的指导下进行接种。目前还没有研究表明孕期注射狂犬疫苗会对胎儿产生什么不好的影响，准妈妈无须过度担心。

孕期养宠物的注意事项

并非准妈妈一发现怀孕，宠物就必须要送走，只要你在生活中注意下列事项，宠物也可以陪伴着你一起幸福地度过孕期。

◎ 保持清洁卫生

宠物经常停留的地方要勤打扫，宠物的用品也需要定期清洗消毒，及时清理干净宠物脱落的毛发，以防吸入。

◎ 注意宠物卫生，定期防疫

定期给宠物洗澡、驱虫和注射疫苗。不要让宠物吃生肉或在外面捕食。不要与野猫接触，更不要在孕期收养流浪猫。宠物外出回来后要及时清洁。

◎ 及时更换猫砂

弓形虫主要是通过猫的粪便感染人类的，因此最好每天都更换猫砂，但是准妈妈尽量不要自己清理，可以请其他家庭成员帮忙。另外，不要让猫外出，最好一直在室内活动。

◎ 注意遛狗安全

准妈妈最好不要单独外出遛狗，尤其是在孕晚期，遛狗时尽量选择干净的场所，遛狗时间不要超过半小时。记得时刻牵住狗绳，避免宠物接触到不卫生的东西。

有关嗅觉、口水和性欲的变化

为什么嗅觉更敏感了

不少准妈妈在这个阶段嗅觉异常敏感。有的准妈妈说自己怀孕之后，鼻子像狗一样灵，无论距离多远，都能闻到让自己讨厌的气味并且大吐一场。有的准妈妈还发现自己喜欢的食物也发生了变化，原来爱吃素的准妈妈变得无肉不欢，原来爱吃咸味食物的准妈妈变得甜食不断。虽然不确定背后的原因是什么，但这些现象确实很普遍，大家不必为这种变化而担心，好好享受当下食物的美味就可以了。

为什么口水增多了

口水增多也是准妈妈的常见表现之一，有的准妈妈甚至会像小朋友一样在胸口挂一块小毛巾。孕期口水增多可能和新陈代谢，以及血液循环加快有关，进而影响了唾液腺的分泌。好消息是绝大多数准妈妈只会在孕早期出现口水增多，后面就会慢慢缓解了。准妈妈可以通过减少刺激性食物的摄入、少量多次进食等方法来缓解口水增多的现象。另外，咀嚼口香糖会让你在无意间增加吞咽次数，防止口水四溢，准妈妈不妨也试试。

为什么性欲更旺盛了

很多准妈妈在孕早期还会出现性欲比较旺盛或者频繁做春梦的情况。有的准妈妈在梦中可以达到性高潮，有的准妈妈醒来后发现竟然有见红，这背后其实都是激素在作祟。如果你也有类似的情况，千万不要觉得着耻，毕竟我们无法也无须去干预激素的变化。性高潮时子宫会发生收缩，因此极为少见的情况下可能会导致出血，如果发生这种情况准妈妈不要慌张，先观察有没有持续性的下腹部不适感和出血现象。如果只是暂时性的少量出血，一般休息一下就好了，准妈妈无须担忧。但如果这种情况一直持续，建议你及时去医院就诊。

孕4～8周食谱举例

孕 5 周食谱举例

早　餐 红枣小米粥、枸杞鸡蛋羹、清炒西蓝花

原料：

　　红枣小米粥：红枣 5g、小米 70g

　　枸杞鸡蛋羹：枸杞 2 ～ 3 粒、鸡蛋 1 个（约 50g）、香油 2g、食盐 1g

　　清炒西蓝花：西蓝花 150g、花生油 6g、食盐 2g、葱花少许

制作步骤：

　　红枣小米粥：将小米和红枣混合，加入相当于小米体积 8 倍的水，用电饭煲煮成粥。

　　枸杞鸡蛋羹：将鸡蛋均匀打散，加入 75g 温水和少许盐，打匀撇去浮沫后加入香油，封上保鲜膜，在保鲜膜上扎几个小孔。蒸锅上汽后，放入蛋液蒸 10 分钟，出锅后，放几粒枸杞做点缀即可。

　　清炒西蓝花：将洗净的西蓝花掰成小朵，放入沸水中焯 30 秒后捞出备用。热锅冷油，放入葱花爆香，倒入西蓝花翻炒 1 分钟，撒盐出锅即可。

+ 早加餐 葵花籽仁 5g、草莓 150g

午 餐 双薯米饭、鸭血烧豆腐、杏鲍菇炒鸡肉片

原料：

双薯米饭：紫薯 20 g、红薯 30 g、大米 60 g

鸭血烧豆腐：鸭血 25 g、北豆腐 40 g、花生油 5 g、食盐 1 g、葱姜蒜少许、干辣椒少许、豆瓣酱少许、料酒少许

杏鲍菇炒鸡肉片：杏鲍菇 80 g、鸡胸肉 20 g、花生油 5 g、食盐 1 g、葱姜蒜少许

制作步骤：

双薯米饭：将红薯块、紫薯块和大米混合，加入相当于大米体积 1.3 倍的水，用电饭煲焖成饭。

鸭血烧豆腐：将鸭血和北豆腐切块，放入沸水中焯 3 分钟后捞出备用。热锅冷油，加入葱姜蒜、干辣椒和少许豆瓣酱爆香，放入北豆腐和鸭血，用炒勺轻推鸭血和北豆腐，倒入少许料酒，焖 2 分钟后撒盐盛出即可。

杏鲍菇炒鸡肉片：将杏鲍菇和鸡胸肉切片备用。热锅冷油，放入葱姜蒜爆香，倒入鸡肉炒至变色，倒入杏鲍菇炒至变软，撒盐即可出锅。

+ 午加餐 番石榴 150 g、纯牛奶 250 g

晚 餐 南瓜馒头、丝瓜炒瘦肉丝、莲藕鲈鱼汤

原料：

南瓜馒头：面粉 60 g、南瓜 10 g、酵母 1 g

丝瓜炒瘦肉丝：丝瓜 100 g、瘦猪肉 30 g、花生油 5 g、食盐 1 g、葱姜蒜少许

莲藕鲈鱼汤：莲藕 50 g、鲈鱼 40 g、花生油 4 g、食盐 1 g、料酒少许、胡椒粉少许、姜片少许、葱花少许、香菜少许

制作步骤：

南瓜馒头：将南瓜块打成泥后与面粉混合，将酵母溶解于 35℃左右的温

水中，再将酵母水缓缓倒入混合面粉，揉成光滑的面团，置于温暖处发酵至两倍大，排气揉匀，揉成馒头状即可。将馒头摆放在蒸锅中醒发 10 ~ 20 分钟，然后开火，水开后蒸 20 分钟，关火后再焖 3 分钟。

丝瓜炒瘦肉丝：将瘦猪肉切丝，丝瓜切段备用。热锅冷油，放入葱姜蒜爆香，倒入猪肉丝翻炒至变色，再倒入丝瓜炒至变软，撒盐即可出锅。

莲藕鲈鱼汤：将鲈鱼洗净切块，莲藕切块备用。锅中加油，油热后放入鲈鱼块煎 3 分钟，再放入姜片、料酒、莲藕和适量开水，大火煮 20 分钟后加入盐和胡椒粉拌匀，撒些葱花和香菜即可出锅。

+ 晚加餐 无糖酸奶 100 g、玉米 50 g

食谱能量和营养素供应量分析

我们对本周食谱能提供的能量和营养素进行了分析，结果如表 5.1 所示。按照专业配餐的原则，各种营养素达到推荐摄入量的 90% 就符合要求，所以该食谱中的能量和营养素供应量充足。午餐有鸭血烧豆腐，晚餐有丝瓜炒瘦肉丝，其中的瘦肉和动物血都是富含铁的食物。另外，早餐中还有富含维生素 C 的西蓝花，午加餐搭配了富含维生素 C 的番石榴。

表 5.1　本周食谱能量和营养素供应量分析

项目	供应量	参考值	满足情况
能量（kcal）	1796	1800	达标
蛋白质（g）	79.6	55	充足
脂肪（供能比）	28.6%	20% ~ 30%	充足
碳水化合物（供能比）	56.9%	50% ~ 65%	充足
膳食纤维（g）	24.1	25 ~ 30	达标
维生素 A（μgRAE）	655.9	700	达标
维生素 C（mg）	283.7	100	充足

续表

项目	供应量	参考值	满足情况
维生素 B_1（mg）	1.16	1.2	达标
维生素 B_2（mg）	1.3	1.2	充足
钙（mg）	937.7	800	充足
铁（mg）	24.3	20	充足
锌（mg）	10.3	9.5	充足

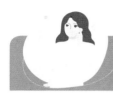

丁 妈 营 养 小 贴 士

孕早期除了补叶酸，还得重点补铁

孕早期缺铁会增加早产和低出生体重儿的发生风险，因此需要保证每天补够 20 mg 铁。本周食谱中的铁含量为 24.3 mg，能够满足准妈妈对铁的需求。

在孕早期为了保证铁的摄入，最好每天都吃瘦肉，动物血和动物内脏可以每月吃 2～3 次，每次吃 25 g 左右，大约相当于涮火锅的鸭血 2 片，或者手掌大小、一元硬币厚的猪肝 1 片。不过动物肝脏富含维生素 A，孕早期摄入过量会增加胎儿畸形的风险。如果你已经吃了含有维生素 A 的复合营养素，最好就别再吃动物肝脏了。

另外，维生素 C 可以促进植物性食物中铁的吸收。富含维生素 C 的食物除了西蓝花，还有青椒、彩椒、菜心、小白菜、芥菜、苋菜、鲜枣、猕猴桃、草莓、木瓜、荔枝、橘子、橙子等，为了促进铁的吸收，这些食物都可以在日常饮食中作为备选。

孕 6 周食谱举例

早 餐 百合莲子粥、丝瓜炒鸡蛋、豌豆苗豆腐汤

原料：

　　百合莲子粥：大米 45g、（干）百合 5g、（干）莲子 3g

　　丝瓜炒鸡蛋：丝瓜 100g、鸡蛋 1 个（约 50g）、花生油 5g、食盐 1g

　　豌豆苗豆腐汤：豌豆苗 80g、北豆腐 45g、香油 2g、食盐 1g、香菜少许

制作步骤：

　　百合莲子粥：将百合和莲子提前浸泡，将原料混合，加入相当于大米体积 8 倍的水，用电饭煲煮成粥。

　　丝瓜炒鸡蛋：热锅冷油，倒入打散的蛋液炒成小块，倒入切好的丝瓜，翻炒 2 分钟，撒盐盛出即可。

　　豌豆苗豆腐汤：将豌豆苗洗净切段，北豆腐切块备用。锅中加水，放入北豆腐煮至八成熟，再加入豌豆苗煮至熟透。淋上香油，撒上食盐和香菜即可出锅。如果对豆腥味较为敏感，可以先用沸水把豆腐焯一下再煮汤。

早加餐 腰果 8g、库尔勒香梨 200g

午 餐 枸杞金银饭、白芝麻生菜、番茄土豆炖牛排

原料：

　　枸杞金银饭：大米 65g、小米 10g、枸杞 2～3 粒

　　白芝麻生菜：生菜 150g、芝麻酱 8g、白芝麻 7g、亚麻籽油 3g、食盐 1g、生抽少许

　　番茄土豆炖牛排：番茄 200g、土豆 10g、牛排骨 20g、花生油 6g、食盐 1g、葱姜蒜少许

制作步骤：

枸杞金银饭：将大米、小米、枸杞混合，加入相当于大米和小米体积1.3倍的水，用电饭煲焖成饭。

白芝麻生菜：将生菜洗净切段，加入少许芝麻酱、白芝麻和生抽，淋上亚麻籽油，撒盐拌匀即可（也可以用沸水将生菜焯1分钟再凉拌）。

番茄土豆炖牛排：将番茄和土豆切块备用，牛排骨凉水下锅，水开后焯2分钟去除表面的血渍。热锅冷油，放入葱姜蒜爆香，倒入牛排骨翻炒至变色，倒入番茄炒至变软出汁，再加入土豆继续翻炒，锅中加入适量清水煮40分钟，收汁后撒少许盐，拌匀即可出锅。

+ 午加餐 小叶橘150g、纯牛奶200g

晚 餐 白面花卷、清炒娃娃菜、莴笋炒鸡肉、萝卜蛏子汤

原料：

白面花卷：面粉75g、酵母1g

清炒娃娃菜：娃娃菜100g、花生油3g、食盐1g、葱姜蒜少许

莴笋炒鸡肉：莴笋80g、鸡胸肉20g、花生油5g、食盐1g、葱姜蒜少许

萝卜蛏子汤：萝卜30g、蛏子40g、花生油3g、香油2g、盐1g、葱花少许

制作步骤：

白面花卷：自己做或者直接购买市售花卷均可。50g面粉大约可以做成80g花卷。

清炒娃娃菜：备好葱花、姜丝、蒜片。将娃娃菜切条备用。热锅冷油倒入葱姜蒜炒香，放入娃娃菜翻炒均匀，撒入少许盐，倒入少量水焖一会儿即可出锅。

莴笋炒鸡肉：将鸡胸肉和莴笋洗净后切片备用。热锅冷油倒入葱姜蒜炒

香，倒入鸡肉片翻炒至变色，再倒入莴笋片炒至变软后即可出锅。

萝卜蛏子汤：将蛏子吐沙洗净，用沸水焯 1 分钟后捞出。锅中加入热水、花生油、萝卜片（丝）、蛏子、盐和葱花，水开后再煮 2 ~ 3 分钟，淋上香油即可出锅。

+ 晚加餐 无糖酸奶 100 g、玉米 50 g

食谱能量和营养素供应量分析

我们对本周食谱能提供的能量和营养素进行了分析，结果如表 5.2 所示。按照专业配餐的原则，各种营养素达到推荐摄入量的 90% 就符合要求，所以该食谱中的能量和营养素供应量充足。食谱中的蔬菜的总量高达 560 g，其中豌豆苗、番茄等深色蔬菜占比超过 50%，足以满足准妈妈在孕早期的蔬菜需求量。如果你平时胃口比较小，也可以适当减量，每天吃够 300 g 就算达标了。

表 5.2 本周食谱能量和营养素供应量分析

项目	供应量	参考值	满足情况
能量（kcal）	1805	1800	充足
蛋白质（g）	69.9	55	充足
脂肪（供能比）	29.2%	20% ~ 30%	充足
碳水化合物（供能比）	58.9%	50% ~ 65%	充足
膳食纤维（g）	22.5	25 ~ 30	达标
维生素 A（μgRAE）	792.1	700	充足
维生素 C（mg）	91	100	达标
维生素 B_1（mg）	1.16	1.2	达标

续表

项目	供应量	参考值	满足情况
维生素 B_2（mg）	1.13	1.2	达标
钙（mg）	1002.8	800	充足
铁（mg）	28.1	20	充足
锌（mg）	14.3	9.5	充足

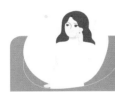

丁妈营养小贴士

餐餐有蔬菜，深色要过半

蔬菜是维生素 C、叶酸、钙、镁、钾、膳食纤维的良好来源，还含有一些对人体有益的植物化合物如 β–胡萝卜素、花青素、番茄红素等。蔬菜的能量也很低，一般都低于 30 kcal/100 g，多吃一些蔬菜，有利于孕期体重适宜增长。非淀粉类蔬菜的碳水化合物含量低，膳食纤维含量丰富，对于孕期控制血糖也有帮助。

我们建议准妈妈的饮食中餐餐都有蔬菜，保证每天摄入 300 ~ 500 g 蔬菜，其中深色蔬菜要占一半以上，主要原因是大部分深色蔬菜中的 β–胡萝卜素、维生素 C 和维生素 B_2 含量比浅色蔬菜高。深色蔬菜指的是深绿色、红色、橘红色和紫红色蔬菜。要注意的是，土豆、芋头、山药、南瓜、藕中的碳水化合物含量高，能量也比较高，比较适合代替一部分主食食用。如果菜肴中含有这些蔬菜，就要适当减少主食的摄入量。

孕 7 周食谱举例

早 餐 西葫芦鸡蛋水饺、油菜炒豆腐干

原料：

西葫芦鸡蛋水饺：西葫芦 50g、鸡蛋 1 个（约 50g）、面粉 70g、花生油 4g、食盐 1g

油菜炒豆腐干：油菜 200g、豆腐干 30g、花生油 4g、食盐 1g、葱姜蒜少许

制作步骤：

西葫芦鸡蛋水饺：将西葫芦切丝备用，将鸡蛋打散后放入平底锅中炒散，加入西葫芦丝翻炒，加少许盐出锅，放凉备用。将面粉加水揉成光滑的面团，刚揉好的面团比较硬，盖上保鲜膜醒 15 分钟。醒好的面团再揉一会儿，擀成饺子皮。填入做好的馅，包成饺子，然后煮熟即可。

油菜炒豆腐干：热锅冷油放入葱姜蒜炒香，倒入豆腐干翻炒片刻，再放入油菜翻炒至变软，撒盐即可盛出。

早加餐 花生 10g、芒果 150g

午 餐 三彩米饭、青椒炒猪肝

原料：

三彩米饭：大米 105g、莲藕 20g、嫩甜豌豆 30g、甜玉米粒 35g

青椒炒猪肝：青椒 200g、（生）猪肝 25g、洋葱 50g、花生油 8g、食盐 2g、葱姜蒜少许、干辣椒少许、淀粉少许

制作步骤：

三彩米饭：将甜玉米粒、莲藕、嫩甜豌豆和大米混合，加入相当于大米体积 1.3 倍的水，用电饭煲焖成饭。

青椒炒猪肝：将猪肝洗净后切成薄片，加入少许盐、姜末、淀粉和水腌制15分钟。将青椒、洋葱切块备用。热锅冷油，倒入葱姜蒜和干辣椒炒香，加入猪肝翻炒至变色，将洋葱和青椒倒入锅中，炒熟后撒少许盐即可出锅。

+ 午加餐 黄河蜜瓜200g、无糖酸奶100g

晚餐 绿豆馒头、番茄炒菜花肉片、三文鱼豆腐汤

原料：

绿豆馒头：绿豆粉15g、面粉40g、酵母1g

番茄炒菜花肉片：番茄100g、菜花60g、瘦猪肉40g、花生油5g、食盐1g、葱姜蒜少许

三文鱼豆腐汤：三文鱼40g、北豆腐15g、花生油5g、食盐1g、料酒少许、姜片少许、葱花少许、香菜少许、胡椒粉少许

制作步骤：

绿豆馒头：将面粉和绿豆粉混合，将酵母溶解于35℃左右的温水中，再将酵母水缓缓倒入混合物中，揉成光滑的面团，置于温暖处发酵至两倍大，排气揉匀，揉成馒头状即可。将馒头摆放在蒸锅中醒发10~20分钟，然后开火，水开后蒸20分钟，关火再焖3分钟。

番茄炒菜花肉片：将菜花切朵，用沸水焯2分钟捞出备用。将瘦猪肉切片，番茄切块备用。热锅冷油，倒入葱姜蒜炒香，倒入瘦猪肉片翻炒至变色，再倒入菜花和番茄炒至变软，撒盐即可出锅。

三文鱼豆腐汤：将三文鱼洗净切块，提前用少许料酒腌制一下，去除腥味。将北豆腐切块备用。热锅冷油，油热后将三文鱼煎一下，放入姜片，加入适量开水，大火煮10分钟左右。水开后倒入豆腐块，再次开锅时，加入盐和胡椒粉搅匀，撒些葱花和香菜，即可出锅。

+ 晚加餐 纯牛奶200g、红薯30g

食谱能量和营养素供应量分析

　　我们对本周食谱能提供的能量和营养素进行了分析，结果如表 5.3 所示。按照专业配餐的原则，各种营养素达到推荐摄入量的 90% 就符合要求，所以该食谱中的能量和营养素供应量充足。今日食谱里搭配了芒果和蜜瓜，前者富含在体内转化为维生素 A 的 β-胡萝卜素，后者富含膳食纤维。

表 5.3　本周食谱能量和营养素供应量分析

项目	供应量	参考值	满足情况
能量（kcal）	1801	1800	充足
蛋白质（g）	78	55	充足
脂肪（供能比）	30.6%	20% ~ 30%	充足
碳水化合物（供能比）	55%	50% ~ 65%	充足
膳食纤维（g）	24.7	25 ~ 30	达标
维生素 A（μgRAE）	2679	700	充足
维生素 C（mg）	239.5	100	充足
维生素 B_1（mg）	1.1	1.2	达标
维生素 B_2（mg）	1.5	1.2	充足
钙（mg）	984.8	800	充足
铁（mg）	19.1	20	达标
锌（mg）	10	9.5	充足

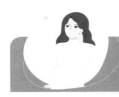

丁妈营养小贴士

天天有水果，每天一个拳头大小

水果是维生素 C、膳食纤维（尤其是水溶性膳食纤维）、钾、镁，以及各种生物活性成分（比如 β-胡萝卜素、番茄红素、花青素等）的重要来源。《中国居民膳食指南》建议每天吃 200~350 g 水果。8 颗大个头的红颜草莓大约有 300 g，2 个猕猴桃大约有 200 g，1 个中等个头苹果大约有 200 g，准妈妈可以参考着吃。需要注意的是，橙黄色的蔬果吃得太多可能会引起皮肤发黄，这是 β-胡萝卜素沉积在皮肤的缘故，不会对健康造成危害，而且停吃几天橙黄色蔬果，发黄就会消失。

整个水果的营养要远远大于果汁，建议直接吃水果，少喝或不喝果汁。水果榨成汁后，糖会游离出来使血糖升高的速度加快，在榨汁过程中还会损失维生素 C，如果去渣还会损失膳食纤维。

孕 8 周食谱举例

早餐 山药瘦肉粥、茼蒿炒鸡蛋

原料：

山药瘦肉粥：大米 35 g、山药 10 g、糯米 5 g、瘦猪肉 15 g、食盐 1 g、

葱姜少许、胡椒粉少许

茼蒿炒鸡蛋：鸡蛋 1 个（约 50g）、茼蒿 150g、花生油 7g、食盐 1g

制作步骤：

山药瘦肉粥：将瘦猪肉切小片，加入胡椒粉和盐抓匀。山药去皮切块，生姜切丝，小葱切段。将原料混合，加入相当于大米和糯米体积 8 倍的水，用电饭煲煮成粥。

茼蒿炒鸡蛋：锅中倒油，油热后倒入打散的蛋液炒成鸡蛋块，倒入切好的茼蒿翻炒 1 分钟，撒盐盛出即可。

+ 早加餐 美国大杏仁 10g、桑葚 150g

午 餐 蒸红薯、白面馒头、双花炒鸡胸肉、豌豆苗炒瘦肉丝

原料：

蒸红薯：红薯 100g

白面馒头：面粉 80g、酵母 1g

双花炒鸡胸肉：西蓝花 100g、菜花 60g、鸡胸肉 20g、（干）木耳 4g、花生油 6g、食盐 1g、葱姜蒜少许

豌豆苗炒瘦肉丝：豌豆苗 100g、瘦猪肉 25g、花生油 6g、食盐 1g、葱姜蒜少许

制作步骤：

蒸红薯：将红薯洗净，放入蒸锅蒸熟即可（也可以煮熟）。

白面馒头：自己做或者直接购买市售馒头均可。50g 面粉大约可以做成 80g 馒头。

双花炒鸡胸肉：将菜花和西蓝花洗净后掰成小朵，放入沸水中焯 30 秒后捞出备用。将木耳提前泡发好，鸡胸肉切薄片备用。热锅冷油，放入葱姜蒜炒香，放入肉片炒至变色，再倒入木耳、菜花和西蓝花翻炒片刻，撒盐即可出锅。

豌豆苗炒瘦肉丝：将豌豆苗洗净，瘦猪肉切丝备用。热锅冷油，倒入葱姜蒜炒香，倒入猪肉丝翻炒至变色，再倒入豌豆苗炒至变软，撒盐即可出锅。

＋ 午加餐 木瓜 100g、无糖酸奶 100g

晚 餐 红豆绿豆饭、韭菜炒蛏子、海带豆腐汤

原料：

红豆绿豆饭：大米 45g、绿豆 15g、红豆 15g

韭菜炒蛏子：韭菜 150g、蛏子 40g、花生油 8g、食盐 1g、葱姜蒜少许

海带豆腐汤：（鲜）海带 20g、北豆腐 20g、香油 2g、食盐 1g、葱姜蒜少许、胡椒粉少许

制作步骤：

红豆绿豆饭：将红豆和绿豆提前浸泡，弃掉泡豆水后与大米混合，加入相当于大米、绿豆和红豆体积 1.3 倍的水，用电饭煲焖成饭。

韭菜炒蛏子：将韭菜洗净后切段，蛏子洗净备用。水开后将蛏子倒入煮 30 秒，待蛏子开口即可捞出，剥出蛏子肉。另起锅烧油，倒入葱姜蒜炒香，倒入韭菜煸炒几下，放入蛏子肉炒熟，撒盐即可出锅。

海带豆腐汤：将海带和北豆腐切成小块备用。将锅烧热后放入香油，油热后加入葱姜蒜爆香，加入海带翻炒 1 分钟，加入清水、北豆腐和少许胡椒粉，煮沸后撒盐出锅即可。

＋ 晚加餐 纯牛奶 200g、贝贝南瓜 50g

食谱能量和营养素供应量分析

我们对本周食谱能提供的能量和营养素进行了分析，结果如表 5.4 所示。按照专业配餐的原则，各种营养素达到推荐摄入量的 90% 就符合要求，所以该食谱中的能量和营养素供应量充足。本周食谱包含了 1 盒无糖酸奶（100g）

和 1 盒纯牛奶（200 g）。实际喝的时候，可能会因为奶制品包装不一样，差几十毫升的量，这都是没关系的。在孕早期也可以用奶酪和无糖奶粉进行补钙，100 g 牛奶的含钙量和 12.5 g 奶粉或者 10 g 奶酪的含钙量差不多。不建议准妈妈喝孕妇奶粉，因为孕妇奶粉往往会添加蔗糖和糖浆，这会增加添加糖的摄入。

表 5.4　本周食谱能量和营养素供应量分析

项目	供应量	参考值	满足情况
能量（kcal）	1805	1800	充足
蛋白质（g）	82.2	55	充足
脂肪（供能比）	29%	20% ~ 30%	充足
碳水化合物（供能比）	56%	50% ~ 65%	充足
膳食纤维（g）	26.2	25 ~ 30	充足
维生素 A（μgRAE）	1448.4	700	充足
维生素 C（mg）	150	100	充足
维生素 B_1（mg）	1.1	1.2	达标
维生素 B_2（mg）	1.4	1.2	充足
钙（mg）	939.6	800	充足
铁（mg）	33.5	20	充足
锌（mg）	9.6	9.5	充足

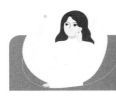

丁妈营养小贴士

孕早期要补足钙，每天喝300g奶

　　我国居民钙摄入普遍不足，2010～2012年中国营养与健康监测数据显示，我国居民每日钙的摄入量只有366.1mg。孕期缺钙会导致准妈妈释放出骨骼的钙，来满足胎儿的发育，所以为了不降低准妈妈的骨密度，孕期要保证摄入充足的钙。奶制品是补钙的主力军，同时还能提供优质蛋白质。

　　《中国居民膳食指南》建议，孕早期每天可以喝300g奶，可以选择酸奶、牛奶、奶粉、奶酪等多种奶制品来保证孕期的营养需求。另外，对于有乳糖不耐受的准妈妈，可首选酸奶、舒化奶、奶酪等来补钙。对于孕前已经超重或肥胖的准妈妈，可以选择低脂奶或者脱脂奶。

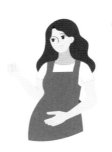

第六章

孕早期：
孕 8 ~ 12 周

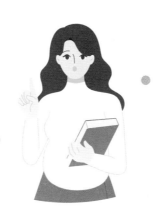

在整个孕期，大型的检查屈指可数，而在这个阶段，准妈妈将迎来第一次正式的产检。在这次产检中，坏消息是你可能会被抽走很多血，好消息是你终于可以看到印象中胎儿的样子了，这也是你从怀孕到现在，第一次看到胎儿的全貌。

在这个阶段，胎儿的重要器官和系统进一步发育，胎儿面部两侧的眼睛开始向中间移动、眼睑完全覆盖住眼球、嘴唇和外耳形成，可以清晰地看到鼻子，舌头开始生长、嘴可以张开或闭合，有吞咽和打哈欠的动作。胎儿的骨骼在这个阶段开始发育、四肢所有关节已经形成，虽然外生殖器已经形成，但是还区分不出男女。到孕 12 周时，胎儿长约 7 cm、重约 28 g，大小像个李子那么大啦！

了解这个阶段的检查

在这个阶段，准妈妈将迎来自己的第一次正式产检。第一次产检的项目比较多，耗费时间比较长。但是经过这次产检后，医生会对准妈妈的整体情况有所了解，也为今后的产检和顺利度过孕期打下基础。这次产检需要空腹抽血，前一天晚上 12 点后不要进食、进水。如果准妈妈在公立医院做产检，尽量早点到，以免等待时间太久导致身体不适。

全套常规检查

看着第一次产检开出的长长项目单，你可能会想："这些检查和平时体检的项目也差不多嘛。"是的，首次产检会进行很多基础检查，基础检查是为了初步了解准妈妈的基本身体情况。如果你平时身体健康、定期参加体检，一般不会有什么大问题。

全套常规检查项目包括血常规和血型、尿常规、感染四项、生化检查和心电图。

血常规和血型

血常规检查的主要目的是了解白细胞、红细胞、血小板这三项指标的情况。孕早期最容易出现的问题是白细胞水平轻微偏高或者中性粒细胞比例轻微增加，这其实是孕期的生理性变化，如果准妈妈没有身体不适，不必为了报告单上向上的小箭头而担忧。

通过红细胞检查，可以了解准妈妈血红蛋白的浓度。在孕期，血红蛋白小于 110 g/L 就会被诊断为贫血。孕早期就贫血的准妈妈占少数，但如果血红蛋白含量仅仅比 110 g/L 高一点点，也要注意多吃富含铁的食物。另外，对于广东、广西、四川、重庆等地区的准妈妈，血常规也是用来初步排查地中海贫血的重要指标。

检查血型的第一个目的是确定准妈妈的血型，为未来可能需要的输血治疗做准备，同时了解准妈妈是不是稀有血型。如果准妈妈是 Rh 阴型血，可能需要注射 Rh 免疫球蛋白，目的是预防新生儿溶血。

说到新生儿溶血症，最常见的是 ABO 溶血症，这种疾病主要发生在妈妈是 O 型血、宝宝是 A 型血或者 B 型血，如果妈妈是 AB 型或者宝宝是 O 型，宝宝则不会患病。ABO 溶血即便发生了，一般也不严重。发生溶血的胎儿一般会出现黄疸，但多数经过蓝光照射治疗就好了。

尿常规

孕期尿常规是一项常见的检查项目，准妈妈需要着重观察的指标有尿酮体、尿糖、尿蛋白等。如果准妈妈没有留标准的清洁中段尿，可能会发现检查结果提示有可疑的蛋白质、白细胞或者细菌等。如果准妈妈没有尿频、尿急的症状，多数是尿样污染导致的，下次复查注意就好。常见的异常结果和原因如下。

- 尿比重增加。尿比重可以简单理解为尿液浓缩的程度，如果准妈妈很久没有吃饭喝水，尿比重增加是正常的。
- 尿酮体阳性。检测空腹晨尿，可能会提示酮体弱阳性，这一般是正常的。但如果频繁出现尿酮体弱阳性的提示，就说明我们的身体摄入不足，需要少食多餐来改善。妊娠剧吐患者的尿酮体就呈阳性。
- 尿糖阳性。肾脏处理葡萄糖的能力在妊娠中期会发生生理性的变化，所以检测尿糖时可能会提示阳性。尿糖也是判断孕妇是否具有妊娠期糖尿病的重要指标。如果出现尿糖加号特别多的情况，建议准妈妈还是要和医生交流一下。

- 尿蛋白阳性。排除尿样被污染后，妊娠期尿蛋白阳性要警惕是先兆子痫的表现。

感染四项

感染四项指的是乙肝、丙肝、艾滋病、梅毒四项检查。这几种病都是可以通过母婴传播的疾病，检查的重要性不言而喻。这里主要说说乙肝五项中比较容易出现阳性结果的两项。

- 乙肝表面抗体（HBsAb）。它意味着我们对乙肝有免疫力，可能来自乙肝疫苗或是既往感染。
- 乙肝核心抗体（HBcAb）。这是最容易引起大家焦虑的结果，因为它可能代表着以前感染过乙肝但是没查出来，或是正处于乙肝感染的恢复期。很多准妈妈发现乙肝核心抗体阳性时都非常担心，因为不知道感染从何而来。但其实不用那么担心，这正好说明准妈妈现在是没有感染病毒的状态。

生化检查

生化检查主要是为了了解准妈妈体内的电解质、肝肾功能、血脂等情况。绝大多数准妈妈的这些指标都是正常的。常见的检查结果异常的情况包括：白蛋白或总蛋白偏低、肌酐偏低、碱性磷酸酶偏高、尿酸偏高、血脂偏高，这些变化往往会在孕中期后出现，也是孕期正常的生理性变化，绝大多数没有特别的临床意义。但是因为肝脏功能关系到解毒能力、凝血能力，以及蛋白质的产生；肾脏功能关系到尿素等物质的排出……所以，如果某项指标超过正常范围过多，还是要及时查明原因，对症治疗。

心电图

随着孕周的增加，准妈妈的血容量和心脏负担会增加，可能会导致心电图结果出现异常。但是在孕早期，这些变化都还没有发生，绝大多数准妈妈的心电图应该都是正常的。

NT 超声——第一次"排畸"

可能你已经听过 NT 这个缩写，甚至对这次超声也期待已久了。但 NT 到底是什么意思？这个超声具体都看什么呢？

什么是 NT 超声

NT 是颈后透明层厚度（nuchal translucency thickness）的缩写（如图 6.1），指的是胎儿颈项背部皮肤层与筋膜层之间软组织的最大厚度。颈后透明层随着孕周的增加最终会消失，但是它的异常增厚可能表明胎儿染色体异常，以及先天缺陷的风险增加，因此 NT 超声是一项重要的畸形筛查项目。

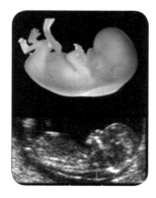

图 6.1　绿色箭头所示即胎儿颈部透明层厚度

NT 超声的学名叫孕早期胎儿系统超声，称之为"系统超声"，就说明检查并不仅仅局限于胎儿颈后透明层厚度。在这次超声检查中，医生首先会测量 3 次胎儿的头臀径（就是头顶到屁股的距离），取平均值，进一步核对孕周。

这次超声检查还会对胎儿的系统结构进行初步筛查，包括初步观察胎儿的头部、心脏的四个腔、心跳、四肢、腹部、胎盘、脐带、羊水等情况。如果情况允许，还会进一步看胎儿的眼睛、鼻骨，以初步判断胎儿有无唇腭裂、有无脊柱裂，确定脐带中静脉和动脉数量是否正常、胎儿是否有三尖瓣反流等。

做 NT 超声前的准备

做 NT 超声前既不需要空腹，也不需要憋尿。但它有个硬性要求，就是要在胎儿头臀径 45 ~ 84mm（一般对应孕 11 周 ~ 孕 13 周$^{+6}$ 天）的时候进行，胎儿过小或过大都不适合做。所以有的时候超声都做完了，医生却说："胎儿太大了，看不了 NT"。NT 超声检查对胎儿的体位也有要求，胎儿低头或者仰头都会影响超声的结果，所以很多时候医生会让准妈妈出去溜达一圈再回来检查，就是希望胎儿能活动活动，调整到适合检查的体位。

既然 NT 超声这么重要，准妈妈会问："万一错过了可怎么办？"如果真的错过了，也不用太紧张。如果胎儿头臀径偏大、不符合 NT 测量的要求，那这次可以先系统检查其他方面，后面可以通过唐氏筛查、无创 DNA 检查和大排畸超声来进一步确定胎儿有无畸形的情况。

NT 增厚的影响

很多准妈妈欣喜地拿到超声单，却发现超声单提示"NT 增厚，请就诊产前咨询门诊"，当下就开始忧心忡忡，这是不是说明胎儿有问题呢？

NT 增厚的意义在于提示胎儿有染色体异常的风险。NT 越厚，胎儿染色体异常的风险就越高。目前，不少医院将 NT 的正常值定义在 2.5 mm。如果 NT 在 3.5 mm 以下，胎儿染色体异常的风险大约为 3.7%；NT 达到 4.5 mm，胎儿染色体异常的风险大约为 20%；如果 NT 超过了 6.5 mm，胎儿染色体异常的风险大约为 65%。绝大多数准妈妈 NT 的值都在 3.5 mm 以下。

如果 NT 增厚，下一步我们应该做什么呢？如果准妈妈没有任何高危因素（高龄、不良孕产史等），NT 仅轻微增厚（3.5 mm 以下），接下来通常有两种选择。一是先做无创 DNA，然后进行大排畸检查，如果有问题再考虑羊水穿刺。二是直接在合适的孕周做羊水穿刺。

对于选择一来说，无创 DNA 对于 21- 三体综合征、13- 三体综合征、18- 三体综合征的检出率很高，但是很难查出性染色体异常、染色体的微小缺失和重复。如果等大排畸检查异常再考虑做羊水穿刺，就已经接近孕晚期了。再来看看选择二，对于没有流产高危因素的准妈妈来说，羊水穿刺还是很安全的，导致流产的概率约为 1/500。建议准妈妈听从医生的建议做出选择。

唐氏筛查

准妈妈对于"唐氏综合征"这个词应该并不陌生，与染色体疾病筛查密切相关的检查，不仅有唐氏筛查，还有无创 DNA 检查和羊水穿刺。唐氏筛查分为早唐筛查和中唐筛查，中唐筛查一般在孕 14 ～ 17 周进行，为了让准妈妈对此项检查有完整的认识，所以在这一节一并介绍。

什么是唐氏筛查

唐氏筛查简称唐筛，是针对唐氏综合征进行的一项检查，主要是通过抽血检查，并结合夫妻双方的年龄，准妈妈的体重、预产期、采血孕周、超声检查的 NT 值等综合做出诊断。

唐氏综合征是一种染色体缺陷疾病。正常人只有两条 21 号染色体，而唐氏综合征患者会有三条 21 号染色体，所以唐氏综合征又称 21- 三体综合征。患有此病的孩子会出现智力障碍、生活不能自理。有研究表明，唐氏综合征的发生率可能与准妈妈的年龄有关。统计结果显示，大于 35 岁并且是第一次怀孕的准妈妈，胎儿患唐氏综合征的风险较高。

　　唐筛分为早期唐氏筛查（早唐）和中期唐氏筛查（中唐）。早唐筛查一般在孕 11 ～ 13 周进行，需要通过抽血测定人绒毛膜促性腺激素（hCG）和妊娠性血浆蛋白（PAPPA－A），还要通过超声测量胎儿颈后透明层厚度（NT），两项数据结合计算检出率。中唐筛查一般在孕 14 ～ 17 周进行，需要通过抽血测量 hCG、甲胎蛋白（AFP）和游离雌三醇（uE$_3$），有时也会增加对抑制素 A 的检测，将检测数据结合准妈妈的体重、预产期、孕周等，计算出胎儿患有唐氏综合征的风险。

　　早唐筛查因为结合了 NT，所以结果更为准确，唐氏综合征的检出率可高达 90%。如果早唐筛查只进行了生化检查、没有测量 NT，或者没有进行早唐筛查，只进行了中唐筛查，那么唐氏综合征的检出率会降低，会有 30% ～ 40% 的患儿漏诊。

　　另外，早唐筛查和中唐筛查最好结合起来做。可以在孕早期抽血检查生化指标、测 NT，孕中期抽血检查生化指标，最后统一计算得出结论，而不是做两次唐氏筛查分别计算得出结论，因为不同系统计算出的结果很难统一解释。

唐氏筛查的结果分析

　　唐筛结果一般分为低风险、临界风险和高风险。如果计算出的数值低于 1/1000，则为低风险，说明胎儿患唐氏综合征的概率较低。如果计算出的数值高于 1/270，则为高风险，说明胎儿患唐氏综合征的概率较高，医生通常会建议进一步做无创 DNA 检查或者羊水穿刺，进一步明确诊断。如果数值在 1/270 ～ 1/1000，则为临界风险，很多时候也要配合医生做相应的检查。

　　唐筛只是一种筛查手段，是通过软件公式计算的患病风险值，也可能出现假阳性和假阴性的结果。假阳性指的是唐筛结果显示为高风险，但胎儿实际没问题，假阳性的发生率大约为 5%。假阴性指的是检查结果显示低风险，但胎儿却患有唐氏综合征。这种情况最糟糕，因为筛查结果显示低风险，准妈妈一般就不会继续检查了。如果胎儿出生以后确诊为唐氏综合征，会给家庭和患儿带来极大的痛苦。

另外，如果当地医院没有进行早期唐氏筛查的医疗条件，或者准妈妈没有及时预约而错过检查时间，也不用太担心，遵照医生的建议进行中期唐氏筛查即可。

非必要检查

在这个阶段有一些常见的检查没必要做，这些检查包括微量元素检查和 TORCH 检查。

微量元素检查可以通过检查毛发和检查血液两种方式进行，检查血液是目前比较常规的方法。但是微量元素检查的准确性很有限，比如钙元素，血液中的游离钙只有少部分，血钙正常并不能代表准妈妈不缺钙（钙虽然不属于微量元素，但很多医院的该项检查都包含钙）。此外，准妈妈只要保持均衡丰富的饮食，在孕期的不同阶段注意增加一些营养素的摄入，一般不会缺乏营养素。

在备孕的部分我们就提到过 TORCH 检查。TORCH 检查也被称为"优生四项"检查。TORCH 是弓形虫、其他病原体、风疹病毒、巨细胞病毒、单纯疱疹病毒的英文首字母缩写，现在通常检查的是可引起胎儿感染并造成胎儿畸形的四种病原体：弓形虫、风疹病毒、巨细胞病毒及单纯疱疹病毒。感染这 4 类病原体的特点是症状轻微，但是有机会通过垂直传播将病原体传染给胎儿。听起来这么严重，为什么我们依然觉得并非一定要做呢？原因有如下几个。

（1）检查结果本身假阳性率较高。TORCH 检查一般检查的是这几种病原体的抗体——IgM 和 IgG。IgM 阳性往往代表近期有感染，但是本身的假阳性率偏高，有些女性在感染痊愈后 1 ～ 2 年，IgM 抗体依然存在。

（2）即便是真阳性，也无法确定是否是在孕期感染的，以及是否严重。IgG 阳性提示准妈妈已经有了抵抗力，这可能来自曾经的感染或者接种过相关的疫苗。如果没有孕前的检查结果做对比，我们很难判断这个曾经的感染是发生在什么时候。除非你在备孕期接受过这项检查，并且当时发现体内缺乏相应的抗体，孕期检查如果出现 IgG 阳性，就说明是在孕期被感染的。

（3）即便是在孕期发生的，也不代表一定会传染给宝宝，想要得到确定的结果还需要做羊水穿刺。

你可能会担心的疾病与不适

疲倦、嗜睡与失眠

由于怀孕后体内激素水平的变化，很多准妈妈都会出现睡眠问题。有的准妈妈总是觉得睡不醒，明明起床没多久，很快又昏昏欲睡了。有的准妈妈总是发愁睡不着，躺在床上辗转反侧，就是难以入睡。这到底是怎么回事？睡得太多或者失眠会不会影响胎儿的健康呢？

出现睡眠问题的原因

准妈妈不用太担心睡眠问题，大约有10%的准妈妈在孕早期会经历失眠，大约有 40% 的准妈妈会认为自己有不同程度的睡眠质量下降。

这种变化的罪魁祸首就是体内激素水平的变化。另外，准妈妈在孕期出现的各种不适比如恶心、尿频、焦虑的情绪，也会影响睡眠质量。这种嗜睡、困倦以及夜间睡眠的障碍，并不会显著影响胎儿的生长发育，准妈妈不必因为这个问题而烦恼。

如何改善睡眠问题

如果觉得睡眠质量不太好，你可以试试以下几个方法。

（1）营造良好的睡眠环境。可以选择一套舒服的床上用品，保持卧室适宜的湿度和温度，让卧室足够安静，不要在亮的光线下入睡。

（2）做好入睡的准备，避免睡前兴奋。白天适当增加一些运动，晚上适当做一些舒缓的拉伸动作和按摩，还可以尝试冥想或听一些舒缓的音乐。睡前可以洗个热水澡，放松一下身心，尽量少看手机、平板电脑，避免大脑太兴奋。

（3）睡前不要过多进食、饮水。过饱或者过饿都有可能导致恶心或者呕吐，进而影响睡眠。准妈妈在睡觉前 2 小时尽量避免过多进食，可以少量喝一些牛奶、吃一些小零食。另外，睡觉前不要喝太多水，尤其避免喝果汁和茶，以免晚上会频繁想要上厕所。

很多准妈妈关心有没有药物能够改善睡眠问题。目前还没有明确哪种药物对准妈妈是安全的，类似褪黑素的保健品对胎儿的安全性也还不太确定。如果失眠很严重，可以尝试的药物是多西拉敏（国内尚未有生产）及苯海拉明，但是这两种药物也仅仅是用于短期治疗。

职场女性的特别注意

对于职场女性来说，在工作中的状态和投入程度是非常重要的，可是眼下这种哈欠连天的状态该怎么办呢？经常犯困确实是非常现实又不好解决的问题，因为每个人的工作性质、强度和压力都不同，在这里只能给大家一些简单的建议。

- 不要经常自责和自我否定，不要给自己太大压力。
- 与上级和同事及时沟通，寻求帮助。根据自己的实际能力重新安排工作计划和工作的优先级，并在精力比较充沛的时候做需要集中精力的工作。
- 需要久坐的工作和需要活动的工作穿插进行，中午小憩片刻，如果可以的话，在取得同事理解的情况下，最好在上下午的工作间隙里安排 15 分钟的小憩时间。

- 在保持营养均衡摄入的情况下，简化午餐。

情绪变化

在孕早期，准妈妈很可能会发现自己变得非常情绪化，有时候像爆竹一样一点就着，有时候因为一点小事儿就会默默流泪。好多准妈妈都会因为自己不稳定的情绪而自责，有时甚至会产生自我怀疑："我怎么变得这么不正常？"其实这种情况非常普遍，而且背后是有医学原因的——并不是你变了，而是你的激素水平变了。在孕早期，准妈妈体内的雌激素、孕激素水平飙升，而雌激素又和血清素有关，后者是负责人体情绪调节的很重要的神经递质，再加上孕期的身体不适、对未来的不确定感的影响，准妈妈就很容易出现情绪起伏了。

情绪变化对胎儿的影响

很多准妈妈担心情绪波动会影响胎儿的健康。有少部分学者对这个问题做了一些研究，并指出准妈妈的情绪状态对胎儿确实可能有一些影响，但目前并没有足够的证据表明准妈妈的情绪变化会对胎儿的发育、妊娠结果及后代认知等方面有明显的负面影响。如果准妈妈只是像前文所述的那样，情绪上有一些波动，没必要因此而感到焦虑。

虽然准妈妈情绪波动很正常，但有的准妈妈并不仅仅是脾气暴躁或者情绪敏感。如果你觉得自己一天中多数时间都心情抑郁、对什么都缺乏兴趣，经常自我否定、觉得自己没有价值，因焦虑导致睡眠或进食障碍，甚至萌发伤害自己的想法，这说明你可能不仅仅是普通的情绪波动，而是有产前抑郁了。这个时候建议大家及时去进行专业的评估和干预。

如何处理自己的情绪

- 放下自责，认可自己的情绪。你不需要觉得自己是"小题大做"，也不需要担心情绪会影响胎儿的发育，不用强迫自己做个"情绪稳定的成年人"。当情绪来袭时，你可以尝试深呼吸 3 次，给自己一些积极的心理暗示。
- 照顾好自己。增加睡眠，适当运动，给自己一些独处的时间，记录一些让自己开心和令自己骄傲的小事。
- 寻求支持。支持你的人可以是你的爱人、你的家人、最懂你的闺蜜、其他准妈妈，甚至是你肚子里的宝宝。
- 寻求专业的帮助。如果你觉得无法调整自己的情绪，或者觉得自己的情绪波动很大，请及时去心理精神科就诊。

你可能会琢磨的事

孕期如何安全驱蚊

在炎热夏天，很多准妈妈都会被无处不在的蚊子所困扰。准妈妈的新陈代谢较快、体表温度较高、容易出汗，也更容易成为蚊子的目标。蚊虫叮咬引起的瘙痒感有时还会影响准妈妈的情绪。所以，准妈妈选择一个安全有效的驱蚊方法显得尤为必要。

什么样的人容易招蚊子

一般情况下，新陈代谢快、体表温度高、呼吸频率快、不讲卫生的人更容易招蚊子。准妈妈因为一些生理变化很容易成为蚊子的目标，但准妈妈仍然可以从个人卫生方面下功夫，例如勤洗澡，降低皮肤表面的菌群量和菌群代谢产物，保持皮肤的洁净和干爽等。

孕期适合的驱蚊方法

驱蚊方法大体可分为物理驱蚊法和化学驱蚊法。

◎ 物理驱蚊法

挂蚊帐、开空调、用扇子扇、穿长袖的外套、用电蚊拍电击，都是常见的物理驱蚊法。物理驱蚊法有点麻烦，但是对准妈妈来说非常安全，也是我们最为推荐的驱蚊方式。外出的时候，准妈妈可以穿把身体覆盖住的长裤及长袖衣服。在家的时候，可以用蚊帐来驱赶蚊虫，进行安全有效的防护。

◎ 化学驱蚊法

常见的化学驱蚊法有使用电蚊香、盘式蚊香、驱蚊液、驱蚊手环……这些五花八门的化学驱蚊方式，准妈妈要谨慎选择，因为大部分化学驱蚊产品都不适合准妈妈使用。

我们不推荐准妈妈使用驱蚊手环、驱蚊贴和驱蚊扣来驱蚊，这些产品中即便含有有效的驱蚊成分，但是因为起作用的范围很小，除非戴满全身，否则达不到有效的驱蚊效果。

我们也不推荐使用盘式蚊香或者电蚊香来驱蚊。蚊香的有效成分主要是拟除虫菊酯类杀虫剂或香茅醛，目前市面上此类产品包装上大多会标有"XX菊酯"。根据我国农药毒性分级，"拟除虫菊酯"属于低毒或微毒物质。并且由于蚊香主要是在密闭空间使用，燃烧时不仅有明火隐患，还会出现烟雾，增加空气中微小颗粒的数量。如果蚊香不完全燃烧，可能会在空气中释放苯、多环芳烃等对人体有害的物质。再加上卧室空气流通差、准妈妈需氧量增加，准妈妈很容易出现胸闷、头晕等问题。

我们相对推荐含有安全成分的驱蚊液。大量数据表明，在孕期使用避蚊胺是安全的，不会对胎儿发育产生影响，准妈妈也可以使用。日常可以将驱蚊液涂到局部皮肤上，避开眼睛。手和面部也尽量避免使用。另外，有限的数据表明派瑞卡丁（KBR3023）和避蚊酯也可能比较安全。

如果被蚊子咬了该如何处理

准妈妈被蚊子叮咬后，尽量不要抓挠，以免抓破皮肤引发感染。准妈妈可以用以下方式进行止痒。

- 冰敷。用毛巾包裹住冰块，放在蚊虫叮咬处进行局部冰敷，可以有效缓解局部瘙痒感和肿胀。中国传统的清凉油和花露水也能起到缓解不适的作用。
- 药物止痒。可以在医生的指导下，在叮咬处使用炉甘石。如果症状很严重，可以酌情在局部使用弱效的糖皮质激素软膏（尤卓尔），但如果皮肤有破损的话，就不建议使用了。
- 用肥皂水清洗可以缓解局部的瘙痒感和红肿。

孕期如何选择交通工具

准妈妈从怀孕到分娩有将近 10 个月的时间。在此期间，准妈妈出门乘坐交通工具是不可避免的。孕期出行的安全问题固然重要，但是只要做好防护措施，准妈妈也是可以乘坐交通工具的。

选择适合的交通工具

如果准妈妈身体健康，没有习惯性流产、阴道出血等症状，那么可以根据自己的实际需求乘坐交通工具。公交车、私家车、出租车、飞机、火车、轮船都可以选择。不建议准妈妈骑自行车和电动车，因为容易造成下肢疲劳、盆腔充血过度，还可能会损伤会阴部，影响胎儿的健康。在孕晚期，由于准妈妈的腹部增大比较明显，身体会比较笨重，骑自行车和电动车更容易受到挤压。

如果路途比较遥远，尽量选择时间较短的火车或者飞机，避免旅途时间过长。一般来说，准妈妈在怀孕 4 ~ 8 个月时乘坐远途交通工具会更加安全。飞行过程中的气压变化、颠簸、氧气含量变化，一般来说不会对准妈妈和胎儿造成影响，大部分准妈妈都是可以坐飞机的。但是出现以下情况时不建议坐飞机。

（1）孕周超过 36 周。这个时候准妈妈已经接近孕足月了，随时有可能会"破水""见红""宫缩阵痛"，万一在飞机上出现这些情况是很难处理的。一些航空公司在准妈妈孕周超过 32 周的时候，就不允许乘机了。

（2）有身体不适和孕期并发症。例如，有严重的恶心呕吐、少量的阴道出血、阵发性的腹痛、前置胎盘、严重贫血等情况的准妈妈，都不建议乘坐飞机。

乘坐交通工具时的注意事项

- 不建议准妈妈长途旅行。
- 准妈妈乘坐火车和汽车时，尽量选择靠近过道的座位，方便起身活动。
- 准妈妈的衣服和鞋子应该以宽松保暖为主，还可以准备一个靠枕或者背垫，缓解疲劳感和腰疼。建议每隔 1 小时就起身活动一下，避免久坐导致腿肿的症状加重以及血栓的发生。
- 如果是乘坐私家车，建议保持合适的车内温度，不宜与室外温度相差太大，以免下车后产生不适感。
- 安全带不要系在腹部，可以系在腹部以下、大腿根以上的位置。
- 可以备些小零食防止途中饥饿，比如酸奶、坚果和水果。最好不要食用容易产生气体的食物。
- 如果出现明显不适感或者发生阴道出血，应该立即通知相关工作人员，采取紧急措施或者停止乘车（或飞机），转而前往医院。

孕期能打疫苗吗

准妈妈十分关注孕期打疫苗的问题，因为这关系着胎儿的安全。事实上，孕期打疫苗是需要分情况的。有些疫苗是绝对不可以注射的；有些疫苗不但可以注射，还能在保护准妈妈的同时，保护肚子里的胎儿，起到一举两得的效果。

了解疫苗的分类

疫苗可以分成两类，一类是减毒活疫苗，一类是灭活（死）疫苗。减毒活疫苗是病原体经过了各种处理后，发生了变异，毒性减弱，但仍有免疫原性。灭活疫苗是经过处理的死病毒或死细菌，不能在机体内繁殖和生长，注射一次的话，机体免疫时间较短，一般需要反复注射几次才能产生效果。

孕期能否接种疫苗

在孕期，准妈妈应该避免注射减毒活疫苗，可以注射灭活疫苗。减毒活疫苗如果通过胎盘进入胎儿体内，会威胁到胎儿的健康。而灭活疫苗中的病毒和细菌都失活了，不会威胁到胎儿，进入胎儿体内还会使其产生相应的抗体保护。

常见的灭活疫苗有乙型脑炎灭活疫苗、甲肝灭活疫苗、流感灭活疫苗、新冠灭活疫苗、狂犬病疫苗、百白破疫苗等，这些都是准妈妈可以接种的。而麻风腮疫苗、带状疱疹疫苗等减活疫苗就不建议准妈妈接种了。

孕8～12周食谱举例

孕9周食谱举例

早餐 葱花饼、清炒奶白菜、紫菜蛋花汤

原料：

　　葱花饼：面粉60g、胡萝卜30g、香葱8g、花生油5g、食盐1g

　　清炒奶白菜：奶白菜100g、花生油4g、食盐1g、葱姜蒜少许

　　紫菜蛋花汤：（干）紫菜3g、鸡蛋1个（约50g）、香油2g、食盐1g、香菜少许

制作步骤：

　　葱花饼：将胡萝卜切细丁，香葱切碎，放入容器中。加入面粉、盐和适量清水，调成有流动性的面糊。锅中刷油，倒入面糊，煎至两面金黄即可。

　　清炒奶白菜：热锅冷油，放入葱姜蒜炒香，倒入奶白菜炒软，撒盐出锅。

　　紫菜蛋花汤：锅中加水，水开后加入紫菜，煮开后将打散的鸡蛋倒入，并用筷子轻轻搅动，再次煮开后，放入少许盐、香油和香菜即可出锅。

+ **早加餐** 葵花籽仁10g、库尔勒香梨200g

午　餐 红豆饭、花生黄瓜肉丁

原料：

红豆饭：大米 65 g、红豆 35 g

花生黄瓜肉丁：黄瓜 200 g、瘦猪肉 50 g、胡萝卜 50 g、花生 5 g、花生油 8 g、食盐 2 g、葱姜蒜少许

制作步骤：

红豆饭：将红豆提前浸泡，弃掉泡豆水后与大米混合，加入相当于大米和红豆体积 1.3 倍的水，用电饭煲焖成饭。

花生黄瓜肉丁：将瘦猪肉、黄瓜和胡萝卜切丁备用。热锅冷油，放入葱姜蒜炒香，倒入肉丁炒至变色，放入胡萝卜、黄瓜和花生并炒熟，撒入少许盐即可出锅。

⁺ **午加餐** 菠萝 150 g、无糖酸奶 100 g

晚　餐 紫薯香米饭、甜椒炒豆腐皮、丝瓜花蛤汤

原料：

紫薯香米饭：香米 30 g、紫薯 20 g

甜椒炒豆腐皮：甜椒 100 g、豆腐皮 20 g、花生油 4 g、食盐 1 g、葱姜蒜少许

丝瓜花蛤汤：丝瓜 60 g、花蛤 50 g、花生油 5 g、食盐 1 g、胡椒粉少许

制作步骤：

紫薯香米饭：将紫薯块和香米混合，加入相当于香米体积 1.3 倍的水，用电饭煲焖成饭。

甜椒炒豆腐皮：将豆腐皮和甜椒切条备用。热锅冷油，放入葱姜蒜炒香，倒入甜椒炒至断生。倒入豆腐皮炒熟，撒盐即可出锅。

丝瓜花蛤汤：将花蛤洗净备用，将丝瓜洗净后切片备用。将锅烧热后放油，油热后加入花蛤翻炒 1 分钟。加入清水、丝瓜和少许胡椒粉，煮沸后撒

盐即可出锅。

✦ **晚加餐** 纯牛奶 250 g、粗粮面包 15 g

食谱能量和营养素供应量分析

我们对本周食谱能提供的能量和营养素进行了分析，结果如表 6.1 所示。按照专业配餐的原则，各种营养素达到推荐摄入量的 90% 就符合要求，所以该食谱中的能量和营养素供应量充足。

表 6.1　本周食谱能量和营养素供应量分析

项目	供应量	参考值	满足情况
能量（kcal）	1814.8	1800	充足
蛋白质（g）	78.8	55	充足
脂肪（供能比）	29.9%	20%～30%	充足
碳水化合物（供能比）	56.3%	50%～65%	充足
膳食纤维（g）	26.1	25～30	充足
维生素 A（μgRAE）	790	700	充足
维生素 C（mg）	200	100	充足
维生素 B_1（mg）	1.1	1.2	达标
维生素 B_2（mg）	1.1	1.2	达标
钙（mg）	813.6	800	充足
铁（mg）	19.7	20	达标
锌（mg）	14.4	9.5	充足

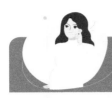

丁妈营养小贴士

孕早期就得比怀孕前多喝水

准妈妈的血容量大约是从孕 6 周开始增加的，孕早期如果发生孕吐会增加水的流失，所以孕早期需要比怀孕前多喝水。《中国居民膳食营养素参考摄入量》建议准妈妈在孕早期比怀孕前每天多喝 200 mL 水，大约达到 1700 mL。

具体喝什么水呢？白开水、矿泉水、纯净水都行，但是尽量少喝或不喝含糖饮料。另外最好别喝咖啡，如果孕前喝咖啡的习惯改不掉，可以把每天摄入的咖啡因控制在不超过 200 mg。我们在本周食谱中也搭配了一些荤素汤，比如丝瓜花蛤汤。如果准妈妈平时喝水少，汤羹也能帮助准妈妈补水。

水要怎么喝呢？建议随时随地、少量多次地喝，每次 200 mL（1 杯）左右，不要等到口渴再喝水。

孕 10 周食谱举例

早 餐 红枣鸡丝粥、枸杞鸡蛋羹、清炒佛手瓜

原料：

红枣鸡丝粥：红枣 5 g、鸡胸肉 20 g、香米 65 g

枸杞鸡蛋羹：鸡蛋 1 个（约 50 g）、枸杞 2 ~ 3 粒、香油 2 g、食盐 1 g

清炒佛手瓜：佛手瓜 200 g、花生油 8 g、食盐 2 g，葱姜蒜、干辣椒、生抽、醋各少许

制作步骤：

红枣鸡丝粥：将鸡胸肉切丝，然后将红枣、鸡丝和香米混合，加入相当于香米体积 8 倍的水，用电饭煲煮成粥。

枸杞鸡蛋羹：将鸡蛋打散，加入 75 g 温水和少许盐，打匀撇去浮沫。最后加入香油，封上保鲜膜，在保鲜膜上扎几个小孔。蒸锅上汽后，放入蛋液蒸 10 分钟，出锅后，放几粒枸杞做点缀即可。

清炒佛手瓜：将佛手瓜洗净去皮后切片备用。热锅冷油，放入葱姜蒜和干辣椒炒香，倒入佛手瓜翻炒片刻，加入生抽和醋后将佛手瓜炒熟，撒盐即可出锅。

+ **早加餐** 腰果 8 g、黄河蜜瓜 200 g

午 餐 蒸玉米、白面馒头、木耳莴笋炒瘦肉片、虾皮小白菜豆腐汤

原料：

蒸玉米：玉米 100 g

白面馒头：面粉 65 g、酵母 1 g

木耳莴笋炒瘦肉片：（干）木耳 3 g、莴笋 100 g、瘦猪肉 40 g、花生油 5 g、食盐 1 g、葱姜蒜少许

虾皮小白菜豆腐汤：小白菜 100 g、豆腐 30 g、虾皮 3 g、花生油 5 g、食盐 1 g、葱姜蒜少许

制作步骤：

蒸玉米：将玉米洗净，放入蒸锅蒸熟即可（也可以煮熟）。

白面馒头：自己做或者直接购买市售馒头均可。50 g 面粉大约可以做成 80 g 馒头。

木耳莴笋炒瘦肉片：将木耳提前泡发好，莴笋和瘦肉切片备用。热锅冷油，放入葱姜蒜炒香，倒入瘦肉片炒至变色，倒入木耳和莴笋炒熟，撒盐即可出锅。

虾皮小白菜豆腐汤：热锅冷油，放入葱姜蒜炒香，加入小白菜炒软，放入豆腐块、虾皮和适量清水，煮熟后加少许盐即可出锅。

+ 午加餐 桑葚 100 g、无糖酸奶 100 g

晚 餐 香米绿豆饭、芦笋鲜百合炒鸡心、油菜猪肝汤

原料：

香米绿豆饭：香米 50 g、绿豆 20 g

芦笋鲜百合炒鸡心：芦笋 80 g、鲜百合 3 g、鸡心 30 g、花生油 6 g、食盐 1 g、葱姜蒜少许

油菜猪肝汤：油菜 150 g、（熟）猪肝 25 g、花生油 5 g、食盐 1 g、姜片少许

制作步骤：

香米绿豆饭：将绿豆提前浸泡，弃掉泡豆水，与香米混合，加入相当于香米和绿豆体积 1.3 倍的水，用电饭煲焖成饭。

芦笋鲜百合炒鸡心：将芦笋洗净切段，鸡心切片备用。热锅冷油，放入葱姜蒜炒香，倒入鸡心煸炒至变色。倒入芦笋翻炒片刻后加入鲜百合，炒熟后撒盐即可出锅。

油菜猪肝汤：锅中加水，水开后放入姜片和猪肝，煮 1 分钟后加入油菜，煮熟后淋上少许香油即可（如果是生猪肝，可提前用生抽、胡椒粉和淀粉腌制 10 分钟，用沸水焯一下再使用）。

+ 晚加餐 牛奶燕麦 [纯牛奶 200 g、（熟）纯燕麦片 10 g]

食谱能量和营养素供应量分析

我们对本周食谱能提供的能量和营养素进行了分析，结果如表 6.2 所示。按照专业配餐的原则，各种营养素达到推荐摄入量的 90% 就符合要求，所以该食谱中的能量和营养素供应量充足。

表 6.2　本周食谱能量和营养素供应量分析

项目	供应量	参考值	满足情况
能量（kcal）	1798.8	1800	达标
蛋白质（g）	83.8	55	充足
脂肪（供能比）	31%	20% ~ 30%	充足
碳水化合物（供能比）	53.7%	50% ~ 65%	充足
膳食纤维（g）	23.9	25 ~ 30	达标
维生素 A（μgRAE）	2407.6	700	充足
维生素 C（mg）	142.7	100	充足
维生素 B_1（mg）	1.1	1.2	达标
维生素 B_2（mg）	1.6	1.2	充足
钙（mg）	741.7	800	达标
铁（mg）	22.9	20	充足
锌（mg）	10.6	9.5	充足

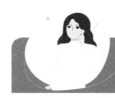

丁 妈 营 养 小 贴 士

孕期选加碘盐，每天不超过 6 g

碘是合成甲状腺激素不可缺少的微量元素，为避免孕期碘缺乏对胎儿智力和体格发育产生不良影响，《中国居民膳食指南》建议，准妈妈在孕早期要吃加碘盐（不超过 6 g），每天补够 230 μg 的碘。除了加碘盐，本周和其他周的示例食谱里还添加了虾皮、海带、紫菜等富含碘的食材，可以保证孕早期对碘的需求。

最后分享给你 8 个控盐小妙招，帮助你养成低盐饮食好习惯。

（1）选择高钾低钠盐。

（2）减少高盐食品和加工食品的摄入，咸菜、火腿、腐乳、蜜饯等食品属于高盐食品。加工食品盐含量往往比较高，比如薯片、方便面等。

（3）小心含盐的调味品。当使用了这些含盐调味品，比如生抽、蚝油、味精、鸡精、酱油、黄酱等，用盐量也要适当减少。

（4）起锅再放盐。如果在下菜的时候就放盐，随着时间的推移，盐会不断向食物内部渗透，不容易让人感受到咸味。如果是起锅前再放盐，能让人在接触到食物表面的时候就感受到咸味，摄入的盐更少。

（5）增酸、减糖、增鲜。烹调时加入醋、柠檬汁、番茄酱等带有酸味的调味品可以强化盐的咸味；甜味会掩盖盐的咸味，因此建议少烹调鱼香肉丝这种需要放糖的菜；一些食物本来就有特殊的鲜味，比如香菇、洋葱，烹调时可以适当增加这些食材，以减少盐的用量。

（6）选择蒸、凉拌等烹调方式，这样可以适当减少盐的用量。

（7）不吃隔夜菜。为了安全和卫生，隔夜菜吃前要彻底加热，但是加热过程会让汤汁中的盐渗透到菜里，建议烹调时计算好原料，尽量不吃剩菜。

（8）减少在外就餐。餐馆里的菜往往都是高油高盐，因此尽量减少外出就餐。如果觉得外面的菜比较咸，可以在水里涮一下再吃。

孕 11 周食谱举例

早　餐 鸡肉丝窝蛋面、杏仁拌菠菜

原料：

鸡肉丝窝蛋面：（干）面条 50g、鸡胸肉 20g、鸡蛋 1 个（约 50g）、香油 2g、食盐 1g

杏仁拌菠菜：菠菜 200g、杏仁 10g、亚麻籽油 5g、食盐 1g、蒜末少许、醋少许

制作步骤：

鸡肉丝窝蛋面：将鸡胸肉切丝备用。水开后放入面条、鸡蛋和鸡肉丝，面条煮熟后淋上香油即可出锅。

杏仁拌菠菜：将菠菜洗净，切成小段备用。锅中加水，水开后加入菠菜，焯水 30 秒后捞出备用。将杏仁和菠菜放入碗中，再加入少许盐、醋、蒜末和亚麻籽油，搅拌均匀即可。

+ 早加餐 猕猴桃 250 g

午 餐 玉米面馒头、青椒豆腐丝炒瘦肉

原料：

玉米面馒头：玉米面 20 g、面粉 70 g、酵母 1 g

青椒豆腐丝炒瘦肉：青椒 150 g、豆腐丝 30 g、瘦猪肉 30 g、花生油 7 g、食盐 2 g、葱姜蒜少许

制作步骤：

玉米面馒头：将面粉和玉米面混合，将酵母溶解于 35℃ 左右的温水中，再将酵母水缓缓倒入混合面粉中，揉成光滑的面团，置于温暖处发酵至两倍大。将发酵好的面团排气揉匀，揉成馒头状即可。将馒头摆放在蒸锅中醒发 10 ～ 20 分钟，之后开火，水开后蒸 20 分钟，关火后再焖 3 分钟。

青椒豆腐丝炒瘦肉：将青椒和瘦猪肉切丝备用。热锅冷油，放入葱姜蒜炒香，倒入肉丝炒至变色，倒入青椒丝和豆腐丝炒熟，撒盐即可出锅。

+ 午加餐 火龙果奶昔（红心火龙果 50 g、纯牛奶 200 g）

晚 餐 红枣莲子香米饭、西芹腰果炒虾仁、金针菇木耳瘦羊肉汤

原料：

红枣莲子香米饭：红枣 5 g、（干）莲子 8 g、香米 40 g

西芹腰果炒虾仁：西芹 150 g、腰果 5 g、虾仁 40 g、花生油 7 g、食盐 1 g、葱姜蒜少许

金针菇木耳瘦羊肉汤：金针菇 100 g、（干）木耳 2 g、瘦羊肉 15 g、花生油 6 g、食盐 1 g、香菜少许

制作步骤：

红枣莲子香米饭：将红枣、莲子与香米混合，加入相当于香米体积 1.3 倍的水，用电饭煲焖成饭。

西芹腰果炒虾仁：将虾仁提前用开水焯熟备用，将西芹切段备用。热锅冷油，倒入葱姜蒜炒香，放入西芹炒至断生，倒入腰果和虾仁翻炒均匀，撒盐即可出锅。

金针菇木耳瘦羊肉汤：将木耳提前泡发好，瘦羊肉切丝备用。将金针菇、木耳和羊肉丝放入清水中煮熟，撒入少许盐和香菜，盛出即可。

+ **晚加餐** 无糖酸奶 100 g、紫薯 50 g

食谱能量和营养素供应量分析

我们对本周食谱能提供的能量和营养素进行了分析，结果如表 6.3 所示。按照专业配餐的原则，各种营养素达到推荐摄入量的 90% 就符合要求，所以该食谱中的能量和营养素供应量充足。

表 6.3　本周食谱能量和营养素供应量分析

项目	供应量	参考值	满足情况
能量（kcal）	1813.6	1800	充足
蛋白质（g）	78.4	55	充足
脂肪（供能比）	30.4%	20% ～ 30%	充足
碳水化合物（供能比）	55.1%	50% ～ 65%	充足
膳食纤维（g）	22.7	25 ～ 30	达标
维生素 A（μgRAE）	850.2	700	充足
维生素 C（mg）	325.3	100	充足
维生素 B_1（mg）	1.1	1.2	达标
维生素 B_2（mg）	1.6	1.2	充足
钙（mg）	803.2	800	充足
铁（mg）	32.6	20	充足
锌（mg）	11.5	9.5	充足

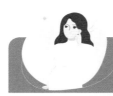

丁妈营养小贴士

不同烹调油，换着吃更健康

烹调油是人体必需脂肪酸和维生素 E 的重要来源。必需脂肪酸亚油酸和 α–亚麻酸可以在准妈妈体内转化成 ARA 和 DHA，DHA 也是胎儿神经系统和视网膜中的重要脂肪酸，对脑和视觉发育有重要作用。而不同种类的油换着吃就是补充亚油酸和 α–亚麻酸的好方法。

凉拌可以选择富含 α–亚麻酸的亚麻籽油、紫苏油、香油等；炒菜可以选择富含亚油酸的大豆油、花生油等。本周示例食谱中用了亚麻籽油凉拌杏仁菠菜，用花生油炒各种菜肴，这样能均衡补充脂肪酸。

烹调油应该摄入多少呢？《中国居民膳食指南》建议成人每天摄入 25 ~ 30 g 油，遗憾的是我们目前吃的油都偏多。《中国居民营养与慢性病状况报告（2020 年）》显示，中国家庭人均每日烹调用油高达 43.2 g。那么应该如何减油呢？可以试试这 5 个减油的小妙招：①使用限油壶；②多蒸煮炖、少煎炸，炒菜试试不粘锅；③炒完菜沥一下油再盛到盘里；④少做用油多的菜，比如干煸豆角、地三鲜等；⑤不要忽略辣椒酱、沙拉酱、XO 酱、咖喱块中的油，烹调时要少放。

孕 12 周食谱举例

早 餐 蔬菜鸡蛋饼、清炒莴笋丝

原料：

蔬菜鸡蛋饼：面粉 65 g、胡萝卜 30 g、鸡蛋 1 个（约 50 g）、香葱 5 g、花生油 3 g、食盐 1 g

清炒莴笋丝：莴笋 100 g、花生油 4 g、食盐 1 g、葱姜蒜少许

制作步骤：

蔬菜鸡蛋饼：将胡萝卜洗净切丝，香葱切碎备用。盆中放入面粉、打散的鸡蛋、胡萝卜丝、葱花、盐和适量清水，调成可以自由流动的面糊。电饼铛预热，刷一层油，倒入面糊摊开，按烙饼模式，烙熟即可。

清炒莴笋丝：将莴笋削皮洗净，切丝备用。热锅冷油，放入葱姜蒜炒香，倒入莴笋丝炒熟，撒盐出锅即可。

+ **早加餐** 葵花籽仁 10 g、树莓 125 g

午 餐 小麦胚芽馒头、鸡毛菜炒金针菇、杏鲍菇炒鸡肉片、丝瓜猪肝汤

原料：

小麦胚芽馒头：面粉 85 g、小麦胚芽粉 10 g、酵母 1 g

鸡毛菜炒金针菇：鸡毛菜 100 g、金针菇 50 g、花生油 4 g、食盐 1 g、葱姜蒜少许

杏鲍菇炒鸡肉片：杏鲍菇 100 g、鸡胸肉 20 g、花生油 4 g、食盐 1 g、葱姜蒜少许

丝瓜猪肝汤：丝瓜 80 g、（熟）猪肝 20 g、香油 2 g、姜片少许

制作步骤：

小麦胚芽馒头：将面粉和小麦胚芽粉混合，将酵母溶解于 35℃左右的温水中，再将酵母水缓缓倒入混合面粉中，揉成光滑的面团，置于温暖处发酵至两倍大，然后排气揉匀，揉成馒头状即可。将馒头摆放在蒸锅中醒发10 ~ 20 分钟，然后开火，水开后蒸 20 分钟，关火后再焖 3 分钟。

鸡毛菜炒金针菇：热锅冷油，放入葱姜蒜炒香，倒入金针菇翻炒片刻，再倒入鸡毛菜炒熟，撒盐即可出锅。

杏鲍菇炒鸡肉片：将杏鲍菇和鸡胸肉洗净，切片备用。热锅冷油，放入葱姜蒜炒香，倒入鸡肉炒至变色，倒入杏鲍菇炒软，撒盐即可出锅。

丝瓜猪肝汤：将丝瓜去皮洗净，切片备用。锅中加水，水开后放入姜片和猪肝，煮 1 分钟后加入丝瓜片，煮熟后淋上少许香油即可（如果是生猪肝，可提前用生抽、胡椒粉和淀粉腌制 10 分钟，用沸水焯一下再使用）。

➕ 午加餐 蓝莓 125 g、无糖酸奶 100 g

晚　餐 山药糯米粥、彩椒木耳炒豆腐皮、番茄龙利鱼

原料：

山药糯米粥：山药 10 g、糯米 40 g

彩椒木耳炒豆腐皮：彩椒 100 g、（干）木耳 3 g、豆腐皮 20 g、花生油5 g、食盐 1 g、葱姜蒜少许

番茄龙利鱼：番茄 100 g、龙利鱼 35 g、花生油 5 g、食盐 1 g，葱姜蒜、胡椒粉、香菜各少许

制作步骤：

山药糯米粥：将山药和糯米混合，加入相当于糯米体积 8 倍的水，用电饭煲煮成粥。

彩椒木耳炒豆腐皮：将木耳提前泡发好，彩椒、豆腐皮切块备用。热锅冷油，放入葱姜蒜炒香，倒入木耳煸炒几下，放入彩椒和豆腐皮炒熟，撒盐

即可出锅。

番茄龙利鱼：将番茄和龙利鱼洗净后切块备用，热锅冷油，放入龙利鱼煎
3 分钟。另起锅放入少许油，放入葱姜蒜炒香，放入番茄炒出汁，再放入煎好
的龙利鱼，加适量清水，水开后加少许盐、胡椒粉、葱花和香菜即可出锅。

+ **晚加餐**　纯牛奶 200 g、（熟）纯燕麦片 10 g

食谱能量和营养素供应量分析

我们对本周食谱能提供的能量和营养素进行了分析，结果如表 6.4 所示。
按照专业配餐的原则，各种营养素达到推荐摄入量的 90% 就符合要求，所以
该食谱中营养素的供应量充足。

表 6.4　本周食谱能量和营养素供应量分析

项目	供应量	参考值	满足情况
能量（kcal）	1804.7	1800	充足
蛋白质（g）	85.1	55	充足
脂肪（供能比）	30.1%	20% ~ 30%	充足
碳水化合物（供能比）	53.9%	50% ~ 65%	充足
膳食纤维（g）	23.3	25 ~ 30	达标
维生素 A（μgRAE）	1861.2	700	充足
维生素 C（mg）	205.4	100	充足
维生素 B_1（mg）	1.18	1.2	达标
维生素 B_2（mg）	1.59	1.2	充足
钙（mg）	715	800	达标
铁（mg）	20.8	20	充足
锌（mg）	11.3	9.5	充足

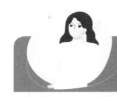

丁 妈 营 养 小 贴 士

优质蛋白质怎么补？肉蛋奶豆都要吃

肉类、蛋类、奶类、大豆类都是优质蛋白质的良好食物来源，另外也是铁、锌、维生素 B_1 等营养素的重要来源，胎儿的发育也必须有充足的蛋白质作为支持。

孕早期如何吃才能保证充足的蛋白质呢？建议每天吃 40 ~ 65 g 畜禽肉、40 ~ 65 g 鱼虾类、50 g 蛋类、15 g 大豆。畜禽肉中，建议每周吃一次动物血或畜禽肝脏（如果正在服用含有维生素 A 的膳食补充剂，就不要再吃肝脏了，以免维生素 A 过量会增加胎儿畸形的风险），以满足孕期对铁的需要。

本周示例食谱中的蔬菜鸡蛋饼、杏鲍菇炒鸡肉片、丝瓜猪肝汤、彩椒木耳炒豆腐皮、番茄龙利鱼，都含有优质蛋白质，优质蛋白质含量高达 42 g，约占总蛋白质含量的 49.4%，符合平衡膳食中要求的优质蛋白质占比 30% ~ 50%。

第七章

孕中期：
孕 12 ~ 16 周

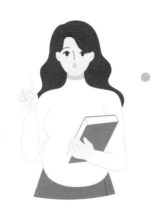

终于迎来令大多数准妈妈心旷神怡的孕中期了，这个阶段也被称为怀孕的"蜜月期"：准妈妈的早孕反应消失、情绪逐渐稳定、身体慢慢适应，胎儿也进入了平稳阶段。我们一起来看看这个阶段会发生什么吧！（特别提示：这本书以 4 周为一个阶段划分孕期，但是孕中期实际是从孕 14 周开始的）

在这个阶段，胎儿的性器官逐渐发育完善，可以辨别出胎儿的性别了。胎儿开始长出头发和眉毛，颈部能进一步伸长，头可以仰得更高，很喜欢吸吮自己的手指。胎儿的内耳骨开始发育，可以传导各种声音。到孕 16 周时，胎儿长约 18 cm、重约 113 g，大小像梨那么大啦！

了解这个阶段的检查

常规检查

对于低危妊娠的准妈妈，在孕 16 周时可能只有一次比较简单的产检，包括测量血压、听胎心、了解体重增加情况，以及医生问诊等。医生会了解准妈妈最近是否有不适的感觉，是否出现了胎动，等等。医生也会测量准妈妈的宫高、腹围，粗略判断胎儿的大小跟孕周发育是否相符。有的医院在这次产检中会额外增加一次超声检查，观察胎儿的一般情况、胎盘、羊水等，但是超声检查在这个阶段不是必须做的。

很多准妈妈会问："既然这次产检这么简单，我可以不去吗？等着下次做最重要的大排畸超声就可以了吧？"当然不行，看似简单的产检，却是为母婴双方保驾护航的重要环节，各位准妈妈一定要按时进行每一次产检。

无创 DNA

无创 DNA，完整地说是无创产前基因检测技术，其原理是对准妈妈外周血浆中的游离 DNA 片段（包含胎儿游离 DNA）进行测序，并将测序结果进行生物信息分析，从中得到胎儿的遗传信息，从而计算胎儿患染色体疾病的风险（即 21- 三体综合征、18- 三体综合征、13- 三体综合征）。这项筛查完全不需要进入羊膜腔，所以才有"无创"一说。进行无创 DNA 的最佳时间是在孕 12 ～ 22 周。

哪些人适合做无创 DNA

无创 DNA 适合所有希望排除胎儿常见染色体疾病的准妈妈，具体包括如下人群。

（1）孕早期和孕中期血清学筛查为高风险的准妈妈。

（2）需要做胎儿染色体检查，但存在羊水穿刺禁忌证（例如，有中央性前置胎盘、Rh 阴性血、凝血功能异常、先兆流产、反复自然流产史等情况）的准妈妈。

（3）孕 20^{+6} 周以上，错过血清学筛查的最佳时间，但要求评估胎儿 21-三体综合征、18- 三体综合征、13- 三体综合征发病率的准妈妈。

无创 DNA 诊断 21- 三体综合征的敏感性为 99% ～ 100%，假阳性率小于 1%；诊断 18- 三体综合征的敏感性为 92% ～ 100%；诊断 13- 三体综合征的敏感性为 80% ～ 100%。

不过无创 DNA 并不是万能的，针对不同的染色体疾病，它的准确度也有所不同。它可以检查出胎儿染色体的数量是否有非整倍数的改变，但是它检查不出染色体的结构和基因是否存在异常。所以仍然有很多疾病不能通过无创 DNA 进行筛查和诊断。准妈妈不能因为无创 DNA 的检查结果为低风险，就觉得高枕无忧了。

哪些人不适合做无创 DNA

准妈妈如果出现了以下情况，建议先咨询医生，再决定是否要做无创 DNA。

- 夫妻一方为染色体疾病患者，或曾妊娠、生育过染色体疾病患儿。
- 年龄大于或等于 35 岁的高龄产妇。

- 超声畸形筛查发现异常，提示胎儿有可能出现其他染色体疾病。
- 接受过异体输血、器官移植、骨髓移植、干细胞治疗和免疫治疗。

唐氏筛查和无创 DNA 选哪个

唐筛是筛查染色体疾病的重要方法，但是我们鼓励准妈妈在经济条件允许的情况下直接选择无创 DNA，放弃唐筛。因为最常见的胎儿染色体疾病类型还是染色体数目发生非整倍体改变。无创 DNA 具有无创性和较高准确率的优点，除了价格因素外，显然是一种比唐筛更好的方法。现在还有无创增强版（无创 PLUS）的检查，能够对多种染色体微缺失、微重复综合征进行筛查，价格也比普通的无创 DNA 要高一些。很多准妈妈会问是否有必要选择无创 PLUS。实际上，如果不考虑价格因素，无创 PLUS 的确优于普通的无创 DNA，但希望准妈妈了解的是，无创 PLUS 对于一些染色体微缺失、微重复综合征的检出率和阳性预测值都没有对 21- 三体综合征这么高。

非必要的 ABO 溶血检查

宝宝的血型是由准爸爸和准妈妈共同决定的，所以并不一定与准妈妈相同。当准妈妈与宝宝的血型不一致时，准妈妈所产生的抗体就有可能攻击宝宝的红细胞，当被破坏的红细胞多到一定程度，宝宝就会出现贫血，而破坏的细胞释放出的物质会让宝宝出现黄疸。因为准妈妈是 O 型血、宝宝是 A 型血或者 B 型血的情况最容易发生这个问题，于是这也被称为 ABO 溶血病。很多准妈妈因为担心新生儿溶血病的发生，于是选择在孕期进行抗血型抗体检查。

其实准妈妈并不需要做这项检查，因为在 ABO 血型不合的胎儿中，仅有 4% 会出现新生儿溶血，即便溶血发生了，对绝大多数胎儿来说，也只是出生后黄疸略微重一些，采用光照疗法（俗称照蓝光）就可以了，真正需要换血疗法的新生儿不足 0.1%，所以准妈妈准爸爸不需要那么紧张。

从另一个角度来看，即便孕期发现抗体阳性了，也没有方法能够避免溶血的发生或者在宫内治疗胎儿的溶血。如果一个检查，既不能指导诊断，也不能指导治疗，反而会增加准父母的焦虑，那做它的意义就极为有限了。

你可能会担心的疾病与不适

孕中期出血

　　孕中期出血的发生率比孕早期低很多，因为这个阶段的胎儿，以及胎儿生长的大本营胎盘都非常稳定了。

　　这个阶段出血的常见原因有胎盘低置状态、宫颈出血、先兆流产。如果不伴随明显的宫缩腹痛，超声检查没有异常，宫颈也没有缩短，通常都不代表有严重问题。所以，如果准妈妈突然发现内裤上有点见红，但没有其他症状的时候，不必太担心，因为这个阶段发生流产的概率非常低。当然，如果能及时就医做进一步的排查是最好的，如果无法及时就医，在胎动良好、出血量少于月经量、没有明显宫缩腹痛的情况下，可以先注意休息，密切观察。

　　如果出血和性生活密切相关，说明出血很可能是宫颈的"糜烂面"或者宫颈息肉导致的。怀孕后，部分患者的宫颈息肉会有明显增大，甚至会没有诱因地反复出血，所以就诊后进行阴道的视诊是很有必要的。压迫止血可以改善宫颈出血，也可以在孕中期做个小手术切除息肉。就诊时，医生会对准妈妈的子宫进行触诊，感受子宫的张力情况、有无明显的宫缩。对于孕周比较小的准妈妈，宫缩的"手感"并不清晰，也未必表现得像书中描述的那样"整个腹部发紧发硬"，而是一种坠胀伴随着阵发性腰酸的感觉，如果你有类似的感觉请和医生仔细交流。

　　超声检查可以帮助判断胎儿在宫内的情况、胎盘的位置、有无宫内出血以及宫颈缩短。如果超声检查一切正常，准妈妈就不必担心了，必要时医生可能会使用孕酮来稳定子宫、减少宫缩。只要避免过度紧张、过度劳累，保持大便通畅，经过一段时间的休息后，大多数准妈妈的情况都会好转。

如果是胎盘低置状态导致的出血，大多是因为宫缩导致的局部拉扯和血管破裂。准妈妈只需要注意休息，进行减少宫缩的治疗就可以了。

脉络丛囊肿

不少准妈妈在孕 14 ~ 20 周做超声检查时提示脉络丛囊肿，于是很担心这种长在脑子里的囊肿会对宝宝未来的智力有影响。其实，单纯的脉络丛囊肿很可能只是正常的变异，人群中的发生率在 2% ~ 3%，对胎儿神经系统的发育也没有明显的影响。医生之所以关注脉络丛囊肿，是因为它在染色体异常的胎儿中发生率比较高，大约在 30% 左右。所以一旦发现脉络丛囊肿，医生需要综合判断胎儿染色体异常的风险。

如果准妈妈的染色体疾病筛查提示正常，超声检查没有发现其他结构上的问题，准妈妈也没有高危妊娠的风险因素，我们就称之为"单纯的脉络丛囊肿"。大多数单纯的脉络丛囊肿在孕晚期就消失了，哪怕持续存在一般也没有异常表现，不会影响胎儿的智力发育。如果准妈妈实在担心，可以进行无创 DNA 筛查。

如果除了脉络丛囊肿，超声检查还提示有其他的异常情况，那么胎儿发生染色体异常的风险会进一步升高，建议准妈妈直接进行产前诊断。

你可能会琢磨的事

为自己添置孕妇装

很多准妈妈觉得怀孕了就不美了，这可是大谬不然，你完全可以从孕期就开始做个辣妈。孕期的着装有什么需要注意的呢？

◎ 鞋子

建议准妈妈选择平跟鞋，如果有一些场合需要穿高跟鞋，请选择比较稳固、鞋跟高度在 5 cm 以下的鞋子。

一些准妈妈因为工作的原因需要每天穿高跟鞋，不少人也觉得自己驾驭高跟鞋的能力很强。在怀孕后，随着松弛素的分泌，以及肚子增大、重心不稳，准妈妈走路跌倒的风险会大大增加，所以无论是从安全性还是舒适性的角度考虑，都不建议准妈妈穿太高跟的鞋子，如果必须穿，请一定要注意脚下的路况。

◎ 胸衣

怀孕会使准妈妈的乳腺再次发育，需要及时更换合适的胸衣。选择胸衣有如下几个建议。

- 为了买到合适的胸衣，最好能去店里试穿而不是直接网购。
- 选择宽肩带且能提供较好拉力的胸衣。

- 罩杯要能够包住乳房的绝大部分。
- 建议选择多排扣（3 ～ 4 排）的胸衣，因为能够提供更多的调整空间。
- 建议选择纯棉透气的胸衣，不建议选带钢圈的胸衣。
- 关注乳腺的变化，整个孕期可能需要调整 1 ～ 2 次胸衣型号。
- 有的准妈妈在孕期可能出现泌乳，如果有类似情况发生，要及时购买防溢乳垫。

◎ 内裤

准妈妈选择舒适、透气的普通棉质内裤就可以了。不少准妈妈喜欢高腰内裤，觉得穿上更有安全感，其实这是没必要的。至于那些声称孕妇专用、有除菌或者其他功效的内裤，就更没有必要购买了。

◎ 日常其他衣物

除了特别紧的裤子，准妈妈穿的衣物并没有特别的禁忌。透气舒适、宽松或有弹性、夏季吸汗效果好、冬季保暖效果好，是准妈妈选择衣物的标准。

日常还要注意穿搭的季节性。很多老人担心准妈妈怕冷，即便在春秋季也要让准妈妈穿得"里三层外三层"，这反而容易导致准妈妈患感冒。准妈妈还可以在夏季准备一件小外搭，避免温度变化带来不适。

随着宝宝即将到来，家庭开支的合理分配也成了很多准爸妈关心的事情，大多数准妈妈都希望孕期选的衣服无论是否怀孕都能穿，最好既时尚又能凸显女性的魅力。能满足这个要求的衣服类型还是很多的，比如裙装就是经济实惠的好选择，提高腰线的连衣裙或者一些腰部的配饰都能在视觉上拉长身材比例。到了秋冬季节，中长外套叠穿更能突出女性的气质。裤装方面，一些腰部宽松的孕妇裤也是不错的选择。

为什么我不"显怀"

通俗地讲，"显怀"指的是让人一看"腹形"就知道你怀孕了。在孕中期，准妈妈一方面希望自己肚子别太大以免显得笨拙和肥胖，另一方面又忍不住和其他准妈妈互相攀比，为自己的不"显怀"而担忧。大家甚至还衍生出来很多与腹形有关的名词，比如上怀和下怀、圆肚子和尖肚子。

其实这些名词本身没有特别大的意义，因为是否"显怀"和很多因素有关，比如准妈妈体形是胖是瘦、身高是高是矮、子宫的位置、盆腔的大小、脊柱的特点、胎儿的位置、羊水量是多是少、怀的是单胎还是多胎、日常是偏爱贴身的衣服还是宽松的衣服……正常来说，孕 20 周前，由于胎儿的身材还很娇小，大多数准妈妈都不是很"显怀"。

另外，只要按时参加产检，即便"不显怀"代表着一些疾病和风险，也会被医生及时发现。医生判断"不显怀"是否有风险，主要是通过测量准妈妈的宫高和腹围，这样能粗略判断胎儿的发育状态。

至于是上怀还是下怀、圆肚子还是尖肚子，和胎儿的性别也毫无关系，不过是朋友长辈之间的一个轻松话题而已。

胎心听筒要不要买

孕 14 周左右，在准妈妈的耻骨联合上方就能听到胎儿的胎心了，恰好这个时候准妈妈还感觉不到胎动，于是很多准妈妈就买了胎心听筒，觉得能随时听胎儿的心跳简直是太令人安心了。但是也有准妈妈会担忧，比如担心胎心听筒会不会有辐射、胎心听筒到底有没有效果、胎心真的能反映出胎儿的发育情况吗？

胎心听筒是否有辐射

日常大家购买的多普勒胎心仪依靠的是超声波原理，并没有辐射的问题，相对很安全。和辐射相关的知识，大家可以参考前面的文章"需要准备防辐射服吗"。

胎心听筒能否反映胎儿的发育情况

胎儿的心跳其实没办法真实反映胎儿的发育情况。原因一是，即便胎儿宫内情况不好，胎动明显减少，胎心仍然可能是在正常范围内的（110 ~ 160次/分）。是否有规律的胎动（尤其是在孕晚期），才是准妈妈判断胎儿宫内情况的最好参考。原因二是，胎儿的心跳本就存在波动性，昨天120次/分，今天150次/分都很正常，偶尔高于正常范围达到170 ~ 180次/分，或偶尔100次/分但很快又回到正常水平，大概率也是正常的。胎心和胎儿的性别也没有关系。

总体来看，胎心听筒绝不是孕期必备。你可以买一个胎心听筒听听宝宝的心跳，感受宝宝心跳带来的快乐，但是胎心确实没办法反映宝宝发育是否正常，也可能会给准妈妈带来额外的焦虑。

孕期可以有性生活吗

很多准爸妈想知道孕期是否可以进行性生活，会不会对胎儿的健康有影响。其实，健康的准妈妈是可以有性生活的，但是建议避开孕早期和孕晚期，因为胎儿在这两个阶段相对不太稳定。

在孕中期，准爸妈可以比较自由地享受性生活，高质量的孕期性生活对孕妇和胎儿的健康，以及促进双方的感情都有帮助。不过需要注意孕期性生活的姿势、卫生等问题，让性生活更加健康和谐。建议准妈妈在进行性生活前向医生咨询自己是否有禁忌证和高危因素。

另外，每个人的性欲在孕期都可能发生变化，有的准妈妈更旺盛，有的则相反。希望每位准妈妈都可以和爱人交流自己的感受。无论是否有性生活，都能一直感受到夫妻间的爱与被爱。

性生活的注意事项

◎ 卫生问题

在进行性生活前后要做好夫妻双方私处的清洁工作，保持卫生，不要把手指伸入阴道，以免造成损伤，引发细菌感染。另外，必须使用安全套，减少准妈妈感染疾病的风险。

◎ 姿势动作

在性生活的过程中动作要尽量温柔轻缓，注意插入的速度及深度，不要有太过刺激的动作。在孕早期，一般的姿势都是可以的。但要注意不要给准妈妈的腹部太大压力。准妈妈肚子逐渐变大后，尽量采用不会插入过深、不会压迫准妈妈腹部的体位，可以尝试女上男下、后入式或侧入式等姿势，以减少对子宫的压迫。

什么情况下不适合过性生活

虽然孕期是可以有性生活的，但是如果准妈妈有早产史、不明原因的阴道出血、胎膜早破、宫颈机能不全（即宫颈过早开放）、前置胎盘（即胎盘部分或完全覆盖宫颈口）、多胎妊娠、伴侣有性传播疾病等高危因素，就不建议进行性生活了。

孕12~16周食谱举例

孕中期的营养需求和饮食原则

孕中期这 3 个月应该是怀孕过程中相对比较惬意的时光了，不用像孕早期那么小心翼翼了，身体的自由度和舒适度也相对较高。这个阶段的胎儿迅速生长，为了满足胎儿的需要，蛋白质、铁、DHA 等营养素成了准妈妈所需的关键营养素。

◎ 每天吃够 70 g 蛋白质，优质蛋白质占 1/3

从孕中期开始，胎儿的生长发育加快，对于优质蛋白质的需求也随之增加。在孕中期，准妈妈每天应该摄入的蛋白质比之前增加了 15 g，达到了 70 g。其中，优质蛋白质的摄入量要达到 1/3 以上。鸡蛋、牛奶、鱼虾、瘦肉、大豆等食物，都是优质蛋白质的良好来源，准妈妈日常可以适当多吃一点。

1 个鸡蛋、50 g 瘦肉（手掌厚、掌心大小）、500 g 牛奶（2 包左右）、25 g 大豆对应的豆制品（如 100 g 豆腐，相当于 5 块麻将大小）、50 g 鸡胸肉（手掌厚、掌心大小）、10 只草虾，都能提供 30 g 以上的优质蛋白质。

每天也要吃够 275 ~ 325 g 谷薯类，大约相当于 100 g 大米，75 ~ 100 g 土豆、芋头、红薯等薯类，50 g 挂面和 50 g 面粉的总和。虽然主食中蛋白质的质量不能和肉类相媲美，但是蛋白质的数量还是很可观的。吃够主食基本上就能吃够 40 g 蛋白质。

◎ 对大脑和眼睛有益的 DHA，每天要补 200 mg

说到 DHA，可能很多人都听过它的另外一个名字"脑黄金"。光看名字就知道它是一种对大脑有益的营养素，事实也确实如此。DHA 是大脑中含量最丰富的多不饱和脂肪酸，也是胎儿大脑和视网膜发育所必需的营养素。

从孕 4 周起，胎儿的大脑就开始发育了。从孕 12 周起，胎儿每分钟约有 2～2.5 万个脑细胞形成。到了孕中晚期，胎儿脑细胞的增殖达到了最高峰，等到出生时的脑细胞数目（近 130～180 亿个）已与成年人基本相同。所以在这个阶段，我们要保证给胎儿的大脑发育提供充足的原料。《中国居民膳食营养素参考摄入量》建议准妈妈每天应该保证摄入 200 mg 的 DHA。具体 DHA 要怎么摄入呢？

（1）每周吃 2～3 次富含 DHA 的鱼。很多海鱼都富含 DHA，比如三文鱼、金枪鱼、带鱼、大黄鱼、小黄鱼、鲅鱼、鲳鱼、秋刀鱼等。如果没有条件经常吃海鱼，那鲈鱼、鲶鱼、鳜鱼等淡水鱼也是不错的选择。孕期多吃鱼类除了能补充 DHA 外，还能给准妈妈提供优质的蛋白质、锌、维生素 D 等营养素，一举多得。建议准妈妈每周吃 300～500 g 鱼肉，如果做不到每天吃，可以每周吃 2～3 次。

（2）适当吃富含 α-亚麻酸的油。亚麻籽油和紫苏油中富含一种叫作 α-亚麻酸的必需脂肪酸，这种脂肪酸在体内可以合成 DHA，但是因为合成的效率比较低，所以并不推荐作为 DHA 的主要来源，但是在日常代替一部分其他植物油是不错的选择。需要注意的是，这两种油都不耐热，最好在拌凉菜时使用。

（3）补充孕妇专用的 DHA 补充剂。如果没有条件吃富含 DHA 的鱼类，那就选鱼油或藻油来补 DHA 吧，藻油的腥味要比鱼油淡一些。

◎ 铁摄入要适量增加，每天达到 24 mg

跟孕早期相比，孕中期准妈妈对铁的需求量有所增加，每天要多摄入 4 mg 铁。这多出来的 4 mg 铁，我们吃 100 g 牛里脊、20 g 猪肝或者 15 g 鸭血就能补上。所以，准妈妈依旧要吃够瘦肉类、肝脏及动物血等富含血红素铁的动物性食物。但是肉的摄入也不是多多益善，大多数肉都含有不少脂肪，吃得过多不利于准妈妈控制体重适宜增长。另外，如果在产检时发现准妈妈有贫血的现象，一定要在医生的指导下及时补充铁剂。

总结一下，准妈妈在孕中期要注意补充蛋白质、铁、DHA 这 3 种关键营养素。孕早期要重点补充的叶酸和碘，在孕中期也依然重要。准妈妈每天要摄入至少 70 g 蛋白质、24 mg 铁、200 mg 的 DHA、600 μg 叶酸（400 μg 叶酸补充剂和含 200 μg 叶酸的食物），不超过 6 μg 加碘盐。

孕 13 周食谱举例

早 餐 鸡肉玉米馄饨、秋葵炒鸡蛋、凉拌菠菜、纯牛奶

原料：

鸡肉玉米馄饨：鸡胸肉 50 g、玉米粒 10 g、面粉 60 g

秋葵炒鸡蛋：秋葵 20 g、鸡蛋 1 个（约 50 g）、花生油 4 g、食盐 1 g

凉拌菠菜：菠菜 200 g、香油 2 g、食盐 1 g、生抽少许、醋少许

纯牛奶：200 g

制作步骤：

鸡肉玉米馄饨：将鸡胸肉用料理机搅打成泥，倒入玉米粒搅拌均匀。面粉中加水，用筷子搅拌成絮状，用手将面絮揉成光滑的面团。刚和好的面团比较硬，盖上保鲜膜，置于温暖处醒 15 分钟（醒发后面团会变软），然后排气揉匀，整体擀薄，切成馄饨皮。填入做好的馅，包成馄饨，然后煮熟即可。

秋葵炒鸡蛋：将秋葵洗净，斜切成片，鸡蛋打散备用。热锅冷油，油热后倒入打散的蛋液，炒散盛出。锅中再次倒油，放入秋葵炒熟，加入鸡蛋和盐，炒匀即可。

凉拌菠菜：将菠菜洗净，沸水焯 1 分钟后捞出，切段后加入盐、生抽、醋和香油，拌匀即可。

+ 早加餐 橙子 100 g

午餐 玉米面馒头、彩椒炒猪肝、清炒杏鲍菇

原料：

玉米面馒头：玉米面 40 g、面粉 80 g、酵母 1 g

彩椒炒猪肝：彩椒 100 g、（生）猪肝 25 g、花生油 5 g、食盐 1 g，葱姜蒜、干辣椒、淀粉各少许

清炒杏鲍菇：杏鲍菇 150 g、花生油 5 g、食盐 1 g、葱花少许

制作步骤：

玉米面馒头：将玉米面和面粉混合，将酵母溶解于 35℃ 左右的温水中，再将酵母水缓缓倒入混合面粉中，揉成光滑的面团，置于温暖处发酵至两倍大，然后排气揉匀，揉成馒头状即可。将馒头摆放在蒸锅中醒发 10 ~ 20 分钟，然后开火，水开后蒸 20 分钟，关火后焖 3 分钟。

彩椒炒猪肝：猪肝洗净后切成薄片，加入少许盐、姜末、淀粉和水，腌制 15 分钟。将彩椒切块备用。热锅冷油，放入葱姜蒜和干辣椒炒香，加入猪肝片，翻炒至无血色，倒入彩椒翻炒 1 分钟，撒盐即可出锅。

清炒杏鲍菇：将杏鲍菇洗净，切片备用。热锅冷油，油热后倒入葱花炒香，倒入切好的杏鲍菇片，炒至变软熟透，撒盐出锅即可。

+ 午加餐 腰果 10 g、纯牛奶 200 g

晚餐 紫薯糯米饭、胡萝卜莴笋炒花蛤、紫菜蛋花汤

原料：

紫薯糯米饭：紫薯 75 g、糯米 60 g

胡萝卜莴笋炒花蛤：胡萝卜 20 g、莴笋 100 g、花蛤 70 g、花生油 5 g、食盐 1 g、葱姜少许、料酒少许

紫菜蛋花汤：鸡蛋 1 个（约 50 g）、（干）紫菜 2 g、香油 2 g、食盐 1 g、香菜少许

制作步骤：

紫薯糯米饭：将紫薯块与糯米混合，加入相当于糯米体积 1.3 倍的水，用电饭煲焖成饭。

胡萝卜莴笋炒花蛤：花蛤提前用盐水浸泡 2 小时，使花蛤吐出沙子。在盐水中搓洗花蛤，洗净表面的泥沙，捞出备用。锅中放入姜和料酒，沸水下锅，焯至花蛤开口即捞出备用。热锅冷油，倒入葱姜炒香，放入切好的胡萝卜丝和莴笋丝，再放入焯好的花蛤，翻炒 1 分钟，加少许盐即可出锅。

紫菜蛋花汤：锅中加水，水开后加入紫菜煮开，将打散的鸡蛋倒入，并用筷子轻轻搅动，再次煮开后放入少许盐、香油和香菜即可出锅。

⁺ **晚加餐** 番石榴 100 g、全麦面包 40 g

食谱能量和营养素供应量分析

我们对本周食谱能提供的能量和营养素进行了分析，结果如表 7.1 所示。按照专业配餐的原则，各种营养素达到推荐摄入量的 90% 就符合要求，所以该食谱中的能量和营养素供应量充足。

表 7.1　本周食谱能量和营养素供应量分析

项目	供应量	参考值	满足情况
能量（kcal）	2124	2100	充足
蛋白质（g）	95.5	70	充足
脂肪（供能比）	25.4%	20% ~ 30%	充足

续表

项目	供应量	参考值	满足情况
碳水化合物（供能比）	58.8%	50%～65%	充足
膳食纤维（g）	23	25～30	达标
维生素 A（μgRAE）	2769	770	充足
维生素 C（mg）	285.9	115	充足
维生素 B_1（mg）	2.2	1.4	充足
维生素 B_2（mg）	1.9	1.4	充足
钙（mg）	919	1000	达标
铁（mg）	26.2	24	充足
锌（mg）	10.8	9.5	充足

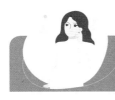

丁 妈 营 养 小 贴 士

孕吐缓解后，补足维生素 B_1 促食欲

进入孕中期后，大部分的孕吐情况都会有所缓解，可是孕早期的孕吐多少会影响营养素的摄入，所以刚进入孕中期的准妈妈，身体、胃口都不会马上进入最佳状态。这个时候，补充维生素 B_1，让自己有个好胃口就很重要了。

为什么充足的维生素 B_1 能促进食欲呢？人体内有种物质叫乙酰胆碱，它可以促进胃肠蠕动和消化液的分泌，让人产生食欲。胆碱酯酶能够分解乙酰胆碱，维生素 B_1 是胆碱酯酶的抑制剂，如果

缺乏维生素 B_1，胆碱酯酶的活性增强，乙酰胆碱就会被分解掉。所以保证充足的维生素 B_1 的摄入才有利于促进食欲。

本周的示例食谱中搭配了富含维生素 B_1 的食物，让维生素 B_1 的供应量达到了推荐量的 157.1%，能帮准妈妈好好开胃。富含维生素 B_1 的食材还有瘦猪肉、鸡心、燕麦、绿豆粉、鲜豌豆、鹰嘴豆等食物，推荐本周重点吃这些食物。

另外要提醒准妈妈的是，维生素 B_1 可溶于水、怕高温，所以要减少淘米的次数，淘洗 1 ~ 2 次就行，也不要吃捞饭，各种食材也要尽量减少油炸。

孕 14 周食谱举例

早 餐 小米南瓜粥、枸杞鸡蛋羹、清炒菜心

原料：

小米南瓜粥：小米 80 g、南瓜 50 g

枸杞鸡蛋羹：枸杞 2 ~ 3 粒、鸡蛋 1 个（约 50 g）、香油 2 g、食盐 1 g

清炒菜心：菜心 200 g、花生油 5 g、食盐 1 g、蒜片少许

制作步骤：

小米南瓜粥：将南瓜块和小米混合，加入相当于小米体积 8 倍的水，用电饭煲煮成粥。

枸杞鸡蛋羹：将鸡蛋均匀打散，加入 75 g 温水和少许盐，打匀后撇去浮沫，加入香油，覆上保鲜膜，在保鲜膜上扎几个小孔。蒸锅上汽后，放入蛋液蒸 10 分钟，出锅后，放几粒枸杞做点缀即可。

清炒菜心：热锅冷油，放入蒜片炒香，倒入洗好切段的菜心，翻炒 1 ～ 2 分钟，撒盐即可出锅。

＋ 早加餐 香蕉 150g

午 餐 紫薯馒头、海带鳕鱼豆腐汤、茼蒿炒鸡胸肉

原料：

紫薯馒头：紫薯 50g、面粉 65g、酵母 1g

海带鳕鱼豆腐汤：海带 20g、鳕鱼 50g、豆腐 70g、花生油 3g、食盐 1g、料酒、香油、葱花各少许

茼蒿炒鸡胸肉：茼蒿 100g、鸡胸肉 50g、花生油 4g、食盐 1g、蒜片少许

制作步骤：

紫薯馒头：将紫薯块打成紫薯泥，再与面粉混合（如果干的话，可以加少量温水），加入 1g 酵母，揉成光滑的面团，置于温暖处发酵至两倍大，然后排气揉匀，切成相同大小的面块，揉成馒头状即可。二次醒发 10 ～ 15 分钟，大火蒸 15 分钟。

海带鳕鱼豆腐汤：将鳕鱼提前切块，用少许料酒腌制一下，去除腥味。锅中加水，水开后倒入腌制好的鳕鱼块，煮至熟透。加入切好的豆腐块和海带丝，水开后煮 1 ～ 2 分钟，撒入少许盐、葱花，再加入少许香油，即可出锅。

茼蒿炒鸡胸肉：将茼蒿洗净焯水，切段备用，鸡胸肉切丝备用。热锅冷油，加入蒜片炒香，倒入鸡胸肉炒熟，再倒入茼蒿，大火快炒 1 分钟，撒盐盛出即可。

＋ 午加餐 葵花籽仁 10g、纯牛奶 300g

晚 餐 红豆饭、番茄炒菜花、芹菜炒鸭肝

原料：

红豆饭：红豆 15 g、大米 75 g

番茄炒菜花：番茄 100 g、菜花 100 g、花生油 4 g、食盐 1 g、葱花少许

芹菜炒鸭肝：芹菜 150 g、鸭肝 20 g、花生油 5 g、食盐 1 g、料酒少许、葱花少许

制作步骤：

红豆饭：将红豆提前浸泡，弃掉泡豆水后与大米混合，加入相当于红豆和大米体积 1.3 倍的水，用电饭煲焖成饭。

番茄炒菜花：将番茄洗净，切块备用。将菜花洗净后掰成小朵，焯水备用。热锅冷油，油热后倒入葱花炒香，倒入番茄翻炒均匀，再倒入菜花翻炒 1 分钟，撒盐即可出锅。

芹菜炒鸭肝：将芹菜洗净后切段备用，将鸭肝切成薄片，提前用少许料酒腌制一下去除腥味。热锅冷油，倒入葱花炒香，倒入鸭肝炒熟，再加入芹菜翻炒 1 分钟即可。

+ **晚加餐** 桑葚 120 g、全麦面包 40 g

食谱能量和营养素供应量分析

我们对本周食谱能提供的能量和营养素进行了分析，结果如表 7.2 所示。按照专业配餐的原则，各种营养素达到推荐摄入量的 90% 就符合要求，所以该食谱中的能量和营养素供应量充足。

表 7.2　本周食谱能量和营养素供应量分析

项目	供应量	参考值	满足情况
能量（kcal）	2115	2100	充足
蛋白质（g）	97.5	70	充足
脂肪（供能比）	26.3%	20% ~ 30%	充足
碳水化合物（供能比）	57.6%	50% ~ 65%	充足
膳食纤维（g）	23.8	25 ~ 30	达标
维生素 A（μgRAE）	960	770	充足
维生素 C（mg）	183.1	115	充足
维生素 B_1（mg）	2.1	1.4	充足
维生素 B_2（mg）	1.8	1.4	充足
钙（mg）	1032.8	1000	充足
铁（mg）	36.4	24	充足
锌（mg）	11.1	9.5	充足

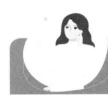

丁妈营养小贴士

促进食欲，补锌也很给力

　　除了维生素 B_1，锌也能跟唾液蛋白结合成味觉素，为促进食欲贡献力量。可是准妈妈在孕早期即使没有孕吐，味觉也往往会比较敏感，所以很多准妈妈吃不下富含锌的贝壳类水产品和动物内脏。

　　进入孕中期，准妈妈可以尝试着吃富含锌的食物了，弥补因孕早期摄入不足而引起的锌缺乏，胃口也会好起来，如此就进入"吃得下——胃口好——营养足"的良性循环了。

　　本周示例食谱中，鸭肝的锌含量最为丰富，一日锌的供应量能达到推荐量的 116.8%。除了鸭肝，生蚝、扇贝、猪肝、酱牛肉、西瓜子、山核桃、黑芝麻、干核桃中的锌含量也很丰富，在本周的其他日子里建议重点选择。准妈妈如果依旧对水产品的腥味比较敏感，就多用些姜丝去腥吧。

孕 15 周食谱举例

早　餐 牛奶燕麦片、红枣鸡蛋羹、清炒菜花

原料：
　　牛奶燕麦片：纯牛奶 200 g、（熟）纯燕麦片 65 g
　　红枣鸡蛋羹：红枣 2 g、鸡蛋 1 个（约 50 g）、香油 2 g、食盐 1 g
　　清炒菜花：菜花 200 g、花生油 6 g、食盐 1 g、葱花少许

制作步骤：
　　牛奶燕麦片：用少量开水泡开燕麦片，倒入一杯牛奶即可，或在锅中加入燕麦和少量清水，煮熟后倒入一杯牛奶。
　　红枣鸡蛋羹：将鸡蛋打散，红枣去核切片备用，在蛋液中加入 75 g 温水和少许盐搅匀，撇去浮沫后加入红枣片和香油，覆上保鲜膜后在上面扎几个小孔，蒸锅上汽后蒸 10 分钟即可。
　　清炒菜花：将菜花洗净后掰成小朵，焯水备用。热锅冷油，油热后加入葱花炒香，倒入菜花翻炒半分钟，撒盐即可出锅。

+ 早加餐 猕猴桃 100g

午餐 香葱花卷、蒸山药、胡萝卜炒香干、黑豆苗炒鸡肉丝

原料：

香葱花卷：香葱 10g、面粉 85g、酵母 1g

蒸山药：山药 100g

胡萝卜炒香干：胡萝卜 100g、香干 25g、花生油 4g、食盐 1g

黑豆苗炒鸡肉丝：黑豆苗 100g、鸡胸肉 75g、花生油 5g、食盐 1g、葱花少许

制作步骤：

香葱花卷：将香葱切碎，与面粉混合，将酵母溶解于 35℃左右的温水中，再将酵母水缓缓倒入混合物中，揉成光滑的面团，置于温暖处发酵至两倍大，然后排气揉匀，做成花卷状即可，上汽后蒸 20 分钟，关火后焖 3 分钟即可。

蒸山药：将山药洗净后放入蒸锅蒸熟即可（也可以煮熟）。

胡萝卜炒香干：将胡萝卜切片，香干切条备用。油热后放入香干炒 1～2 分钟，再放入胡萝卜炒 1～2 分钟，撒盐即可出锅。

黑豆苗炒鸡肉丝：将鸡胸肉切丝，黑豆苗洗净备用。热锅冷油，油热后加入葱花炒香，倒入鸡肉丝炒熟，倒入黑豆苗翻炒 1～2 分钟，撒盐即可出锅。

+ 午加餐 腰果 10g、纯牛奶 200g

晚餐 大米玉米芝麻饭、小白菜紫菜蚬子汤、蒜苗炒鸭血

原料：

大米玉米芝麻饭：大米 70g、玉米 30g、黑芝麻 10g

小白菜紫菜蚬子汤：小白菜 100g、蚬子 75g、（干）紫菜 2g、花生油

2g、食盐 1g、葱花少许

蒜苗炒鸭血：蒜苗 100g、鸭血 25g、花生油 6g、食盐 1g

制作步骤：

大米玉米芝麻饭：将大米、玉米和黑芝麻混合，加入相当于大米体积 1.3 倍的水，用电饭煲焖成饭。

小白菜紫菜蚬子汤：将小白菜洗净，切段备用。将蚬子处理干净，用沸水焯 2 分钟，开口后捞出备用。锅中加入热水、花生油、蚬子、盐和葱花，水开后加入小白菜和紫菜，再次煮开后撒盐即可出锅。

蒜苗炒鸭血：将蒜苗洗净切段，鸭血切片备用。热锅冷油，油热后放入鸭血炒 1 分钟，再放入蒜苗炒 1 分钟，撒盐即可出锅。

+ 晚加餐 草莓 100g、全麦面包 40g

食谱能量和营养素供应量分析

我们对本周食谱能提供的能量和营养素进行了分析，结果如表 7.3 所示。按照专业配餐的原则，各种营养素达到推荐摄入量的 90% 就符合要求，所以该食谱中的能量和营养素供应量充足。

表 7.3　本周食谱能量和营养素供应量分析

项目	供应量	参考值	满足情况
能量（kcal）	2090	2100	达标
蛋白质（g）	100.5	70	充足
脂肪（供能比）	28%	20% ~ 30%	充足
碳水化合物（供能比）	55.5%	50% ~ 65%	充足
膳食纤维（g）	23	25 ~ 30	达标
维生素 A（μgRAE）	928.4	770	充足

续表

项目	供应量	参考值	满足情况
维生素 C（mg）	301.1	115	充足
维生素 B_1（mg）	1.5	1.4	充足
维生素 B_2（mg）	1.4	1.4	充足
钙（mg）	1177.9	1000	充足
铁（mg）	36.7	24	充足
锌（mg）	11.4	9.5	充足

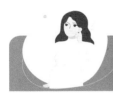

丁 妈 营 养 小 贴 士

孕中期也要继续补叶酸

很多准妈妈进入孕中期干脆就不补充叶酸了，因为大家都知道孕早期缺乏叶酸会增加胎儿神经管畸形的风险，而孕中期没听说不补充叶酸有什么危害。

其实，准妈妈在孕中期叶酸摄入不足也会增加某些疾病的患病风险，比如巨幼红细胞性贫血和子痫。如果准妈妈发生巨幼红细胞性贫血，就容易出现头晕、乏力、精神萎靡、食欲下降、腹泻、腹胀、便秘等症状，所以孕中期仍然要继续重视叶酸的补充。

本周示例食谱中搭配了富含叶酸的食物，比如鸡蛋、香干、猕猴桃、腰果、小白菜等，但是由于天然食物中的叶酸在烹调中损失较多，所以准妈妈还是要坚持每天补充 400 μg 叶酸制剂。

孕 16 周食谱举例

早 餐 香菇虾仁粥、蒸红薯、黑芝麻煎蛋、清炒紫甘蓝

原料：

香菇虾仁粥：（鲜）香菇 80 g、虾仁 50 g、香米 50 g

蒸红薯：红薯 100 g

黑芝麻煎蛋：鸡蛋 1 个（约 50 g）、黑芝麻 2 g、花生油 4 g、食盐 1 g

清炒紫甘蓝：紫甘蓝 100 g、花生油 5 g、食盐 1 g、葱蒜少许

制作步骤：

香菇虾仁粥：将香菇洗净切片，虾仁洗净焯水。将原料混合，加入相当于香米体积 8 倍的水，用电饭煲煮成粥。

蒸红薯：将红薯洗净后放入蒸锅蒸熟即可（也可以煮熟）。

黑芝麻煎蛋：热锅冷油，打入 1 个鸡蛋，小火煎至定型，撒入黑芝麻和盐，翻面煎熟即可。

清炒紫甘蓝：将紫甘蓝切成细丝。热锅冷油，加入葱蒜炒香，再放入切好的紫甘蓝，急火快炒 1 分钟，撒盐即可出锅。

+ 早加餐 桑葚 200 g

午 餐 红枣馒头、苦瓜牛肉片、番茄生菜汤

原料：

红枣馒头：红枣 8 g、面粉 95 g、酵母 1 g

苦瓜牛肉片：苦瓜 80 g、瘦牛肉 75 g、花生油 5 g、食盐 1 g，料酒、淀粉、姜片、蒜片各少许

番茄生菜汤：番茄 100 g、生菜 200 g、花生油 4 g、食盐 1 g

制作步骤：

红枣馒头：将红枣去核，切碎后混到面粉里，加入 1 g 酵母和适量温水，揉成光滑的面团，置于温暖处发酵至两倍大，然后排气揉匀，切成相同大小的面块，揉成馒头状即可。二次醒发 10 ~ 15 分钟，大火蒸 15 分钟。

苦瓜牛肉片：将瘦牛肉切片，用料酒抓匀腌制一下，再放入少量水、淀粉和油，抓匀备用。苦瓜去除瓤和白膜，切片备用。热锅冷油，煸香姜蒜片，放入肉片快速划散，炒至肉片变色，再倒入苦瓜，翻炒片刻，撒盐即可出锅。

番茄生菜汤：将番茄洗净切块，生菜洗净切段备用。热锅冷油，倒入番茄，翻炒出汁后加水，水开后倒入生菜，再次开锅后，撒盐即可出锅。

+ 午加餐 葵花籽仁 10 g、纯牛奶 300 g

晚 餐 鹰嘴豆香米饭、青椒炒猪肝、鲫鱼豆腐汤

原料：

鹰嘴豆香米饭：鹰嘴豆 20 g、香米 65 g

青椒炒猪肝：青椒 100 g、（生）猪肝 30 g、花生油 4 g、食盐 1 g，葱姜蒜、干辣椒、淀粉各少许

鲫鱼豆腐汤：鲫鱼 50 g、豆腐 60 g、花生油 3 g、食盐 1 g，料酒、姜片、胡椒粉、葱花、香菜各少许

制作步骤：

鹰嘴豆香米饭：鹰嘴豆提前浸泡，弃掉泡豆水，与香米混合，加入相当于香米体积 1.3 倍的水，用电饭煲焖成饭。

青椒炒猪肝：将猪肝洗净后切成薄片，加入少许盐、姜末、淀粉和水，腌制 15 分钟。热锅冷油，放入葱姜蒜和干辣椒炒香，加入猪肝翻炒至无血色，倒入切好的青椒块，翻炒 1 分钟，撒盐即可出锅。

鲫鱼豆腐汤：将鲫鱼洗净切块，提前用少许料酒腌制一下，去除腥味。将豆腐切块备用。热锅冷油，油热后放入鲫鱼，煎至两面金黄。放入姜片，

加入适量开水，大火煮 20 分钟左右后倒入豆腐块，再次煮沸时撒入盐、胡椒粉、葱花和香菜，即可出锅。

+ **晚加餐**　猕猴桃 100 g、全麦面包 40 g

食谱能量和营养素供应量分析

我们对本周食谱能提供的能量和营养素进行了分析，结果如表 7.4 所示。按照专业配餐的原则，各种营养素达到推荐摄入量的 90% 就符合要求，所以该食谱中的能量和营养素供应量充足。

表 7.4　本周食谱能量和营养素供应量分析

项目	供应量	参考值	满足情况
能量（kcal）	2122	2100	充足
蛋白质（g）	103	70	充足
脂肪（供能比）	27.3%	20% ~ 30%	充足
碳水化合物（供能比）	56.4%	50% ~ 65%	充足
膳食纤维（g）	29.2	25 ~ 30	充足
维生素 A（μgRAE）	3143.3	770	充足
维生素 C（mg）	259.1	115	充足
维生素 B_1（mg）	1.3	1.4	达标
维生素 B_2（mg）	1.9	1.4	充足
钙（mg）	966.2	1000	达标
铁（mg）	21.8	24	达标
锌（mg）	15.5	9.5	充足

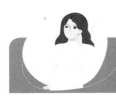

丁 妈 营 养 小 贴 士

孕中期补够蛋白质，宝宝茁壮成长

　　孕中期胎儿生长发育迅速，四肢和各器官的发育都需要蛋白质。为了保证胎儿的正常发育，建议准妈妈每天增加 15 g 蛋白质的摄入，至少达到每天 70 g。肉类、奶类、蛋类、大豆类都是优质蛋白质的良好来源。《中国居民膳食指南》建议：孕中期每天要喝够 300 ～ 500 g 奶；动物性食物增加 50 g，达到 150 ～ 200 g 每天。本周食谱中的鸡蛋、牛肉、鲫鱼、牛奶、豆腐，都含有优质蛋白质，吸收利用率高，而且它们还能弥补粥、米饭、花卷中蛋白质含量低的劣势，提高蛋白质的利用率。本周食谱中的蛋白质含量达到了 103 g，供应量和推荐摄入量之比为 147.1%，满足了每日蛋白质的需求。如果有的准妈妈吃不下这么多富含蛋白质的食物，也可以适量减少肉的摄入量，比如午餐的瘦牛肉减少 25 g、早餐的虾仁或晚餐的鲫鱼减少 25 g，这样仍然能保证蛋白质的每日摄入量达到 70 g。

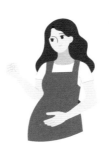

第八章

孕中期：
孕 16 ~ 20 周

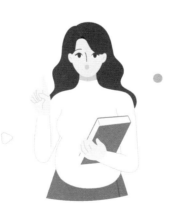

在孕中期的第二个月，很多准妈妈会迎来一个大惊喜：第一次感受到了胎动。从一开始疑惑肚子里为什么有小泡泡破了的感觉，到非常清晰地感受到宝宝在跟你打招呼，真的是一种幸福美好的体验。

在这个阶段，胎儿可以在子宫里不断变换姿势甚至翻跟头，脊柱基本可以伸直，医生用听诊器可以听到胎儿的心跳（每分钟可以跳 120 ~ 160 次）。胎儿的气管已经形成，肺泡壁虽然薄，但可以进行气体交换了。女宝宝的卵巢在这个阶段形成，男宝宝的睾丸开始下降。胎粪开始产生了。到孕 20 周时，胎儿长约 25 cm、重 224 ~ 500 g。

了解这个阶段的检查

常规检查

对于低危妊娠的准妈妈，这个阶段一般只有一次比较简单的产检，包括测量血压、听胎心、了解体重增加情况、测量宫高及腹围、粗略判断胎儿的大小跟孕周发育是否相符，以及询问准妈妈有无不适感、是否出现了胎动，等等。准妈妈这个阶段也要按时进行产检，这是对自身和胎儿的重要保障。

羊水穿刺

羊水穿刺是产前诊断的一种方法，一般是指用非常细的针从准妈妈腹部（肚皮表面）穿入宫腔，抽取羊水获得胎儿脱落的细胞后进行培养，得到胎儿的染色体信息，从而判断是否有问题。羊水穿刺是检测染色体疾病的最准确方法。

适合做羊水穿刺的时间是孕 16 ～ 22 周，因为这段时间内羊水的量比较多，有利于穿刺成功。这个阶段羊水中的细胞含量也比较丰富，更容易检测到胎儿的遗传物质。每家医院要求做羊水穿刺的时间可能有所不同，有的医院要求准妈妈在孕 18 ～ 22 周检查，有的则要求在孕 18 ～ 24 周检查。

羊水穿刺安全吗

很多准妈妈都担心羊水穿刺的安全性，比如担心针头会伤害到胎儿。其实在超声监测下，针头伤害胎儿的情况极少发生。另外，虽然羊水穿刺有引起宫内感染和胎儿流产的风险，但是发生率也是极低的。羊水穿刺在产科的应用非常广泛，诊断唐氏综合征只是它的用处之一，准妈妈可以放心地进行羊水穿刺检查。

做羊水穿刺前，医院一般都会对准妈妈进行针对侵入性操作的检查，包括但不限于血常规、凝血功能、肝肾功能、传染病四项（乙肝、丙肝、艾滋病、梅毒）、尿常规、心电图等，以此确定准妈妈的身体能否承受这项操作。

穿刺的过程中，准妈妈可能会感觉腹部有刺痛或压迫感，这与肌肉注射时的疼痛感差不多，也可能没有任何不适。羊水穿刺一般不需要麻醉，但也有些医院会进行适当的局部麻醉以减轻准妈妈的疼痛和不适。

羊水穿刺的适合人群

我们通常建议 35 岁以上的准妈妈做羊水穿刺。另外，如果超声检查发现胎儿有发育异常，或者有多个检查结果提示胎儿可能有染色体异常，比如唐筛或者无创 DNA 的检查结果为"高风险"时，也应该考虑通过羊水穿刺来进行下一步的诊断。

因为无创 DNA 检测不出染色体的结构异常，所以即便无创 DNA 的检查结果是"低风险"，但是超声检查提示胎儿存在发育异常时，也应该考虑进行羊水穿刺。另外就是评估胎儿宫内感染时，也建议进行羊水穿刺。

不适合做羊水穿刺的情况

当出现下面这 3 种情况时，准妈妈需要慎重选择羊水穿刺。

- 准妈妈自身患有乙肝、丙肝、艾滋病等，羊水穿刺会增加胎儿感染这些疾病的概率。

- 准妈妈的血型是 Rh 阴性，这时羊水穿刺可能会导致胎儿发生溶血，必要的话需要注射免疫球蛋白。
- 有前置胎盘、先兆流产和早产史的准妈妈，需要和医生进一步沟通做羊水穿刺的利弊。

你可能会担心的疾病与不适

妊娠期高血压疾病

大家对高血压往往有这样的印象：高血压是肥胖的老年人才容易得的病，在年轻人中的发病率很低。所以，当很多又年轻又瘦的准妈妈突然被确诊患有妊娠期高血压疾病时会非常不解："为什么高血压会找上我？""高血压为什么来得那么突然？"

妊娠期高血压疾病的分类和危害

在孕期，妊娠期高血压疾病的发病率可达 10% 左右，是孕期最常见的、特有的并发症。妊娠期高血压疾病一般在宝宝出生后会自然好转。妊娠期高血压疾病通常包括妊娠期高血压、慢性高血压合并妊娠、子痫前期、慢性高血压并发子痫前期、子痫。

（1）妊娠期高血压：怀孕前血压正常，孕 20 周后首次出现高压大于等于 140 mmHg，或者低压大于等于 90 mmHg 的情况，并在产后 12 周内恢复正常。这种情况可以理解为孕期轻度的血压升高。妊娠期高血压其实从孕早期胎盘形成的时候就开始了，但症状往往到孕晚期才开始显现。除非终止妊娠，否则我们无法治愈或改变它原有的进程，只能控制它的症状。

（2）慢性高血压合并妊娠：怀孕前就患有高血压，病情持续到了孕期。

（3）子痫前期：血压持续升高至高压大于等于 160 mmHg 或者低压大于等于 110 mmHg，同时出现了尿蛋白（24 小时尿蛋白大于等于 0.3 g）或者其他器官的损伤。子痫前期的症状除了有血压升高，还有呼吸困难、剧烈头痛、视力模糊或者有闪光、明显水肿、肝肾功能异常、血小板减少等。子痫前期可以理解为妊娠期高血压更严重了，影响到了其他器官。

（4）慢性高血压并发子痫前期：怀孕前就患有高血压，孕期高血压变得更严重了，发展为子痫前期。

（5）子痫：如果病情继续发展可能会导致子痫的发生，表现为发生抽搐、意识丧失。

大家通过这一系列的定义就能发现，妊娠期高血压疾病其实是一系列疾病，而不是单纯的某一种疾病。之所以这样区分，是因为不同疾病的治疗和预后有很大差异。好在绝大多数准妈妈通常患的都是症状比较轻微的妊娠期高血压，只要定期监测，注意生活方式和饮食模式就好了。如果没能及时控制住血压，发展为子痫前期，那么危害就比较大了。有研究发现，10% ～ 50% 的妊娠期高血压患者，会在 1 个月左右发展为子痫前期。子痫前期会影响肾脏、肝脏、神经系统、血液系统甚至是我们最关心的胎盘功能，可能会导致胎盘早剥，增加新生儿并发症的发生风险。

讲了这么多，我们希望准妈妈能了解妊娠期高血压疾病是一种会不断发展的疾病，且发展速度可能会非常快，需要我们高度关注。但是大多数时候，妊娠期高血压并不会发展到很严重的程度，我们也不必过度焦虑。

妊娠期高血压疾病的日常控制方法

◎ 注意自我监测

对于已经确诊了妊娠期高血压的准妈妈，日常要注意监测血压，自查有无不适的症状，并做好记录。

准妈妈可以每天测量 2 ～ 4 次血压，记录下测量血压的时间和血压值，如果正在服用药物，要记录用药的情况。另外，准妈妈也要记录好出现的不适症状及时间，尤其是要高度关注子痫前期的症状，因为妊娠期高血压有可能发展为子痫前期和子痫，具体症状包括头痛、呼吸困难、尿量减少、体重增加、明显水肿、视线模糊有闪光点……出现了这些症状需要及时就医。此外，准妈妈也要数好胎动，监测胎儿在宫内的情况。

更进一步的记录包括每天的液体摄入量和尿量，是否出现了新问题比如腹痛、出血、血压波动等。当出现了异常情况，准妈妈要及时就医。

◎ **饮食注意清淡少油，控制盐的摄入**

想要预防和控制妊娠期高血压疾病，饮食上做到以下 3 点很重要。

（1）控制体重，饮食清淡少油。超重会让高血压的发生风险增加 2 ~ 6 倍，准妈妈要按照孕期适宜体重增长的标准来调整饮食。孕早期和怀孕前一样，每天需要 1800 kcal 的能量；孕中期、孕晚期每天增加 300 ~ 450 kcal 的能量就好了。1 包牛奶、1 个鸡蛋再加 80 g 鱼肉的能量大约就有 350 kcal 了，所以准妈妈每天要吃的食物并不多。

油炸食物以及日常加了很多油的炒菜都是高能量食物，不利于体重的控制。建议每天控制烹调油的用量在 25 ~ 30 g，也就是小白瓷勺 3 勺左右，多用蒸煮凉拌的烹调方式。另外，像红烧肉、脑花、雪花牛肉、鱿鱼、动物内脏之类的食物也要少吃，因为有研究认为饱和脂肪酸和胆固醇的摄入量跟血压呈正相关。

（2）保证优质蛋白质的摄入，补足钙、锌、镁、钾。患妊娠期高血压疾病的准妈妈会在尿液中排出一部分蛋白质，导致血清蛋白水平偏低，时间一长可能会影响胎儿发育。鱼类、去皮的禽类、脱脂奶、大豆制品等食物富含优质蛋白质，同时脂肪含量比较低，很适合患妊娠期高血压疾病的准妈妈食用。鱼类和大豆制品还含有丰富的多不饱和脂肪酸，能够调节脂肪代谢。建议准妈妈在孕中期、孕晚期每天摄入 500 g 牛奶、25 g 大豆、50 ~ 100 g 的畜禽肉，以及 50 ~ 100 g 的鱼虾。

有研究显示，适当增加钙、锌、镁、钾的摄入有利于控制血压，降低妊娠期高血压疾病的发病率。乳制品、绿叶菜、芝麻酱、带骨的小鱼小虾，是钙的良好食物来源。贝壳类水产品和坚果是锌的良好食物来源。豆类和绿叶菜是镁的良好食物来源。新鲜的蔬菜水果，以及芋头、红薯、土豆等薯类，是钾的良好食物来源。建议准妈妈每天保证 300 ～ 500 g 的蔬菜摄入，用薯类替代一部分主食。

（3）控制盐的摄入，但不需要禁止。患妊娠期高血压疾病的准妈妈需要将每天的盐摄入量控制在 6 g 以内。味精、鸡精、生抽等调味品，以及咸味的加工食品也含有很多盐，大家吃的时候也要考虑其中的含盐量。控制盐的摄入不等于不吃盐，毕竟加碘盐中的碘还有促进胎儿甲状腺发育的作用。

◎ **注意休息，但不等于卧床**

保证适量的运动、充足的睡眠和休息，对于患妊娠期高血压疾病的准妈妈来说非常重要，尤其子痫前期的患者日常更要注意减少活动，这有助于改善胎盘血流、预防高血压恶化。不过，注意休息不等于卧床，适当的活动有助于孕期健康。比较剧烈的运动可能会改变血压，建议准妈妈在进行此类活动前要咨询医生。

◎ **保持好情绪**

"气得血压蹭蹭往上升"可不是一句玩笑话，情绪波动也会引起血压升高。除了准妈妈要学会放松心情、调节情绪，准爸爸也要保持高情商、凡事多担待，毕竟准妈妈和胎儿的健康才是最重要的。

妊娠期高血压疾病的治疗方法

妊娠期高血压疾病的治疗也要根据疾病的"进度"开展，主要的处理原则是"监测血压，及时发现子痫前期，必要时使用降压药，适时终止妊娠"。

◎ 血压过高才需要使用降压药

很多准妈妈的高压刚刚超 140 mmHg，还没有表现出其他症状，就急着吃降压药，这其实是没有必要的。只有当高压大于等于 160 mmHg、低压大于 110 mmHg 时，才推荐使用降压药。其他情况要结合血压升高的程度、患者的症状、服药的利弊，综合判断是否需要用药。

◎ 适时终止妊娠

由于妊娠期高血压疾病会影响母儿健康，在合适的时候终止妊娠才不会造成严重的后果。如果血压只是偶尔升高，在没有其他合并症且胎儿发育良好的情况下，可以在孕 38 ~ 39 周终止妊娠。如果血压波动比较大，在伴有其他合并症和并发症的情况下，可以在孕 37 周终止妊娠。终止妊娠并不代表一定要施行剖宫产，而是要根据准妈妈的情况进行引产干预，患妊娠期高血压疾病的准妈妈也有可能会顺产。

对于被诊断为子痫前期的准妈妈，建议胎儿足月后就终止妊娠。如果胎儿还未足月，准妈妈通常需要住院，医生会根据病情决定是终止妊娠还是继续等待。如果最终的决定是继续延长孕周，那么医生除了会对准妈妈和胎儿进行严密的监护外，还会静脉输入硫酸镁解除血管痉挛，预防子痫的发生。此外，医生还会根据孕周给准妈妈注射糖皮质激素，促进胎儿肺的成熟。关于分娩方式的选择，需要医生根据母儿情况进行综合评估。

大多数患妊娠期高血压疾病的女性在终止妊娠后 1 周，血压通常就会恢复正常。若产后 12 周内血压恢复正常，则应诊断为孕期一过性高血压。若产后第 12 周及以后仍为高血压，则应诊断为慢性高血压。

妊娠期高血压疾病的一日食谱举例

早 餐 百合莲子粥、煮鸡蛋、焯拌红苋菜、水煮鹰嘴豆

原料：

　　百合莲子粥：（干）百合 3g、（干）莲子 18g、大米 50g

　　煮鸡蛋：鸡蛋 1 个（约 50g）

　　焯拌红苋菜：红苋菜 200g、亚麻籽油 6g、食盐 1g、蒜末少许、生抽少许

　　水煮鹰嘴豆：鹰嘴豆 25g

制作步骤：

　　百合莲子粥：将百合和莲子提前浸泡，和大米混合后加入相当于大米体积 8 倍的水，用电饭煲煮成粥。

　　煮鸡蛋：可用蒸蛋器预约蒸蛋模式，第二天一早即可食用。

　　焯拌红苋菜：将红苋菜洗净后焯水备用，将蒜末、生抽、盐、亚麻籽油混合，再与红苋菜混合拌匀即可。

　　水煮鹰嘴豆：将鹰嘴豆提前浸泡，放入水中煮 10 分钟左右即可（也可以和苋菜一起食用）。

+ **早加餐** 苹果 200g

午 餐 香米饭、蒸红薯、洋葱香菇炒豆腐、西蓝花炒鸡肉片

原料：

　　香米饭：香米 90g

　　蒸红薯：红薯 75g

　　洋葱香菇炒豆腐：洋葱 80g、北豆腐 35g、（鲜）香菇 20g、花生油 6g、食盐 1g、葱姜蒜少许

西蓝花炒鸡肉片：西蓝花 150g、鸡胸肉 40g、花生油 5g、食盐 1g、葱姜蒜少许

制作步骤：

香米饭：将香米放入锅中，加入相当于香米体积 1.3 倍的水，用电饭煲焖成饭。

蒸红薯：红薯洗净，放进蒸锅蒸熟即可（也可以煮熟）。

洋葱香菇炒豆腐：将北豆腐切块，洋葱和香菇切片备用。热锅冷油，放入葱姜蒜炒香，放入香菇和洋葱翻炒片刻，再加入北豆腐和适量清水，煮熟后撒盐即可出锅。

西蓝花炒鸡肉片：将西蓝花掰成小朵后焯水备用，将鸡胸肉切片备用。热锅冷油，放入葱姜蒜炒香，倒入鸡胸肉翻炒变色，加入西蓝花翻炒片刻，撒盐后即可出锅。

+ 午加餐 葵花籽仁 10g、纯牛奶 200g

晚　餐 菠菜馒头、清蒸鲈鱼、芹菜木耳炒肉

原料：

菠菜馒头：面粉 75g、菠菜 80g、酵母 1g

清蒸鲈鱼：鲈鱼 50g、花生油 5g、食盐 1g，料酒、姜片、葱丝、香菜、蒸鱼豉油、花椒粒各少许

芹菜木耳炒肉：芹菜 150g、（干）木耳 4g、瘦猪肉 45g、花生油 5g、食盐 1g、葱姜蒜少许

制作步骤：

菠菜馒头：将菠菜洗净，焯水后打成菠菜泥加入面粉中，加入 1g 酵母，揉成光滑的面团，置于温暖处发酵至两倍大，然后排气揉匀，切成相同大小的面块，揉成馒头状即可。二次醒发 10 ~ 15 分钟，大火蒸 15 分钟即可（也可以直接购买市售的白面馒头，将菠菜焯水后凉拌着吃）。

清蒸鲈鱼：去除鲈鱼的鳞和内脏，洗净备用。在鱼身上打花刀，鱼肚子里塞上姜片和葱丝，再将少许料酒和盐涂抹在鱼表面和肚子里，腌制 10 分钟。蒸锅上汽后蒸 8～10 分钟，撒入葱丝和香菜做点缀，淋上蒸鱼豉油，再放入少许煸炒过花椒粒的油和食盐即可。

芹菜木耳炒肉：将木耳提前泡发好，芹菜洗净切段，瘦猪肉切条备用。热锅冷油，放入葱姜蒜炒香，倒入猪肉翻炒至变色，加入芹菜和木耳翻炒片刻，撒盐即可出锅。

+ 晚加餐 库尔勒香梨 100 g、无糖酸奶 100 g

食谱能量及各种营养素供应量分析

我们对示例食谱能提供的能量和营养素进行了分析，结果如表 8.1 所示。按照专业配餐的原则，各种营养素达到推荐摄入量的 90% 就符合要求，所以该食谱中能量和营养素的供应量充足。

表 8.1　该食谱能量和营养素供应量分析

项目	供应量	参考值	满足情况
能量（kcal）	2103	2100	充足
蛋白质（g）	98.7	70	充足
脂肪（供能比）	26.1%	20%～30%	充足
碳水化合物（供能比）	58.5%	50%～65%	充足
膳食纤维（g）	29.6	25～30	充足
维生素 A（μgRAE）	1338	770	充足
维生素 C（mg）	186.3	115	充足
维生素 B_1（mg）	1.3	1.4	达标
维生素 B_2（mg）	1.6	1.4	充足

项目	供应量	参考值	满足情况
钙（mg）	1206.1	1000	充足
铁（mg）	34.1	24	充足
锌（mg）	15.5	9.5	充足

该食谱用油总量为 27 g，在烹调油推荐量（25 ~ 30 g）的范围内。食谱中搭配的都是低脂肪、低胆固醇的鱼类和禽瘦肉，不含脑花、动物内脏等高胆固醇食物。该食谱搭配了富含优质蛋白质的食物，比如早餐的鸡蛋，午餐的北豆腐、鸡胸肉，晚餐的瘦猪肉、鲈鱼，全天优质蛋白质的供应量达 38 g，约占蛋白质供应总量的 54.3%。

该食谱添加了富含钾的食物，比如午餐的红薯、晚餐的芹菜和木耳；富含钙的食物，比如早餐的苋菜、加餐中的乳制品等；富含锌的坚果，比如葵花籽仁；富含镁的食物，比如苋菜、木耳、菠菜、红薯、葵花籽仁等，这都有利于血压的控制。

该食谱中盐的用量在 5 g 左右，在推荐用量的范围之内。另外，建议烹调时多用葱姜蒜、香菜等食物来提味，这样可以减少对咸味的依赖。

产前抑郁

孕早期我们就聊过了有关激素变化导致的情绪波动的问题。社会上普遍认为，准妈妈在怀孕阶段虽然辛苦，但也很幸福，可以感受到胎儿在肚子里不断成长，可是怀孕阶段也是精神类疾病的高发时期。近年来，我国产后抑郁的发病率逐渐升高，社会对产后抑郁的关注度也越来越高。

无论是在孕期还是在非孕期，抑郁症的症状都是相同的，心理上表现为无缘无故地感到悲伤、觉得生活毫无意义和兴趣可言，生理性上表现为乏力、劳累、睡眠不好等。由于抑郁症的生理表现和孕期的生理特点很相似，这可能会导致孕期抑郁症被忽视。

重度抑郁会给准妈妈和胎儿带来危害，比如会导致准妈妈的依从性很差，无法进行正常的产前保健，甚至有的准妈妈会有自杀倾向。此外，胎儿发生早产、体重偏低、神经系统发育不良的风险也会增加。孕期抑郁更容易出现在缺乏社会支持，或在孕期经历了应激事件的准妈妈当中。

目前国际上建议在孕中期对准妈妈进行产前抑郁的筛查。筛查所采用的量表是同样适用于孕期的爱丁堡产后抑郁量表。如果评分大于等于 10 分，建议准妈妈考虑求助专业精神科医生。如果评分大于等于 13 分，说明准妈妈有很大概率是重度抑郁，请及时就医进行诊断和治疗。

最后想说，抑郁是一种疾病，而不是"矫情"，也希望各位准妈妈不要在意不科学的言论，不要自我怀疑、否定，及时求助和治疗。

腿抽筋

很多准妈妈在孕 20 周左右会出现夜间腿抽筋的情况，常常是早晨似醒未醒时下意识地伸个懒腰，小腿上的筋就立刻拧成一团，感觉非常"酸爽"。准妈妈为什么会发生腿抽筋？应该如何缓解呢？

孕期容易腿抽筋的原因

不少准妈妈都以为抽筋是缺钙导致的，于是买了各种钙片吃却没什么效果。其实，如果准妈妈钙摄入充足，这种腿抽筋未必和缺钙有关，镁摄入不足也有可能导致腿抽筋。

目前研究认为，准妈妈腿抽筋很可能与腿部过度疲劳有关。下肢肌肉疲劳会导致乳酸、丙酮酸等代谢产物的产生，增大的子宫使准妈妈的内脏器官对下腔静脉及盆腔静脉的压迫增加，导致下肢静脉回流减慢，乳酸、丙酮酸等代谢产物堆积，导致腿抽筋。

另外，准妈妈孕期缺乏锻炼、孕期体重增重超标等，也会增加腿抽筋的风险。

预防和缓解腿抽筋的方法

准妈妈可以试试下面两个方法，帮助降低腿抽筋的发生率。

◎ 适当活动腿部

无论是白天还是睡前，都建议准妈妈定时伸展小腿肌肉。工作、休息、吃饭，以及看电视的时候，可以经常扭一扭脚踝关节，动动你的脚指头。不要长时间站立或者交叉腿坐着，如果没有运动禁忌的话，准妈妈可以每天散步，注意散步时要穿软底的鞋子，且不能走动过量。

在这里推荐一个具体的练习动作——伸展后腿，具体做法：准妈妈面向墙壁，双手扶住墙面，双脚并拢，脚跟着地，双脚离墙面的距离大概是 0.6 米。让你的肩膀、膝盖、臀部呈一条直线，每次保持 10 ~ 30 秒，连续重复 5 次，每日至少 2 组。

◎ 睡前洗热水澡，左侧卧位睡觉

除了运动之外，睡前洗热水澡也能帮助舒缓肌肉，减少夜间腿抽筋的发生。准妈妈在睡觉时可以尝试左侧卧位，减轻增大的子宫对下腔静脉和盆腔血管的压迫，改善下肢静脉的回流。

当准妈妈发生腿抽筋的时候，可以立即做伸展小腿的动作（钩脚动作），这能较快缓解酸痛感，也可以让准爸爸帮忙按摩腿部来缓解疼痛。

你可能会琢磨的事

什么时候能感觉到胎动

感受到胎动是准妈妈从确定怀孕时就开始在期待的事儿。早在孕 7 ~ 8 周，胎儿就开始动来动去了，只是因为他太小了，准妈妈很难感知到而已。

大部分准妈妈会在孕 18 ~ 20 周第一次感觉到明显的胎动，早一些的在孕 16 周就能感觉到胎动，晚一些的会在孕 22 周感觉到。在感觉胎动这件事儿上，各位准妈妈不要和别人比，胎儿其实一直在动，早点儿感觉到还是晚点儿感觉到都不能说明任何问题，和胎儿的发育也没有关系。

胎动有什么感觉呢？最开始胎动的感觉像是肚子里有条小鱼在吐泡泡，准妈妈经常会以为是自己的肠子在蠕动，但是接下来连续几次"咕噜"的感觉，会让准妈妈清晰地感知到这是胎儿在和妈妈"打招呼"。这个阶段的胎儿还没有强壮到能把妈妈的肚子顶起一个大包，各位准妈妈也别着急。

很多准妈妈一旦感觉到了胎动，就会问："都说胎动很重要，我该怎么数胎动呢？"其实在这个阶段还不需要数胎动，因为孕周太小的缘故，胎动还不太规律。而且这个阶段的胎儿往往很稳定，准妈妈只需要感觉到胎儿时不时在踢你就可以了。

不少准妈妈还会逐渐发现胎动的规律，比如有的胎儿喜欢在饭后动，有的胎儿喜欢在准妈妈做某个姿势的时候动……这是不是能反映什么问题呢？是胎儿不舒服了，还是胎儿的性格太淘气了呢？这些胎动的表现其实并不具备特别的意义，但是准妈妈认真感受胎动是一件特别值得鼓励的事情，准妈妈不妨以这种方式和胎儿多多交流吧。

孕16～20周食谱举例

孕 17 周食谱举例

早 餐 红豆大米粥、莴笋炒鸡蛋、冬瓜炒虾仁

原料：

红豆大米粥：红豆 50g、大米 50g

莴笋炒鸡蛋：莴笋 80g、鸡蛋 1 个（约 50g）、花生油 4g、食盐 1g

冬瓜炒虾仁：冬瓜 100g、虾仁 80g、花生油 4g、食盐 1g、料酒少许

制作步骤：

红豆大米粥：将红豆提前浸泡一夜，弃掉泡豆水后和大米混合，加入相当于红豆和大米体积 8 倍的水，用电饭煲煮成粥。

莴笋炒鸡蛋：将莴笋洗净切片，用沸水焯 2 分钟后捞出备用。热锅冷油，油热后倒入打散的蛋液，炒成鸡蛋块后再倒入莴笋片，翻炒 1 分钟后即可撒盐出锅。

冬瓜炒虾仁：将冬瓜洗净后切片备用，将虾仁洗净后放入少许盐和料酒腌制 5 分钟。热锅冷油，油热后放入虾仁翻炒至变色，再加入冬瓜翻炒 1 分钟，撒盐即可出锅。

+ **早加餐** 草莓 200g

午 餐 白面馒头、清炒西蓝花、海蜇丝拌黄瓜

原料：

白面馒头：面粉 85g、酵母 1g

清炒西蓝花：西蓝花 200g、花生油 5g、食盐 1g、葱花少许

海蜇丝拌黄瓜：海蜇皮 100g、黄瓜 150g、胡萝卜 70g、豆腐丝 25g、香油 3g、食盐 1g、葱花、蒜末、生抽、醋各少许

制作步骤：

白面馒头：自己做或者直接购买市售馒头均可。50g 面粉大约可以做成 80g 馒头。

清炒西蓝花：将洗净的西蓝花掰成小朵，放入沸水中焯 30 秒捞出备用。热锅冷油，放入葱花炒香，倒入西蓝花翻炒 1 分钟，撒盐即可出锅。

海蜇丝拌黄瓜：将海蜇皮、黄瓜和胡萝卜洗净切丝，放入容器中。加入豆腐丝、少许葱花和蒜末，倒入少许生抽、醋和香油，搅拌均匀即可。

午加餐 葵花籽仁 15g、纯牛奶 300g

晚 餐 二米饭、鸡毛菜炒鸭血、黄豆芽炒瘦猪肉

原料：

二米饭：小米 40g、大米 40g

鸡毛菜炒鸭血：鸡毛菜 150g、鸭血 15g、花生油 4g、食盐 1g

黄豆芽炒瘦猪肉：黄豆芽 100g、瘦猪肉 40g、花生油 4g、食盐 1g、葱花少许

制作步骤：

二米饭：将小米和大米混合，加入相当于小米和大米体积 1.3 倍的水，用电饭煲焖成饭。

鸡毛菜炒鸭血：将鸡毛菜洗净后切段备用，将鸭血切片后用沸水焯 2 分钟去腥。热锅冷油，油热后放入鸭血炒 1 分钟，再放入鸡毛菜炒 1 分钟，撒

盐即可出锅。

黄豆芽炒瘦猪肉：将黄豆芽洗净，瘦猪肉切片备用。热锅冷油，放入葱花炒香，倒入猪肉片炒熟，再倒入黄豆芽，翻炒 1 分钟，撒盐即可出锅。

+ **晚加餐** 库尔勒香梨 100 g、全麦面包 40 g

食谱能量和营养素供应量分析

我们对本周食谱能提供的能量和营养素进行了分析，结果如表 8.2 所示。按照专业配餐的原则，各种营养素达到推荐摄入量的 90% 就符合要求，所以该食谱中的能量和营养素供应量充足。

表 8.2　本周食谱能量和营养素供应量分析

项目	供应量	参考值	满足情况
能量（kcal）	2118	2100	充足
蛋白质（g）	105.1	70	充足
脂肪（供能比）	26.8%	20% ~ 30%	充足
碳水化合物（供能比）	56.4%	50% ~ 65%	充足
膳食纤维（g）	27.1	25 ~ 30	充足
维生素 A（μgRAE）	716.4	770	达标
维生素 C（mg）	315.5	115	充足
维生素 B_1（mg）	1.6	1.4	充足
维生素 B_2（mg）	1.4	1.4	充足
钙（mg）	1125.8	1000	充足
铁（mg）	36.6	24	充足
锌（mg）	14.6	9.5	充足

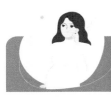

丁妈营养小贴士

补铁多吃贝壳类水产品、瘦肉、动物内脏、动物血

准妈妈的血容量从孕 6 ~ 8 周开始增加，在孕中期迅速增加。当血浆的增加多于红细胞的增加时，红细胞就会得到稀释，准妈妈也容易出现缺铁性贫血。在我国，孕期缺铁性贫血发生率高达 19.8%。缺铁性贫血不仅会增加妊娠期高血压疾病、产后出血和产后感染的发生风险，还会增加胎儿生长受限、低出生体重的风险。因此，相比于怀孕前和孕早期，准妈妈孕中期每天要多摄入 4 mg 的铁，每天达到 24 mg。

本周示例食谱中搭配了富含铁的鸭血和瘦猪肉。此外，该食谱还搭配了富含维生素 C 的草莓、鸡毛菜，这有利于提高植物性食物中铁的吸收率，全天铁的摄入量达到了 36.6 mg，铁的供应量是推荐量的 152.5%，能充分满足准妈妈和胎儿对铁的需求。

食谱中的鸡蛋和鸡毛菜富含叶酸，各种动物性食物中富含的维生素 B_{12} 也是合成血红蛋白的必需物质，适当多吃一些可以进一步预防孕中期的贫血。

孕 18 周食谱举例

早 餐 全麦面包、秋葵鸡蛋羹、清炒茭白丝

原料：

全麦面包：全麦面包 130 g

秋葵鸡蛋羹：秋葵 20 g、鸡蛋 1 个（约 50 g）、香油 2 g、食盐 1 g

清炒茭白丝：茭白 100 g、花生油 6 g、食盐 1 g、蒜末少许

制作步骤：

全麦面包：自己做或者直接购买市售全麦面包均可。

秋葵鸡蛋羹：将鸡蛋打散，秋葵切片备用。在蛋液中加入 75 g 温水和少许盐搅拌均匀，撇去浮沫。加入秋葵片和香油，覆上保鲜膜，在保鲜膜上扎几个小孔。蒸锅上汽后，放入蛋液蒸 10 分钟即可。

清炒茭白丝：将茭白洗净、去老皮后切丝，用沸水焯 1 分钟后捞出备用。热锅冷油，放入蒜末炒香，再放入茭白丝炒熟，撒盐即可出锅。

+ 早加餐 橙子 200 g

午 餐 胡萝卜汁馒头、黄瓜炒虾仁、清炒苋菜

原料：

胡萝卜汁馒头：胡萝卜 40 g、面粉 100 g、酵母 1 g

黄瓜炒虾仁：虾仁 75 g、黄瓜 150 g、花生油 5 g、食盐 1 g、料酒少许

清炒苋菜：苋菜 250 g、花生油 4 g、食盐 1 g、葱姜蒜少许

制作步骤：

胡萝卜汁馒头：将胡萝卜洗净后打成胡萝卜汁加到面粉中（如果干的话，可以加少量温水），再加入 1 g 酵母，揉成光滑的面团，置于温暖处发酵至两倍大，然后排气揉匀，切成相同大小的面块，揉成馒头状即可。二次醒发

10～15分钟后大火蒸15分钟。

黄瓜炒虾仁：将黄瓜洗净后切片备用，将虾仁洗净后用少许盐和料酒腌制5分钟。热锅冷油，油热后放入虾仁炒至变色，再加入黄瓜翻炒1分钟，撒盐即可出锅。

清炒苋菜：热锅冷油，放入葱姜蒜炒香，再倒入苋菜快速炒至变软，撒盐即可出锅。

＋ 午加餐 开心果10g、纯牛奶300g

晚　餐 荞麦大米饭、卤猪肝、海带豆腐汤、清炒小白菜

原料：

荞麦大米饭：荞麦40g、大米60g

卤猪肝：（生）猪肝25g、食盐1g，葱段、姜片、老抽、桂皮、花椒、八角各少许

海带豆腐汤：（鲜）海带20g、北豆腐80g、香油3g、食盐1g、葱姜蒜少许、胡椒粉少许

清炒小白菜：小白菜100g、花生油5g、食盐1g、葱花少许

制作步骤：

荞麦大米饭：将荞麦和大米混合，加入相当于荞麦和大米体积1.3倍的水，用电饭煲焖成饭。

卤猪肝：将猪肝放入冷水中浸泡30分钟以上。锅中加冷水，放入猪肝煮开后撇去血沫，捞出洗净。锅中加入猪肝、葱段、姜片、盐、老抽、桂皮、花椒、八角和适量清水，大火烧开后，小火慢炖30分钟即可。

海带豆腐汤：将海带和北豆腐切成小块备用。将锅烧热后放入香油，油热后加入葱姜蒜炒香，加入海带翻炒1分钟，加入清水、北豆腐和少许胡椒粉，煮沸后撒盐即可出锅。

清炒小白菜：将小白菜洗净，切段备用。热锅冷油，加入葱花炒香，倒入小白菜翻炒1分钟，撒盐即可出锅。

+ **晚加餐** 猕猴桃 100 g、酸奶 100 g

食谱能量和营养素供应量分析

我们对本周食谱能提供的能量和营养素进行了分析，结果如表 8.3 所示。按照专业配餐的原则，各种营养素达到推荐摄入量的 90% 就符合要求，所以该食谱中的能量和营养素供应量充足。

表 8.3 本周食谱能量和营养素供应量分析

项目	供应量	参考值	满足情况
能量（kcal）	2110	2100	充足
蛋白质（g）	91.4	70	充足
脂肪（供能比）	28.7%	20% ~ 30%	充足
碳水化合物（供能比）	56.1%	50% ~ 65%	充足
膳食纤维（g）	23.53	25 ~ 30	达标
维生素 A（µgRAE）	2598.1	770	充足
维生素 C（mg）	316	115	充足
维生素 B_1（mg）	1.5	1.4	充足
维生素 B_2（mg）	2	1.4	充足
钙（mg）	1577	1000	充足
铁（mg）	28.6	24	充足
锌（mg）	13.2	9.5	充足

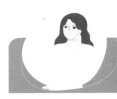

丁妈营养小贴士

要强壮宝宝骨骼，需要摄入充足的钙

　　从孕 18 周起，胎儿的骨骼和牙齿开始钙化，胎儿和准妈妈都需要更多的钙。如果准妈妈的膳食钙摄入不足，准妈妈的骨骼就会释放钙，以满足胎儿的需要，这样会导致准妈妈的骨密度降低。所以，相比于怀孕前和孕早期，准妈妈孕中期每天的钙摄入量需增加 200 mg，达到 1000 mg。牛奶、豆制品、绿叶菜都是不错的补钙食物。

　　对于草酸含量较高的蔬菜，比如菠菜、春笋、空心菜、马齿苋、苋菜、芹菜等，建议焯水去除草酸后再食用，以免影响钙的吸收。也可以选择草酸含量低的蔬菜，比如西蓝花、芥蓝、小白菜、油菜，它们的补钙效果也很不错。

　　本周食谱除了牛奶，还搭配了富含钙的北豆腐、苋菜、小白菜，使全天钙的摄入量达到了 1577 mg，保证准妈妈摄入的钙充足。

孕 19 周食谱举例

早 餐 猪肉香菇水饺、蒸山药、清炒油麦菜

原料：

猪肉香菇水饺：瘦猪肉 70g、（鲜）香菇 50g、面粉 75g、花生油 6g、食盐 1g

蒸山药：山药 100g

清炒油麦菜：油麦菜 100g、花生油 6g、食盐 1g、葱姜蒜少许

制作步骤：

猪肉香菇水饺：用料理机将瘦猪肉打成肉泥，倒入切碎的香菇后搅拌均匀备用。在面粉中加水，揉成光滑的面团。刚揉好的面团比较硬，要盖上保鲜膜醒 15 分钟（醒面后面团会变软）。将醒好的面团擀成饺子皮，填入做好的馅，包成饺子，然后下锅煮熟即可。

蒸山药：将山药洗净后放入蒸锅蒸熟即可（也可以煮熟）。

清炒油麦菜：热锅冷油，放入葱姜蒜炒香，倒入油麦菜快速翻炒至变软，撒盐即可出锅。

+ 早加餐 桑葚 150g

午 餐 南瓜花卷、荠菜炒鸡蛋、菠菜猪肝汤、香煎鳕鱼

原料：

南瓜花卷：南瓜 40g、面粉 75g、酵母 1g

荠菜炒鸡蛋：荠菜 80g、鸡蛋 1 个（约 50g）、花生油 4g、食盐 1g

菠菜猪肝汤：菠菜 150g、（熟）猪肝 20g、香油 1g、食盐 1g、姜片少许

香煎鳕鱼：鳕鱼 50g、花生油 4g、食盐 1g、黑胡椒少许

制作步骤：

南瓜花卷：将南瓜洗净切块后用料理机打成南瓜泥，再与面粉混合。将酵母用 35℃左右的温水溶解，倒入混合面粉中，揉成光滑的面团，置于温暖处发酵至两倍大，然后排气揉匀做成花卷状即可。将花卷放在蒸锅中醒发 10 ～ 20 分钟后开火，上汽后蒸 20 分钟，关火后再焖 3 分钟即可。

荠菜炒鸡蛋：将荠菜洗净切段，沸水焯 1 分钟后捞出备用。热锅冷油，油热后倒入打散的蛋液，炒熟后倒入荠菜翻炒 1 分钟后即可撒盐出锅。

菠菜猪肝汤：将菠菜提前用沸水焯一下，捞出切段备用。锅中加水，煮开后放入姜片和切好的猪肝，煮 1 分钟后加入菠菜煮至熟透，淋上少许香油即可撒盐出锅（如果是生猪肝，可以提前用生抽、胡椒粉和淀粉腌制 10 分钟，用沸水焯一下再使用）。

香煎鳕鱼：将鳕鱼洗净后擦去表面水分，两面抹上食盐和黑胡椒腌制 10 分钟。平底锅刷一层油，将鳕鱼煎至两面金黄即可出锅（可以淋上一些新鲜柠檬汁，增加风味）。

+ 午加餐 腰果 10g、纯牛奶 200g

晚 餐 大米燕麦饭、白灼秋葵、莴笋炒豆腐干

原料：

大米燕麦饭：大米 35g、燕麦 35g
白灼秋葵：秋葵 200g、花生油 4g、食盐 1g、葱姜少许
莴笋炒豆腐干：莴笋 80g、豆腐干 25g、花生油 4g、食盐 1g

制作步骤：

大米燕麦饭：将大米和燕麦混合，加入相当于大米和燕麦体积 1.3 倍的水，用电饭煲焖成饭。

白灼秋葵：将秋葵洗净，用沸水焯 1 分钟后斜切成片，装入盘中备用（可以放点红辣椒）。热锅冷油，放入葱姜炒香，再将热油倒在秋葵上，撒盐

即可。

莴笋炒豆腐干：将莴笋焯水 1 分钟后切丝备用，将豆腐干切成小条，油热后放入豆腐干炒 1 分钟，再放入莴笋炒 1 分钟后即可撒盐出锅。

＋ 晚加餐 番石榴 150 g、酸奶 150 g

食谱能量和营养素供应量分析

我们对本周食谱能提供的能量和营养素进行了分析，结果如表 8.4 所示。按照专业配餐的原则，各种营养素达到推荐摄入量的 90% 就符合要求，所以该食谱中的能量和营养素供应量充足。

表 8.4　本周食谱能量和营养素供应量分析

项目	供应量	参考值	满足情况
能量（kcal）	2117	2100	充足
蛋白质（g）	99.5	70	充足
脂肪（供能比）	26.6%	20% ~ 30%	充足
碳水化合物（供能比）	58.3%	50% ~ 65%	充足
膳食纤维（g）	28.9	25 ~ 30	充足
维生素 A（μgRAE）	2291.7	770	充足
维生素 C（mg）	220.2	115	充足
维生素 B_1（mg）	1.37	1.4	达标
维生素 B_2（mg）	1.9	1.4	充足
钙（mg）	1371.3	1000	充足
铁（mg）	24.3	24	充足
锌（mg）	12.7	9.5	充足

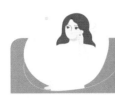

丁妈营养小贴士

补充维生素A，少不了动物肝脏和深色蔬菜

准妈妈在孕中期缺乏维生素A会增加胎儿早产、宫内发育迟缓和低出生体重的风险，建议维生素A的摄入量增加到每天770 μgRAE。除了吃富含维生素A的食物，也可以吃富含 β – 胡萝卜素的食物，因为 β – 胡萝卜素可以在体内转化为维生素A，深色蔬菜尤其是深绿色蔬菜和橙黄色蔬菜普遍富含 β – 胡萝卜素。

本周示例的食谱中搭配了富含维生素A的动物肝脏，以及富含 β – 胡萝卜素的蔬菜，比如菠菜、荠菜、南瓜等。虽然该食谱能提供的维生素A为2291.7 μgRAE，达到了推荐摄入量的297.6%，但仍然低于维生素A每日最高可耐受的量即3000 μgRAE。

孕20周食谱举例

早 餐 红豆莲子紫米粥、香菇炒鸡蛋、凉拌裙带菜

原料：

红豆莲子紫米粥：红豆15g、（干）莲子10g、紫米25g、大米40g

香菇炒鸡蛋：（鲜）香菇80g、鸡蛋1个（约50g）、花生油5g、食盐1g

凉拌裙带菜：裙带菜 100 g、香油 3 g、食盐 1 g，蒜末、小米辣、醋各少许

制作步骤：

红豆莲子紫米粥：将红豆和莲子提前浸泡一夜，将各原料混合，加入相当于红豆、莲子和紫米体积 8 倍的水，用电饭煲煮成粥。

香菇炒鸡蛋：将香菇洗净后切片备用。热锅冷油，油热后倒入打散的蛋液，炒成小块后倒入香菇片，炒熟后撒盐即可出锅。

凉拌裙带菜：将裙带菜洗净切段，加入蒜末、小米辣、盐和醋，拌匀即可。

＋ 早加餐 猕猴桃 200 g

午　餐 二米饭、木耳莴笋炒鸡肉片、青椒炒猪肝

原料：

二米饭：大米 65 g、小米 35 g

木耳莴笋炒鸡肉片：（干）木耳 5 g、莴笋 80 g、鸡肉 50 g、花生油 5 g、食盐 1 g，料酒、淀粉、姜蒜各少许

青椒炒猪肝：青椒 200 g、（生）猪肝 25 g、花生油 5 g、食盐 1 g，葱姜蒜、干辣椒、淀粉各少许

制作步骤：

二米饭：将大米和小米混合，加入相当于大米和小米体积 1.3 倍的水，用电饭煲焖成饭。

木耳莴笋炒鸡肉片：将木耳提前泡发，将莴笋焯水后切片备用。将鸡肉切片后倒入少量料酒、水、淀粉和一点油抓匀备用。热锅冷油，放入姜蒜炒香，然后放入鸡肉片炒至变色，倒入木耳炒 1 分钟后再倒入莴笋片翻炒片刻，撒盐即可出锅。

青椒炒猪肝：将猪肝洗净、切成薄片，加入少许盐、姜末、淀粉和水，腌制 15 分钟。将青椒切块备用。热锅冷油，放入葱姜蒜和干辣椒炒香，加入

猪肝片炒至无血色，倒入青椒翻炒 1 分钟，撒盐即可出锅。

＋ 午加餐 巴旦木 15g、纯牛奶 200g

晚 餐 菠菜馒头、西蓝花炒胡萝卜、三文鱼豆腐汤

原料：

菠菜馒头：菠菜 50g、面粉 60g、酵母 1g

西蓝花炒胡萝卜：西蓝花 100g、胡萝卜 20g、花生油 4g、食盐 1g、葱花少许

三文鱼豆腐汤：三文鱼 40g、北豆腐 50g、花生油 2g、食盐 1g，料酒、姜片、胡椒粉、葱花、香菜各少许

制作步骤：

菠菜馒头：将菠菜洗净后焯水，打成菠菜泥加入面粉中（如果干的话，可以加少量温水），再加入 1g 酵母揉成光滑的面团，置于温暖处发酵至两倍大，然后排气揉匀，切成相同大小的面块，揉成馒头状即可。二次醒发 10 ～ 15 分钟，大火蒸 15 分钟即可（也可以直接购买市售的白面馒头，将菠菜焯水后凉拌着吃）。

西蓝花炒胡萝卜：将胡萝卜切片备用。将西蓝花洗净后掰成小朵，沸水焯 1 分钟后捞出备用。热锅冷油，放入葱花炒香，倒入西蓝花和胡萝卜，翻炒 1 分钟后撒盐即可出锅。

三文鱼豆腐汤：将三文鱼洗净切块，提前用少许料酒腌制去腥。将北豆腐切块备用。热锅冷油，油热后放入三文鱼煎一下，放入姜片和适量开水，大火煮 10 分钟左右。水开后倒入豆腐块，再次煮沸时加入盐和胡椒粉拌匀，撒些葱花和香菜即可出锅。

＋ 晚加餐 酸奶 100g、全麦面包 40g

食谱能量和营养素供应量分析

我们对本周食谱能提供的能量和营养素进行了分析，结果如表 8.5 所示。按照专业配餐的原则，各种营养素达到推荐摄入量的 90% 就符合要求，所以该食谱中的能量和营养素供应量充足。

表 8.5　本周食谱能量和营养素供应量分析

项目	供应量	参考值	满足情况
能量（kcal）	2096	2100	达标
蛋白质（g）	94.9	70	充足
脂肪（供能比）	28.5%	20% ~ 30%	充足
碳水化合物（供能比）	56.6%	50% ~ 65%	充足
膳食纤维（g）	25.4	25 ~ 30	充足
维生素 A（μgRAE）	2184.5	770	充足
维生素 C（mg）	328.3	115	充足
维生素 B$_1$（mg）	1.38	1.4	达标
维生素 B$_2$（mg）	1.9	1.4	充足
钙（mg）	960.9	1000	达标
铁（mg）	30.3	24	充足
锌（mg）	14	9.5	充足

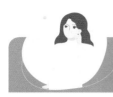

丁 妈 营 养 小 贴 士

DHA 不仅让胎儿发育好，还让准妈妈心情好

从这周起，胎儿脑细胞分裂加速，准妈妈需要注意 DHA 的摄入。这是因为 DHA 是磷脂的合成原料，而磷脂是脑细胞的重要组成成分。所以建议孕中期的准妈妈要补够 200 mg 的 DHA。

富含 DHA 的鱼主要有三文鱼、淡水鲈鱼、大黄花鱼、小黄花鱼、石斑鱼、带鱼、海鲈鱼、鳕鱼、青花鱼等，烹调方式最好是清蒸或者炖汤，因为这样的烹调方式比煎炸温度低、DHA 损失少。

本周示例食谱中为准妈妈安排了三文鱼豆腐汤，其中 60 g 的三文鱼就可以提供 500 mg 以上的 DHA。这里要特别提醒，三文鱼一定要做熟了再吃，以免感染病菌。

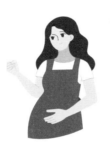

第九章

孕中期：
孕 20 ~ 24 周

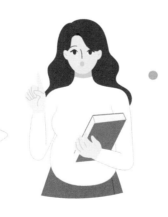

准妈妈在这几周的产检中要经历一个考验，那就是"大排畸检查"，这是筛查出胎儿严重畸形的重要检查。看到这里，准妈妈可能会紧张害怕，但请不要太担心，毕竟大多数宝宝的发育都是正常的，准妈妈只需要积极配合医生做检查，有问题放心地交给医生就好了。另外，很多准妈妈还会出现怕热多汗、反酸烧心、健忘等情况，这都是正常的。

在这个时期，胎儿的感觉系统迅速发育，产生了运动觉和平衡觉，具备感受温度、疼痛和压力的能力了。随着胎儿内耳发育成熟，他对声音开始有了反应，大的声音甚至会吓到他，使他做出缩紧四肢和眨眼的反应。这个阶段的胎儿开始能够握紧拳头，皮下脂肪开始沉积，皮肤表面被胎毛覆盖、长出胎脂。到孕24周时，胎儿长 29 ~ 35 cm、重 560 ~ 680 g。

了解这个阶段的检查

常规检查

在这个阶段准妈妈仍然要进行常规检查，包括听胎心、测血压、测体重、量宫高、量腹围，以及查血常规和尿常规等。常规检查是每次产检都必不可少的，能够帮助医生了解准妈妈和胎儿的情况，及时发现可能存在的问题。所以，准妈妈一定不要嫌麻烦而不做常规检查。

在这里也要提醒各位准爸爸，尽量抽出一点时间陪准妈妈做产检。准妈妈做产检时内心往往会忐忑不安，有家人陪伴在身边，能让她安心很多。

大排畸检查

大排畸检查（以下简称"大排畸"）又称胎儿结构超声检查，是这个阶段最重要的检查。大排畸需要有经验的医生用超声仪对胎儿的主要解剖结构和重要脏器进行观察。大排畸能够发现胎儿大部分的结构畸形，其中包括卫生部要求必须检查的 6 种严重畸形——无脑儿、严重脑膨出、严重开放性脊柱裂、严重胸腹壁缺损内脏外翻、单腔心和致死性软骨发育不良，其他结构畸形被检出的概率并不一致。大排畸还会关注胎儿的大小与停经孕周是否相符、胎儿的位置、胎盘的位置、羊水量、脐带情况、宫颈长度，以及宫颈内口形状等。

大排畸的时间和准备

大排畸一般是在孕 20 ~ 24 周进行，这个时间段的胎儿基本发育成形，羊水量适宜，能够很清楚地观察到胎儿的生长发育情况。过早进行这项检查，很多结构还看不清楚；如果太晚进行这项检查，一些疾病的干预或者治疗时间就会被延后。多数医院的大排畸超声都是需要提前预约的，检查时间半小时左右。

在做大排畸检查前准妈妈不需要空腹。建议准妈妈吃好早饭，再备上点小零食。因为大排畸进行是否顺利和胎儿的姿势有很大关系，所以不少准妈妈要几进几出才能完成满意的筛查。

大排畸看什么

大排畸首先会检查和测量一些基础的指标，主要包括以下几个方面。

（1）胎儿的位置（头位还是臀位）。对于现在胎儿是臀位的情况，准妈妈不用担心，绝大多数胎儿还是会自己转过来的。

（2）测量双顶径（两个顶骨之间的距离）、头围、腹围和股骨长（大腿骨），计算胎儿的体重和发育情况是否符合孕周。

（3）测量胎盘的厚度、成熟度、脐带情况、羊水量。在这个阶段一般测量的是羊水深度，正常值为 2 ~ 8 cm。

大排畸还会对胎儿的各个器官进行检查，用超声探头在准妈妈的肚子上移动，寻找合适的胎儿切面，在这些切面上进行测量和评估并留取图像。做三维、四维超声的准妈妈，最后还能得到一张胎儿的美照。

有的准妈妈会把胎儿的超声图放在网络上，请热心的网友帮忙看胎儿性别。虽然在胎儿体位合适的情况下，超声医生可能会看外生殖器，也会留取图片在系统中，但因为我国政策的要求，医生是不会把和性别相关的信息和图片暴露在超声报告中的。

大排畸通过是否代表胎儿一切正常

虽然超声医生会对胎儿进行全身检查，但这并不代表所有的异常都能被发现，比如胎儿的耳朵、手指和脚趾的数量，以及外生殖器，这些都不是必须要检查的内容。另外有些疾病没有典型的超声表现（比如胎儿听力问题、代谢缺陷等），或者表现很轻微以至于超声检查未必能捕捉得到。此外，医生的主观性、准妈妈的体重、羊水的多少，以及胎儿的位置等都会对结果造成影响。因此，即便大排畸检查显示没问题，准妈妈也要按时进行产检。

理性看待大排畸的异常结果

面对大排畸的检查报告，如果结果显示异常，甚至是建议进行"遗传咨询"，该怎么办呢？其实无论是指标异常还是建议进行"遗传咨询"，都不一定代表胎儿有很严重的问题，准妈妈需要尽快咨询产科医生或者是遗传咨询门诊的专科医生，请他们对相关的异常进行评估和诊断。

面对异常结果，医生们往往会考虑其对某个器官和系统的影响是什么，以及异常表现的背后是否可能有更严重的问题需要进一步排查。比如，很小的心脏室间隔缺损在宝宝出生后的2～3年就会自动闭合，即便不闭合大多数时候也不会对孩子有很大的影响。如果需要做手术，预后往往也很好。但是心脏室间隔缺损也有可能是染色体异常导致的，染色体异常往往涉及多个器官，其他器官的异常"逃过"了孕期筛查，只有心脏表现出了小小的缺陷，如果是这样那问题就大了。因此，当多个异常同时出现或者准妈妈本身有其他高危因素的时候，医生就会考虑是否要做进一步的检查，排查相关问题，比如做羊水穿刺来排查胎儿染色体异常。

大排畸报告中的常见异常情况——超声软指标

在大排畸报告中有一类异常，通常是一过性存在的，不会影响胎儿的生长发育，不需要治疗，在正常胎儿中也会存在，但在染色体异常的胎儿中这些指标更容易出现，它们叫作超声软指标。超声软指标非常常见，也最容易让准妈妈焦虑。常见的超声软指标有鼻骨缺失、肠管回声增强、肾盂扩张、颈后皮肤增厚、股骨短、心室强回声点，以及前面我们提过的脉络丛囊肿。

看到这里很多准妈妈会想，有超声软指标就意味着孩子可能有染色体异常吗？这也太吓人了！先别担心，根据统计，有 11% ~ 17% 的胎儿会有一个软指标，但这些胎儿绝大多数都是正常的。软指标出现的意义主要在于提醒医生需要重新评估胎儿染色体异常的风险。如果只有一种软指标、没有其他特殊情况、准妈妈染色体筛查的结果也没有问题，就不用太担心了。但如果准妈妈有不止一项异常，胎儿染色体异常的风险就会明显升高了。对于没有特殊情况的准妈妈（比如羊水穿刺风险过高），医生会建议进行羊水穿刺，排查染色体异常。

最后想说，胎儿医学是个很复杂的学科，涉及产科、超声、遗传学等多学科。前文只是给大家介绍了一些"解题思路"，让准妈妈在遇到异常的时候不必太焦虑，理解医生诊疗背后的逻辑。在实际临床中，当遇到超声检查出现异常结果时，都需要准妈妈及时请医生对问题进行综合评估，然后再采取正确的措施。

你可能会担心的疾病与不适

便秘与痔疮

据统计，孕期便秘的发生率为 11% ～ 38%。如果出现一周自然排便少于 3 次，大便过硬、过少，排便困难，就可能是便秘了。发生便秘时，准妈妈既担心导致流产而不敢用力，又担心伤到胎儿而不敢随便用药，可谓进退两难。便秘如果发展为痔疮，还会带来肛门处瘙痒、大便带血、大便疼痛的困扰。可见排便虽然不是性命攸关的大问题，但是解决不好绝对会给准妈妈增添不少烦恼。

孕期容易发生便秘和痔疮的原因

怀孕后，女性体内会分泌大量的孕激素和雌激素，使胃肠道的蠕动能力减弱、肌肉张力下降，食物在胃肠道停留的时间加长，粪便不能像孕前那样及时排出体外。同时，由于食物在肠道中停留的时间加长，食物残渣中的水分又被肠壁细胞重新吸收，导致粪便变得又干又硬。

如果准妈妈在孕期的运动量不足，比如卧床休息比较多，会导致肠道肌肉难以推动粪便向外运行，导致便秘。另外，随着孕周的增加，准妈妈增大的子宫会对肠道造成压迫，也会加重便秘。

有的准妈妈喝水少，富含膳食纤维的水果和蔬菜摄入也少，但是补充剂服用过量（钙和铁），这也会导致大便干结，引起排便困难。

　　准妈妈容易患痔疮的原因多数与便秘相同，其实便秘和痔疮常常是分不开的。有一点不同的是，患痔疮的原因之一是增大的子宫对下腔静脉的压迫。下腔静脉是人体最大的静脉干，负责收集下肢、盆腔和腹部的静脉血并回流入心脏。下腔静脉受到压迫后会引起静脉回流不良，导致肛管或直肠下端静脉充血肿大，发生痔疮。

如何应对便秘和痔疮

◎ 多吃富含膳食纤维的食物

　　在饮食方面，准妈妈日常要注意多摄入富含膳食纤维的食物，增加大便的体积。推荐多吃粗粮、新鲜蔬菜和水果（例如绿叶菜、菌菇、西梅、火龙果和梨，水果中的山梨醇和果糖有助于排便）。要保持足够的液体摄入，建议每天喝 1800 ～ 2800 mL 水，具体可根据出汗情况调整。

◎ 适当运动

　　在孕晚期，很多准妈妈常会因身体逐渐笨重而懒于运动，所以便秘现象在孕晚期更为明显。即使身体日益沉重，准妈妈也应该适当运动（比如散步、游泳、做瑜伽等），促进肠道蠕动，进而预防或者缓解便秘。

　　上班的准妈妈每工作 1 ～ 2 小时，可以选择躺下或者半卧休息 10 分钟，并且尽可能地将臀部抬高。有痔疮的准妈妈不妨在休息时或者工作间歇多做凯格尔运动。具体做法：将两腿合并，边吸气边夹紧肛门，边呼气边使肛门松驰，每天做 3 ～ 5 组，每组 30 次。

◎ 养成良好的排便习惯

　　准妈妈要养成良好的排便习惯，不要在有便意的时候想着"一会儿再去"，要给自己充足的如厕时间。不要在排便的时候看手机，如果蹲坐马桶的时间过长，会导致痔疮的发生和加重。每次大小便后要及时清洁会阴及肛门，避免残留尿液或大便刺激肛门，引起痔疮瘙痒和疼痛。选择的纸巾要清洁度高、柔软、无味，用质感硬的纸巾擦拭臀部容易引起痔疮出血。

便秘和痔疮的药物和手术治疗

◎ 合理用药

如果经过调理，便秘的症状仍没有缓解，准妈妈可以在医生的指导下合理用药。聚乙二醇和乳果糖是孕期常用的相对安全的缓泻剂，能增加肠道的水分，使粪便软化利于排出。准妈妈还可以口服乳果糖，每日 1 次，每次 15 ～ 30 mL（10 ～ 20 g），持续 1 ～ 2 天。需要注意的是，如果大便已经非常干结，堵在直肠，那么使用乳果糖的改善效果欠佳。

患痔疮的准妈妈，还可以经常用温水清洗会阴及肛门处。虽然孕期通常不建议坐浴，但如果是处于孕中期、孕晚期并且痔疮比较严重的准妈妈，也可以进行坐浴，以促进局部的血液循环。部分比较严重的准妈妈也可以在医生的指导下使用稀释的高锰酸钾溶液坐浴。使用坐浴盆的时候要注意安全，坐下时动作要小心，谨防滑倒。目前市面上有架在马桶上的坐浴盆，非常方便。坐浴时注意水温不要太高，每次坐浴时间控制在 20 ～ 30 分钟。

不建议准妈妈自行使用中药，因为其中可能含有番泻叶等容易诱发疼痛和宫缩的药物。也不建议准妈妈自行使用开塞露灌肠。开塞露的使用需要在医生的指导下进行，一般灌肠的剂量是 10 mL。反复灌肠导致的直肠刺激可能诱发宫缩，所以千万不要长期使用开塞露。

如果准妈妈采取了上述措施，痔疮仍很严重，建议在医生的指导下使用对胎儿安全无刺激的痔疮膏。使用痔疮膏时，可以沿着肛周顺时针进行按摩，能有效缓解局部瘙痒、疼痛、红肿等问题。金缕梅膏能起到消炎舒缓的作用，氢化可的松能缓解肛周瘙痒。不过这些药膏都不建议长期使用，因为可能会让局部的皮肤变薄。另外，要提醒准妈妈不要使用红霉素软膏，它对治疗痔疮并无效果。

◎ **手术治疗**

孕期患痔疮很少需要手术治疗，一般以保守治疗为主。如果药物治疗后痔疮仍然很严重，准妈妈不能正常活动或者出血多到影响到了日常生活，建议准妈妈去医院由专科医生检查后确定治疗方案。

反酸、烧心

不少准妈妈好不容易熬过了孕早期的孕吐，到了孕中期或孕晚期又出现了反酸烧心。一股酸水涌上来，带来的不是酸爽，而是食管的烧灼感。情况比较严重的准妈妈还能感受到明显的咽喉疼痛和胸骨后疼痛、烧灼感（俗称烧心），甚至半夜也会因为烧心的疼痛而醒来。

反酸、烧心的原因

准妈妈反酸、烧心，可能有以下几个原因。

（1）孕激素水平升高：孕激素有抑制平滑肌收缩的功能。随着怀孕后孕激素水平的升高，导致食管下括约肌变得比较松弛，这会使胃里的内容物容易进入食管，引起胃食管反流。反流的胃酸会刺激食管及咽喉，使准妈妈有咽喉疼痛和烧心的感觉。

（2）增大的子宫把胃顶起来：随着胎儿生长，逐渐增大的子宫会把胃顶起来，再加上激素的作用，胃里的酸水很容易就会反上来。

（3）其他疾病：准妈妈如果患有消化道疾病，也容易出现反酸、烧心。

如何缓解反酸、烧心

◎ **控制体重增长，避免过饱**

在生活上，准妈妈应该注意控制体重增长的速度，避免出现超重。另外，每餐吃八分饱即可。进食后不要立刻平躺，睡前 2 小时内不要进食。

◎ **避免摄入引起反酸的食物**

准妈妈要避免摄入容易诱发反酸症状的食物，比如咖啡因、巧克力、辛辣及高脂食物、碳酸饮料等。

◎ **调整床头高度**

对于夜间烧心明显的准妈妈，可以尝试把床头垫高 15 ～ 20 cm。因为在平躺状态下胃酸更容易反流进入食管。准妈妈可以试着垫高枕头或者调高床头的床垫。

◎ **合理运动**

准妈妈在饭后不要马上休息，可以适当散步，帮助食物消化。孕期适当的运动对准妈妈和胎儿都有益处，但是要注意运动一定要适度，不要剧烈运动。

◎ **在医生的指导下用药**

如果准妈妈的症状经过这些护理方式没有得到显著改善，建议及时寻求消化科医生的帮助。很多药物对准妈妈都是相对安全的，比如抗酸剂（如碳酸钙可以中和胃酸，但只能维持 30 ～ 60 分钟）、保护胃黏膜的药物（如硫糖铝），以及西咪替丁等。如果这些药物的治疗效果不佳，或者准妈妈反酸、烧心的症状过于严重，在孕中期或孕晚期也可以考虑用质子泵抑制剂（如奥美拉唑），这些药物都建议在医生的指导下使用。

怕热与多汗

经常能听到一些准妈妈这样的抱怨：为什么总是众人皆冷我独热呢？为

什么我晚上总一身一身地出虚汗呢？这种内热是不是说明我有什么问题呢？这一节就和大家讲一讲，孕期多汗的应对办法。

准妈妈怕热的原因

准妈妈容易觉得热是很正常的。怀孕后，准妈妈的血容量和皮肤的血液供应会增加，基础代谢率升高，再加上雌激素水平增加的影响，肾上腺皮质功能经常处于亢奋状态，进而导致准妈妈更容易出汗。同时由于体温的变化，准妈妈会出更多的汗来给自己降温，这和大家常说的虚汗、盗汗并不是一个意思。

如果准妈妈除了怕热、多汗，还出现其他伴随症状，比如心悸、腹泻、体重减轻等，建议及时就医，排查其他可能的问题。

怕热与多汗的应对办法

一般来说，怕热和多汗不会对准妈妈和胎儿的健康有很大影响，但是仍然有一些基本的注意事项需要准妈妈了解。

◎ **充足饮水，注意补足电解质**

准妈妈要注意在孕期保证足够的饮水量来应对大量的出汗，同时要注意补充营养、多吃蔬菜水果，来补充因为出汗而流失的电解质。

◎ **保持合适的环境温度**

有些准妈妈怕受风，在炎热的夏日也不开空调和风扇，这是不利于健康的。夏天可以保持室内温度在 26℃ 左右，不要做热瑜伽、进桑拿屋。另外，人体会用出汗的方式帮助自身降温，所以准妈妈应该避免在大汗淋漓的时候进入温度过低的环境，在夏日最好能随身带一件小开衫。

◎ 尽量穿宽松、吸汗、透气性好的衣物

准妈妈的贴身衣物可以选择真丝或者纯棉的，日常尽量穿宽松、吸汗、透气性好的衣物，避免穿着过紧，以及穿容易让人感到闷热的衣物。

孕期呼吸困难

在怀孕前，很多准妈妈爬楼、跑步时并不会气喘吁吁，但是在孕中期或孕晚期，稍微运动感觉就像跑了八百米一样，有的准妈妈甚至连续说上几句话都得停下来喘一大口气。还有很多人用"当个妈，连喘气都费劲了"来描述怀孕的辛苦，其实这一点儿都不为过。为什么怀孕后准妈妈会变得呼吸困难？这对胎儿的健康有影响吗？

孕期呼吸困难的原因

孕期呼吸困难是怀孕后生理变化造成的，属于正常现象。在怀孕期间，一方面准妈妈体内循环的血流量逐渐增加，最多可达到孕前的 1.5 倍，心脏负荷也随之增大，因此很容易出现心悸、心慌、气短的问题。另一方面，由于子宫的增大，肺在吸气时的移动幅度也会受到限制，从而导致呼吸困难。所以，在孕期大约有 60%～70% 的准妈妈都会出现生理性的呼吸困难。

由于孕激素水平的作用，准妈妈实际上是处于过度通气的状态，增加的气量一般是多于需求量的。所以准妈妈可能会发现，虽然自己气短但是血氧浓度并不低，还可能有所增加，所以准妈妈不用过于担心生理性呼吸困难，也不用担心肚子里的胎儿会因此而缺氧。

另外，还有很多准妈妈在孕中期、孕晚期有轻度贫血现象，怀疑自己的气短是贫血造成的，也担心贫血会影响胎儿的健康。一般来说，轻度的贫血本身并不会造成明显的气短，准妈妈不用过于焦虑而频繁检查血常规。如果存在中重度贫血，倒是有可能会影响血液的携氧能力，准妈妈应遵医嘱积极改善贫血。

缓解呼吸困难的方法

其实孕期的呼吸困难很难完全消除，但是随着孕周的增加，胎儿的下降入盆会减轻肺部的压力，准妈妈的呼吸也会慢慢顺畅起来。虽然呼吸困难不能完全消除，但准妈妈在日常生活中可以试着通过以下方法来缓解。

- 尽量选择一些宽松、透气性好的衣服，不要穿太紧身的衣物。
- 出现呼吸困难时，可以将肩膀向后舒展或是将双臂举高，以增大胸廓的容积。
- 避免张大嘴呼吸的方式，那样会导致过度换气，出现头晕的症状，可以通过有意识的鼻吸口呼的深呼吸方式来缓解。
- 可以将枕头垫高，并且采取侧卧位的方式。如果准妈妈觉得左侧卧位时心脏有压迫感，也可以采用右侧卧位。
- 保持适当的活动，但要避免长时间过度活动。比如，散步时间久的话会气喘，那就把散步拆分到几个时间段进行。尽量选择通风、透气的活动场所，避免在封闭环境中久留。

需要立即就医的情况

虽然怀孕期间的呼吸困难是正常现象，但是这并不意味着"喘喘更健康"。有一些疾病也会伴随呼吸困难，比如妊娠合并哮喘发作、肺炎、过敏性疾病、肺栓塞等，这些疾病是我们不能忽视的。如果出现下面两种情况，建议准妈妈立即就医并进行相关检查。

（1）生理性的呼吸困难一般是逐步出现的，不会突然发生。如果准妈妈出现明显的呼吸困难需要引起重视。

（2）当出现了明显的心悸，心率增加至每分钟 100 次以上，并伴随着咳嗽、咳痰、胸痛、发热、呼吸时伴有哮鸣音时，需要引起重视。

医生会根据准妈妈的病史和用药情况进行心肺听诊，针对性地选择心电图、心脏超声、下肢静脉超声、血气分析、血常规、C 反应蛋白或凝血指标等检查。如果医生高度怀疑有异常，可能会让准妈妈进行胸片检查。胸片的辐射量是很小的，你不必太过担心。如果因为不及时检查导致了病情延误，可能会对准妈妈和胎儿有更大危害。另外，如果准妈妈存在可能加重呼吸困难的基础疾病，比如贫血、鼻炎等，也应该积极进行治疗。

常见的脐带异常

很多准爸妈都会关注胎儿、羊水和胎盘的情况，相比之下脐带的存在感并不是那么强。然而，脐带是连接胎儿和准妈妈的纽带，是宝宝的生命线。正常的脐带中含有 2 条动脉和 1 条静脉。这 3 条血管被一圈凝胶状组织所包围，就好像 3 根水管外面套了一层起保护作用的胶皮套，以免血管被挤压和损伤。脐带一般有手指粗细，到孕 20 周时，脐带的平均长度约 32 cm，等到宝宝足月时，可以增加到约 60 cm。在孕期，准妈妈也要多多留意有关脐带的问题。

脐带绕颈

经常有准妈妈焦虑地问："医生，宝宝有脐带绕颈该怎么办？"很多准妈妈都担心胎儿会被脐带勒住，很想知道能让宝宝的脖子从脐带里绕出来的办法。准妈妈的心情我们是非常理解的，但其实准妈妈真的不必为了脐带绕颈而担忧。

脐带绕颈的发生率可高达 15% ～ 34%。其中，绕脖子一圈的情况最为常见，绕脖子两圈的情况发生率大概为 2% ～ 7%。而因脐带绕颈导致胎死宫内的概率大概在万分之一到千分之一。目前大量研究认为，脐带绕颈并不会显著增加胎儿不良事件的发生率，也就是说，绝大多数的脐带绕颈并不会对胎儿造成威胁，只是让胎儿多了一条脐带"围巾"而已。如果 B 超提示胎儿脐带绕颈，准妈妈并不需要为此增加产检内容。

在分娩方式上，脐带绕颈也不是剖宫产的指征。胎儿脐带绕颈两周及以上，医生可能会根据准妈妈和胎儿的具体情况给出关于分娩方式的建议。在产程中，脐带绕颈的松紧程度也会随着胎儿的旋转下降而有所改变，医护人员要做的就是一如既往地关注胎心情况和产程进展。但是，如果是特殊胎位伴有脐带绕颈，比如臀位胎儿同时有脐带绕颈的情况，考虑到并发症的可能性，医生通常不建议顺产。

脐带插入点异常

脐带的一头连着胎儿的肚脐，另一头连接着胎盘的中心。脐带插入点异常指的是脐带没有从正常的胎盘位置引出。常见的异常包括帆状胎盘和球拍状胎盘。

◎ 帆状胎盘

帆状胎盘的学名叫作脐带帆状附着，它的发生率大概在 1%，指的是脐带从胎膜进入，脐带血管在薄薄的胎膜里走行一段后才进入厚实的胎盘。这样的脐带像桅杆，而胎膜如同风帆，所以也被称为帆状附着。相比厚实的胎盘，帆状胎盘的胎膜要纤薄很多，在胎膜中穿行的那段脐带血管，被压迫甚至断裂的风险也会大大增加。

如果这段血管恰好处在宫颈内口的胎膜上，则被称为前置血管。当发生胎膜早破时，血管破裂的风险会更高。由于这段血管里都是胎儿自己的血液，哪怕流失 10 mL 对胎儿也很危险。尽管前置血管的发生率大约只有 1/2500，但是前置血管一旦破裂，可能数分钟内就会造成胎儿死亡。这也是在孕期排查畸形的超声检查中，医生会重点观察脐带插入位置的原因。

如果发现存在帆状胎盘，最重要的是确认有无前置血管的情况。考虑到胎膜破裂时有快速失血的风险，以及胎儿头部压迫前置血管造成胎儿缺血、缺氧的风险，一旦确认有前置血管的情况，医生通常会建议在孕 28 周后对胎儿进行严密监测，同时要在孕 28 ～ 32 周给准妈妈注射地塞米松，促进胎儿肺部的成熟，以应对早产的发生。

对于脐带出现前置血管的胎儿，多数专家认为应该在孕 35 周时行剖宫产以免夜长梦多。对于准妈妈来说，需要仔细数好胎动、注意分泌物的情况、减少活动、禁止同房，减少宫缩和避免胎膜早破的可能。如果没有前置血管，只是单纯的脐带帆状附着，胎儿发生风险的概率就会小很多。

目前主流观点认为，脐带帆状附着不会显著增加胎儿生长受限、早产、胎儿缺氧和窒息的发生率。但是对于脐带帆状附着的胎儿，从孕中期开始应该每 4 ～ 6 周评价一次胎儿的生长发育情况，并在孕 36 周后开始进行胎心监护。

最后要提醒一点，脐带帆状附着并不意味着要选择剖宫产。如果没有前置血管且血管的位置距离宫颈口较远，准妈妈还是可以进行阴道试产的，但分娩的时间不建议超过孕 40 周。

◎ 球拍状胎盘

球拍状胎盘的意思是，脐带从胎盘的一侧边缘插入，使得胎盘和脐带组合起来，有点像一副球拍。但不同于帆状胎盘，球拍状胎盘的脐带血管周围，始终都有凝胶状组织的保护，并没有裸行在胎膜中的情况。球拍状胎盘并没有什么临床意义，在孕期监测和处理上与其他妊娠并没有区别，准妈妈们不需要紧张。

单脐动脉

正常的脐带中有 1 条脐静脉和 2 条脐动脉。单脐动脉指的是脐带里只有 1 条脐动脉，孕期的超声检查可以发现这个问题。

存在单脐动脉的胎儿，畸形的发生率会有所增加，主要集中在泌尿系统和心脏两处。但是准妈妈不要过于担忧，畸形的发生率并不高，一般为 5% ～ 10%。在发现单脐动脉后，医生会对胎儿进行详细的超声检查，确定有无其他系统的异常表现。对于只有单脐动脉且没有其他系统畸形的胎儿来说，唐氏综合征的风险并不会增加，但是仍然建议有条件的准妈妈做一下无创 DNA 检查。如果在产检阶段同时发现了其他畸形，建议做羊水穿刺进行产前诊断。

有些家长担心，别的胎儿有 2 条血管进行营养供应，而单脐动脉的胎儿只有 1 条，会不会影响胎儿的生长发育呢？如果是单纯性的单脐动脉，胎儿生长受限的发生率会有所增加，可能会对胎儿的出生体重有轻微影响，但是根据目前的资料尚不足以得出明确的结论。多项研究发现，虽然胎儿出生时的体重可能会轻微偏低，但是随着宝宝年龄的增长，最终都能大步赶上。在远期发育方面，单脐动脉的宝宝和其他宝宝并没有区别。

如果发现胎儿是单脐动脉，建议准妈妈在孕 28 周和孕 35 周时增加超声检查次数，以便观察胎儿的生长发育情况。如果各项检查都没有问题，后续正常产检就可以了，孕期也没有特别要注意的地方。

你可能会琢磨的事

如何知道胎儿的性别

说到胎儿的性别，这可是大多数准爸妈都关心的事情。从怀孕一开始（甚至还没开始），亲朋好友就会围绕这个话题展开讨论了。大概有这么几类大家常用来判断胎儿性别的方法。

（1）传统习俗派。根据酸儿辣女、尖男圆女（肚子形状）、清宫图、"害喜"的严重程度、准妈妈变黑变丑的程度、肚脐有没有凸出、胎动出现的早晚等判断胎儿性别。

（2）产检数据派。根据胎心的快慢、超声结果、唐筛的数值、无创 DNA 检查的数值等进行判断。

（3）新兴技术派。通过"性别检测试纸"等方法来判断。

其实，上面所有的方法都没有科学依据，尤其是最后的试纸更是不建议大家购买。真正能够确定胎儿性别的方法只有两个，一是通过孕中期及以后的超声检查看胎儿的外生殖器情况来判断；二是通过检查胎儿的性染色体（女胎的性染色体是 XX，男胎的性染色体是 XY）来判断，可以通过无创 DNA 或者羊水穿刺来检查胎儿有无 Y 染色体。

在我国，非医学需要的胎儿性别鉴定是被明确禁止的。但是有一些遗传性疾病与性染色体相关，胎儿的性别会决定其发病率或严重程度，这个时候对性别进行鉴定就有医学需要了。

总而言之，关于胎儿性别的猜测大家聊聊无妨，但是对于各种无科学依据的检测方法，准妈妈最好捂紧钱包，别花冤枉钱。

如何做胎教

"不让孩子输在起跑线上"是很多父母的目标，也正是这句话造就了新手爸妈的焦虑，这种希望和焦虑甚至从孕期就开始了。很多准妈妈都会问："孕期该怎么做胎教呢？"

目前，关于胎教的医学证据还不充分，不同国家、不同人群对胎教的定义也不统一。但是比较明确的是，胎儿的确在宫内就具备了很多感知能力。比如，在孕 4 周时胎儿的听觉器官开始发育，到了孕 24 周时胎儿开始能够听到来自外界的声音并做出一定反应。也有一些研究发现，胎儿在出生后能够被曾经在宫内听过的音乐所安抚。

如果胎儿既能听到又有记忆，是不是说明我们可以用一些方法让胎儿更聪明呢？事实上，目前还没有明确的证据表明，孕期听某些音乐能够显著促进胎儿的神经系统发育或者提高胎儿的智力水平。从另外一个角度看，很多国家认可的胎教其实是通过调节准妈妈的身心，进而给胎儿创造良好的生长环境。舒缓的音乐、轻柔地抚摸准妈妈的肚子、给胎儿讲故事，都能让准妈妈放松心情，产生愉悦的情绪。

所以，在有充分的医学证据之前，准妈妈不必纠结于是听莫扎特钢琴曲还是流行歌，也不必刻意去找那些连自己都听不懂的英语胎教故事。做一些让自己身心愉悦的事或许就是对宝宝最好的"胎教"了。

健忘和注意力不集中

"一孕傻三年"是大家耳熟能详的俗话，在国外也有个专门的短语来形容它，即 "baby brain"。很多准妈妈发现，自己在怀孕之后变得健忘、注意力无法集中，这是怎么回事儿呢？

"孕傻"的原因

医学界在这件事上的研究一直未有定论。针对 700 多名孕妇和 500 多名非孕妇的 20 项评估研究发现，相比怀孕前，孕妇的一般认知功能、记忆力和执行力明显变差。但也有其他研究发现，孕妇认知能力和记忆力下降的发生率并没有我们想得那么高，只在有产前抑郁的准妈妈身上才会非常明显。根据目前的研究，孕期女性认知能力的变化可能和激素水平变化有关，并且这种变化是可逆的。

应对"孕傻"的建议

如果准妈觉得自己经常"健忘"，可以试试以下几个方法。

（1）认可自己的状态，不要经常自我否定，也不要给自己心理暗示：我就是变傻了。

（2）尽量保证充足的睡眠。有关让自己睡个好觉的办法，大家可以参考第 222 页。

（3）把自己的工作和生活简单化，不要在这个阶段做太多有挑战性的工作，注意劳逸结合。

（4）养成"好记性不如烂笔头"的习惯。可以使用一些 App 帮助自己记住要做的事情，为自己设置提醒。也可以随身携带 1 个小本子，养成随手记录和拍照的习惯（比如拍下停车位）。

如果准妈妈在出现认知下降的同时还有情绪上的变化，请及时就医。

孕20~24周食谱举例

孕 21 周食谱举例

早　餐 煎鸡蛋、百合莲子粥、南瓜金针菇汤

原料：

　　煎鸡蛋：鸡蛋 1 个（约 50 g）、花生油 4 g、食盐 1 g

　　百合莲子粥：（干）百合 5 g、（干）莲子 30 g、大米 65 g

　　南瓜金针菇汤：南瓜 80 g、金针菇 35 g、花生油 4 g、食盐 2 g、葱花少许

制作步骤：

　　煎鸡蛋：热锅冷油，打入 1 个鸡蛋，小火煎至定型，撒入食盐后翻面煎熟即可。

　　百合莲子粥：将百合和莲子提前浸泡，将所有原料混合，加入于大米和莲子体积 8 倍的水，用电饭煲煮成粥。

　　南瓜金针菇汤：将南瓜洗净切块，金针菇切掉底部，洗净切段备用。热锅冷油，放入葱花炒香，倒入金针菇翻炒一下，放入南瓜块和适量清水煮至熟透，撒盐即可出锅。

+ 早加餐 菠萝 250 g

午餐 香米饭、蒸红薯、清蒸带鱼、西蓝花炒肉片

原料：

香米饭：香米 70g

蒸红薯：红薯 100g

清蒸带鱼：带鱼 50g、花生油 6g、食盐 1g、葱姜少许、料酒少许

西蓝花炒肉片：西蓝花 200g、瘦猪肉 50g、花生油 6g、食盐 1g、葱姜蒜少许

制作步骤：

香米饭：将香米放入锅中，加入相当于香米体积 1.3 倍的水，用电饭煲焖成饭。

蒸红薯：将红薯洗净，放入蒸锅蒸熟（也可以煮熟）即可。

清蒸带鱼：将带鱼处理干净（去除内脏及腹内黑膜），切块摆在盘子里，放入姜片和料酒腌制一会儿，去除腥味。蒸锅上汽后，放入带鱼蒸 10 分钟，关火再焖 3 分钟。热锅冷油，放入葱姜炒香，再将热油倒在带鱼上，撒盐即可盛出。

西蓝花炒肉片：将西蓝花洗净后掰成小朵，焯水沥干水分备用。热锅冷油，放入葱姜蒜炒香，倒入猪肉片炒至变色，再加入西蓝花翻炒片刻，撒盐即可出锅。

+ 午加餐 葵花籽仁 10g、纯牛奶 250g

晚餐 黑芝麻馒头、空心菜炒豆腐皮、卤猪肝

原料：

黑芝麻馒头：黑芝麻粉 10g、面粉 75g、酵母 1g

空心菜炒豆腐皮：空心菜 80g、（干）豆腐皮 20g、胡萝卜 20g、花生油 4g、食盐 2g、蒜片少许

卤猪肝：（生）猪肝 25g、食盐 1g，葱段、姜片、老抽、桂皮、花椒、

八角各少许

制作步骤：

黑芝麻馒头：将面粉和黑芝麻粉混合，将酵母溶解于 35℃左右的温水中，再将酵母水缓缓倒入混合面粉中，揉成光滑的面团，置于温暖处发酵至两倍大，然后排气揉匀，揉成馒头状即可。将馒头摆放在蒸锅中醒发 10 ～ 20 分钟，然后开火，上汽后蒸 20 分钟，关火再焖 3 分钟。

空心菜炒豆腐皮：将豆腐皮泡发后切成小段备用，将空心菜洗净后切段备用。放入蒜片炒香，加入空心菜和豆腐皮，大火快炒 1 ～ 2 分钟，撒盐即可出锅。

卤猪肝：将猪肝放入水中浸泡半小时以上。锅中加入冷水和猪肝，煮开后撇去血沫，捞出洗净。锅中加入猪肝、葱段、姜片、盐、老抽、桂皮、花椒、八角和适量清水，大火煮开后用小火慢炖 30 分钟即可。

晚加餐 库尔勒香梨 100 g、酸奶 100 g

食谱能量和营养素供应量分析

我们对本周食谱能提供的能量和营养素进行了分析，结果如表 9.1 所示。按照专业配餐的原则，各种营养素达到推荐摄入量的 90% 就符合要求，所以该食谱中的能量和营养素供应量充足。

表 9.1　本周食谱能量和营养素供应量分析

项目	供应量	参考值	满足情况
能量（kcal）	2095	2100	达标
蛋白质（g）	95.7	70	充足
脂肪（供能比）	28.3%	20% ～ 30%	充足
碳水化合物（供能比）	54.6%	50% ～ 65%	充足

续表

项目	供应量	参考值	满足情况
膳食纤维（g）	24.7	25 ~ 30	达标
维生素 A（μgRAE）	2931	770	充足
维生素 C（mg）	182.3	115	充足
维生素 B_1（mg）	1.42	1.4	充足
维生素 B_2（mg）	1.7	1.4	充足
钙（mg）	940.7	1000	达标
铁（mg）	23.6	24	达标
锌（mg）	14.5	9.5	充足

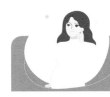

丁 妈 营 养 小 贴 士

孕期体重增长过快危害大，合理搭配饮食很关键

孕期体重增长过快会带来很多危害，包括胎儿畸形、缺氧、巨大儿等。与孕期体重增长正常的准妈妈相比，孕期体重增长过快的准妈妈所生的宝宝，更容易在成年后发生肥胖，也更容易患上心血管疾病。为了避免孕期体重增长过快，准妈妈在孕中期要控制体重增长的速度，在饮食上要注意以下几点。

（1）主食尽量粗细搭配，粗粮要占主食的 1/3 ~ 1/2，这是因为其中富含的膳食纤维有增强饱腹感的作用。

（2）保证每餐摄入 100 ~ 200 g 蔬菜，这是因为蔬菜在各类食物中所含能量最低、富含膳食纤维，能增强饱腹感。

（3）每餐保证优质蛋白质的摄入，原因是蛋白质能延迟胃排空、增强饱腹感。

本周示例食谱就做到了上面这 3 点。早餐和午餐的主食都做到了粗细搭配，早餐是百合莲子粥，午餐是香米饭配蒸红薯。本周食谱也做到了顿顿有蔬菜，早餐中的南瓜和金针菇超过了 100 g，午餐中的西蓝花有 200 g，晚餐中的空心菜和胡萝卜有 100 g。另外本周食谱也做到了顿顿有蛋白质，比如早餐有鸡蛋、午餐有带鱼和肉片、晚餐有豆腐皮和猪肝。

孕 22 周食谱举例

早 餐 牛奶燕麦片、秋葵鸡蛋羹、清炒红薯叶

原料：

　　牛奶燕麦片：纯牛奶 200 g、（熟）纯燕麦片 70 g

　　秋葵鸡蛋羹：秋葵 20 g、鸡蛋 1 个（约 50 g）、香油 2 g、食盐 1 g

　　清炒红薯叶：红薯叶 100 g、花生油 5 g、食盐 1 g、葱花少许

制作步骤：

　　牛奶燕麦片：用少量开水冲泡燕麦片，再倒入一杯牛奶即可；或在锅中加入燕麦和少量清水，煮熟后倒入一杯牛奶。

　　秋葵鸡蛋羹：将鸡蛋打散，秋葵切片备用。在蛋液中加入 75 g 温水和少许盐，搅匀后撇去浮沫，加入秋葵片和香油，覆上保鲜膜，在保鲜膜上扎几个小孔。蒸锅上汽后，放入蛋液蒸 10 分钟即可。

　　清炒红薯叶：将红薯叶洗净后切段备用。热锅冷油，放入葱花炒香，倒

入红薯叶翻炒 1 分钟，撒盐即可出锅。

＋ 早加餐 猕猴桃 200g

午 餐 玉米饭、豆角炖茄子、丝瓜木耳炒肉

原料：

玉米饭：玉米粒 50g、大米 90g

豆角炖茄子：豆角 150g、茄子 50g、花生油 2g、食盐 1g、蒜片少许

丝瓜木耳炒肉：丝瓜 150g、（干）木耳 5g、瘦猪肉 55g、花生油 4g、食盐 1g、葱姜少许

制作步骤：

玉米饭：将玉米粒和大米混合，加入相当于大米体积 1.3 倍的水，用电饭煲焖成饭。

豆角炖茄子：热锅冷油，油热后放入蒜片炒香，加入豆角和茄子翻炒 2 分钟，再加适量水炖 10 分钟左右。大火收汁，撒盐即可出锅。

丝瓜木耳炒肉：将木耳提前泡发好，丝瓜洗净切块，瘦肉切片备用。热锅冷油，放入葱姜炒香，倒入肉片炒熟，再倒入木耳和丝瓜翻炒 1 分钟，撒盐即可出锅。

＋ 午加餐 开心果 20g、纯牛奶 150g

晚 餐 白面馒头、蒸紫薯、彩椒炒笋片、蛏子豆腐汤

原料：

白面馒头：面粉 65g、酵母 1g

蒸紫薯：紫薯 75g

彩椒炒笋片：彩椒 50g、莴笋 80g、花生油 4g、食盐 1g、葱花少许

蛏子豆腐汤：蛏子 50g、北豆腐 80g、花生油 2g、食盐 1g、葱花少许

制作步骤：

白面馒头：自己做或者直接购买市售馒头均可。50 g 面粉大约可以做成 80 g 馒头。

蒸紫薯：将紫薯洗净，放进蒸锅蒸熟即可（也可以煮熟）。

彩椒炒笋片：将彩椒洗净切块，莴笋焯水后切片备用。热锅冷油，油热后倒入葱花炒香，再倒入莴笋和彩椒翻炒 2 分钟，加入少许盐和葱花即可出锅。

蛏子豆腐汤：将蛏子洗净，用沸水焯 1 分钟后捞出。锅中加入热水、花生油、蛏子、盐和葱花，水开后倒入切好的豆腐块，再次煮沸后，撒盐即可出锅。

+ **晚加餐** 哈密瓜 100 g、酸奶 100 g

食谱能量和营养素供应量分析

我们对本周食谱能提供的能量和营养素进行了分析，结果如表 9.2 所示。按照专业配餐的原则，各种营养素达到推荐摄入量的 90% 就符合要求，所以该食谱中的能量和营养素供应量充足。

表 9.2　本周食谱能量和营养素供应量分析

项目	供应量	参考值	满足情况
能量（kcal）	2110	2100	充足
蛋白质（g）	87.1	70	充足
脂肪（供能比）	27.4%	20% ~ 30%	充足
碳水化合物（供能比）	59%	50% ~ 65%	充足
膳食纤维（g）	26.6	25 ~ 30	充足
维生素 A（μgRAE）	701.5	770	达标
维生素 C（mg）	235.2	115	充足

项目	供应量	参考值	满足情况
维生素 B_1（mg）	2.7	1.4	充足
维生素 B_2（mg）	1.6	1.4	充足
钙（mg）	1208.4	1000	充足
铁（mg）	38.9	24	充足
锌（mg）	12.8	9.5	充足

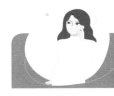

丁 妈 营 养 小 贴 士

孕中期便秘太痛苦，膳食纤维补起来

便秘是孕期的常见症状，严重的便秘会导致痔疮。膳食纤维可以促进胃肠蠕动，有利于防止便秘。因此，准妈妈在这个阶段要多吃富含膳食纤维的新鲜蔬果、杂粮、杂豆和薯类。

《中国居民膳食指南》推荐准妈妈每天要摄入 25 ～ 30 g 膳食纤维，本周示例食谱中安排的燕麦片、红薯叶、玉米、紫薯、豆角、猕猴桃等都是膳食纤维较为丰富的食物。按照推荐食谱去吃，准妈妈全天膳食纤维的摄入量达到 26.6 g，有利于预防便秘。

孕 23 周食谱举例

早 餐 百合鸡肉粥、茴香炒鸡蛋、淋酱娃娃菜

原料：

　　百合鸡肉粥：（干）百合 5 g、鸡胸肉 30 g、大米 65 g

　　茴香炒鸡蛋：茴香 200 g、鸡蛋 1 个（约 50 g）、花生油 9 g、食盐 1 g

　　淋酱娃娃菜：娃娃菜 100 g、芝麻酱 8 g、食盐 2 g

制作步骤：

　　百合鸡肉粥：将百合提前浸泡，鸡胸肉切丝焯水。将原料混合，加入相当于大米体积 8 倍的水，用电饭煲煮成粥。

　　茴香炒鸡蛋：将茴香洗净，切段备用。热锅冷油，油热后倒入打散的蛋液，将鸡蛋炒成小块，再倒入茴香炒熟，撒盐即可出锅。

　　淋酱娃娃菜：将娃娃菜洗净焯水后沥干水分，切成长条摆在盘子里，均匀地淋上提前用水搅拌开的芝麻酱汁，撒盐拌匀即可。

+ 早加餐 菠萝 200 g

午 餐 黑米大米饭、清蒸黄花鱼、韭菜炒鸭血

原料：

　　黑米大米饭：大米 80 g、黑米 50 g

　　清蒸黄花鱼：大黄花鱼 70 g、花生油 4 g、食盐 1 g，姜片、葱丝、料酒、蒸鱼豉油、花椒粒、香菜各少许

　　韭菜炒鸭血：韭菜 100 g、鸭血 20 g、花生油 5 g、食盐 1 g

制作步骤：

　　黑米大米饭：将黑米和大米混合，加入相当于黑米和大米体积 1.3 倍的水，用电饭煲焖成饭。

清蒸黄花鱼：去除黄花鱼的鳞和内脏，洗净备用。在鱼身上打花刀，鱼肚子里塞入姜片和葱丝，再将少许料酒和盐涂抹在鱼的表面和肚子上，腌制10分钟。蒸锅上汽后，蒸8～10分钟，撒入葱丝和香菜做点缀，淋上蒸鱼豉油，放入少许炒过花椒粒的油和少许盐即可。

韭菜炒鸭血：将韭菜洗净切段，鸭血切片备用。热锅冷油，油热后放入鸭血炒1分钟，再放入韭菜炒1分钟，撒盐即可出锅。

+ 午加餐 腰果10g、牛奶200g

晚　餐 南瓜花卷、清炒苋菜、芹菜炒瘦肉丝

原料：

南瓜花卷：南瓜40g、玉米面30g、面粉50g、酵母1g

清炒苋菜：苋菜200g、花生油4g、食盐1g、葱姜蒜少许

芹菜炒瘦肉丝：芹菜100g、瘦猪肉50g、（干）木耳3g、花生油6g、食盐1g、葱姜蒜少许

制作步骤：

南瓜花卷：将南瓜洗净切块，用料理机打成南瓜泥，再与玉米面和面粉混合。将酵母用35℃左右的温水溶解，并缓缓倒入混合面粉中，揉成光滑的面团，置于温暖处发酵至两倍大，然后排气揉匀，做成花卷状即可。将花卷摆在蒸锅中，醒发10～20分钟后开火，上汽后蒸20分钟，关火后再焖3分钟。

清炒苋菜：热锅冷油，放入葱姜蒜炒香，倒入苋菜快速翻炒至变软，撒盐即可出锅。

芹菜炒瘦肉丝：将芹菜洗净，切段备用。木耳提前泡发好，瘦猪肉切丝备用。热锅冷油，放入葱姜蒜炒香，炒至肉丝变色，倒入芹菜和木耳炒熟，撒盐即可出锅。

+ 晚加餐 库尔勒香梨100g、酸奶100g

食谱能量和营养素供应量分析

我们对本周食谱能提供的能量和营养素进行了分析，结果如表 9.3 所示。按照专业配餐的原则，各种营养素达到推荐摄入量的 90% 就符合要求，所以该食谱中的能量和营养素供应量充足。

表 9.3　本周食谱能量和营养素供应量分析

项目	供应量	参考值	满足情况
能量（kcal）	2106	2100	充足
蛋白质（g）	85.6	70	充足
脂肪（供能比）	25.9%	20% ~ 30%	充足
碳水化合物（供能比）	58.8%	50% ~ 65%	充足
膳食纤维（g）	24.6	25 ~ 30	达标
维生素 A（μgRAE）	1140.6	770	充足
维生素 C（mg）	173.2	115	充足
维生素 B_1（mg）	1.3	1.4	达标
维生素 B_2（mg）	1.5	1.4	充足
钙（mg）	1434.6	1000	充足
铁（mg）	36	24	充足
锌（mg）	15.9	9.5	充足

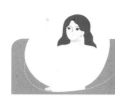

丁 妈 营 养 小 贴 士

想要控制体重和血糖，运动少不了

　　孕期体重增长过快不仅会增加准妈妈患妊娠期糖尿病和高血压的风险，也更容易生出巨大儿，增加宝宝未来肥胖的风险。除了饮食，适当运动也是控制体重的好方法。运动能增强准妈妈的心肺功能，使胎儿得到更为充足的氧气和血液供应。运动还能增强准妈妈的胰岛素敏感性，有利于血糖稳定。

　　健康的准妈妈每天应进行不少于 30 分钟的中等强度运动，如果孕前没有运动的习惯，孕中期可以做些强度偏低的运动比如快走和做家务，同时要注意在上午、下午适量加餐，避免运动后饥饿。本周食谱中用菠萝、库尔勒香梨和酸奶作为加餐，既能补充能量，又能提供碳水化合物、增强运动耐力。

孕 24 周食谱举例

早　餐　番茄鸡蛋面、凉拌杂菜

原料：

　　番茄鸡蛋面：番茄 100 g、鸡蛋 1 个（约 50 g）、（干）面条 85 g、葱花少许凉拌杂菜：菠菜 150 g、胡萝卜 20 g、（干）木耳 5 g、香油 2 g、食盐 2 g，蒜末、葱花、香菜、醋各少许

制作步骤：

番茄鸡蛋面：将番茄洗净，切块备用。热锅冷油，放入葱花炒香。倒入番茄，翻炒出汁后加适量清水，水开后加入面条，面条煮至半熟时打入鸡蛋，熟透后撒盐即可出锅。

凉拌杂菜：将木耳提前泡发，胡萝卜去皮后切丝备用，菠菜焯水后切段备用。将处理好的食物混合，加入蒜末、香油、葱花、香菜、醋和盐拌匀即可。

+ 早加餐 猕猴桃 250 g

午 餐 玉米糙双色饭、手撕圆白菜、彩椒炒猪肉、海带豆腐汤

原料：

玉米糙双色饭：大米 65 g、玉米糙 40 g

手撕圆白菜：圆白菜 100 g、花生油 4 g、食盐 1 g、葱姜蒜少许

彩椒炒猪肉：彩椒 100 g、瘦猪肉 50 g、花生油 4 g、食盐 1 g、葱姜蒜少许

海带豆腐汤：（鲜）海带 50 g、北豆腐 80 g、香油 2 g、葱姜蒜少许、胡椒粉少许

制作步骤：

玉米糙双色饭：将玉米糙和大米混合，加入相当于玉米糙和大米体积 1.3 倍的水，用电饭煲焖成饭。

手撕圆白菜：将圆白菜洗净，撕成合适的大小备用。热锅冷油，放入葱姜蒜炒香，倒入圆白菜后大火翻炒 2 分钟，撒盐即可出锅。

彩椒炒猪肉：将彩椒洗净切块，猪肉切片备用。热锅冷油，放入葱姜蒜炒香，倒入肉片炒熟，再放入彩椒，大火翻炒 1 分钟后撒盐即可出锅。

海带豆腐汤：将海带和北豆腐切成小块备用。锅烧热后放入香油，油热后加入葱姜蒜炒香，加入海带翻炒 1 分钟后加入清水、北豆腐和少许胡椒粉，煮沸后撒盐即可出锅。

+ 午加餐 酸奶 200 g、开心果 20 g

晚　餐 黑米馒头、清蒸鲳鱼、绿豆芽炒韭菜

原料：

黑米馒头：面粉 50 g、黑米 25 g、酵母 1 g

清蒸鲳鱼：鲳鱼 50 g、花生油 4 g、食盐 1 g，姜片、料酒、葱丝、香菜、蒸鱼豉油、花椒粒各少许

绿豆芽炒韭菜：绿豆芽 100 g、韭菜 50 g、花生油 5 g、食盐 1 g、葱姜蒜少许

制作步骤：

黑米馒头：自己做或者直接购买市售馒头均可。

清蒸鲳鱼：将鲳鱼处理干净，鱼身上打花刀，在鱼肚子里塞入姜片和葱丝，再将少许料酒和盐涂抹在鱼的表面和肚子上，腌制 10 分钟。蒸锅上汽后，蒸 8 ～ 10 分钟，撒入葱丝和香菜做点缀，淋上蒸鱼豉油，再放入少许炒过花椒粒的油和少许盐即可。

绿豆芽炒韭菜：将绿豆芽和韭菜洗净，韭菜切段备用。热锅冷油，放入葱姜蒜炒香，倒入绿豆芽和韭菜大火翻炒 2 分钟，撒盐即可出锅。

+ 晚加餐 纯牛奶 200 g、全麦面包 30 g

食谱能量和营养素供应量分析

我们对本周食谱能提供的能量和营养素进行了分析，结果如表 9.4 所示。按照专业配餐的原则，各种营养素达到推荐摄入量的 90% 就符合要求，所以

该食谱中的能量和营养素供应量充足。

表 9.4　本周食谱能量和营养素供应量分析

项目	供应量	参考值	满足情况
能量（kcal）	2119	2100	充足
蛋白质（g）	90.6	70	充足
脂肪（供能比）	28.4%	20% ~ 30%	充足
碳水化合物（供能比）	57.8%	50% ~ 65%	充足
膳食纤维（g）	23.5	25 ~ 30	达标
维生素 A（µgRAE）	926.8	770	充足
维生素 C（mg）	337.8	115	充足
维生素 B_1（mg）	1.6	1.4	充足
维生素 B_2（mg）	1.3	1.4	达标
钙（mg）	1078	1000	充足
铁（mg）	27	24	充足
锌（mg）	11.1	9.5	充足

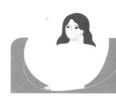

丁妈营养小贴士

孕期对碘的需求量很高，要保证充足的碘摄入

　　孕期对碘的需求量很高，每天应摄入量从怀孕前的 110 μg 增加到了 230 μg。准妈妈体内缺碘会导致胎儿甲状腺功能低下，影响生长发育。缺碘还会增加胎儿患克汀病的风险。吃碘盐虽然是补碘的重要途径，但是也会导致摄入较多的钠，对血压控制不利，因此要控制每天碘盐的添加量不超过 6 g。此外，每周还应该吃 1 ~ 2 次富含碘的海产品，对补碘很有帮助。

　　本周食谱中搭配了海带、鲳鱼及碘盐，可提供 365 μg 的碘，满足孕中期每天对碘的需求量。其中碘盐建议在菜出锅的时候再放，避免先放盐导致碘受热挥发。

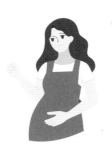

第十章

孕中期：
孕 24 ~ 28 周

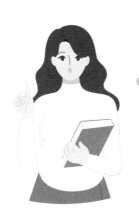

　　一转眼已经到了孕中期的最后一个月了，时间过得好快啊！随着腹部明显隆起，相信你现在不会再担心为什么自己不显怀了吧。在这个阶段，你会适应胎儿活动的节奏，体重也开始显著增加。你一定要多关注体重，以免体重增加得太快。你可能会开始间断地体验到假性宫缩了，但是请不要太担心。

　　这个阶段的产检中有一项令很多准妈妈非常"害怕"的检查——糖耐（也就是糖耐量试验，用于筛查妊娠期糖尿病）。另外，建议你可以在孕中期这段时间和爱人进行一次甜蜜的旅行，毕竟这样的机会未来可不多了。

　　在这个时期，胎儿进入了体重快速增长的阶段，他的身材比例更接近新生儿，在你的子宫里能自如地踢动。胎儿的眼睛能睁开了，表情更丰富了，也学会了微笑。肺泡表面活性物质也在这个阶段开始产生，这是维持肺泡气体交换持续进行的关键物质（早产儿会因肺泡表面活性物质不足而发生呼吸窘迫综合征）。到了孕 28 周时，胎儿长 35 ~ 42 cm、重 1.2 ~ 1.3 kg。

了解这个阶段的检查

关于准妈妈以后每次产检都要做的常规检查，在这里不再重复介绍了。虽然每次的常规检查都大同小异，但是准妈妈一定要记住每次产检时一定要先做常规检查。

口服葡萄糖耐量试验

如果说产检中有几个重要的关卡，那么唐氏筛查或无创 DNA 检查通常是第一关，大排畸是第二关，"糖耐"就是第三关了。面对"糖耐"，很多准妈妈都特别紧张，还有不少准妈妈甚至会在社群里交流"糖耐必过"的秘诀。

什么是"糖耐"和"糖筛"

在这个阶段，准妈妈需要做口服葡萄糖耐量试验来进行糖尿病筛查。糖耐量试验简称"糖耐"，糖尿病筛查简称"糖筛"。妊娠期糖尿病的发病率大约为 15%，它和多种产科的不良结局有关，比如羊水过多、巨大儿、子痫前期，比较严重的情况下还会影响胎盘功能，导致胎儿生长受限甚至围产期胎儿死亡率增加。关于这个检查，想要和大家强调的是，糖耐量试验的目的是检出妊娠期糖尿病并及时进行管理，避免因此导致的不良结局。如果准妈妈有血糖问题却未查出，那么对准妈妈和胎儿是不利的，希望各位准妈妈能正确对待这项检查。

糖耐量试验的检查流程

糖耐量试验一般在孕 24 ~ 28 周进行。如果准妈妈有妊娠期糖尿病病史、糖尿病家族史、肥胖、代谢综合征或多囊卵巢综合征等高危情况，可以把这项检查提前到孕早期建档（一般是孕 11 ~ 14 周）时进行。很多准妈妈为了通过糖耐量试验，选择在检查前节食，尤其是不吃主食或者含糖食物。其实，检查前几天低碳水饮食反而会导致血糖偏高，造成假阳性的结果。建议大家每天摄入 150 ~ 200 g 碳水化合物，另外不要在疾病的急性期进行检查，否则糖代谢也可能会受到疾病的影响。

在检查前，准妈妈需要禁食、禁水至少 8 小时，晨起先抽空腹血糖，然后把 75 g 葡萄糖溶在 200 ~ 300 mL 水中，5 分钟内喝完。从喝第一口葡萄糖溶液起开始计时，第 1 小时和第 2 小时各抽 1 次血。空腹血糖的正常值应该小于或等于 5.1 mmol/L，服糖后 1 小时血糖的正常值应小于或等于 10.0 mmol/L，服糖后 2 小时血糖的正常值应小于或等于 8.5 mmol/L，其中有任何一项指标超过正常值都可以诊断为妊娠期糖尿病。

很多准妈妈都反映糖水特别难喝，有不少人勉强喝下后不到半小时就吐了，还有个别准妈妈出现腹部胀痛、头晕、心悸的表现（倾倒综合征）。对于无法完成口服葡萄糖耐量试验的准妈妈，可以和医生沟通，采用测量空腹血糖、糖化血红蛋白和随机餐后血糖的方式来筛查妊娠期糖尿病。

最后还要提醒准妈妈的是，检查当天可以自带一些零食，以便检查后及时补充体力。准妈妈如果在服糖后 3 ~ 4 小时出现恶心、面色苍白、晕厥等情况，可能是发生了反应性低血糖，此时可以检查随机血糖，及时进食防止发生低血糖。

血常规与铁蛋白检查

在这次产检中，医生也会顺便安排一些其他检查，血常规是最基础的一项，有的医院还会同时检查铁蛋白的情况。这些检查的主要目的是判断准妈妈是否贫血，以及评估准妈妈的铁储备情况。

孕期贫血的判断标准是血红蛋白浓度小于 110 g/L。不少准妈妈在这个阶段的血红蛋白浓度为 105 ～ 110 g/L，于是会问："我是不是贫血，需要补铁吗？"其实，这种轻微贫血也可能是稀释性贫血。为了给胎儿更好的氧气供应，准妈妈体内的红细胞在孕期不断增加，身体中的水分相应会增加更多，使血液被稀释。这种稀释性贫血并不会影响胎儿的氧气供应。

中国有很多女性的铁摄入不足，再加上女性在孕期对铁的需求量会增加，所以准妈妈缺铁的现象很常见。如何判断准妈妈是稀释性贫血还是缺铁性贫血呢？我们可以查看血常规报告单，如果红细胞体积变小、平均血红蛋白浓度降低，即为小细胞低色素性贫血，并且医生首先会考虑是缺铁性贫血。有条件的话最好能检查血清铁蛋白，帮助判断身体是否缺铁，从而进一步明确是否为缺铁性贫血。

铁蛋白，是铁储存于人体中的主要形式之一。检查血清铁蛋白，可以反映身体里铁的储备情况。如果血清铁蛋白浓度低于 30 ng/L，说明准妈妈的身体处于缺铁状态，需要进行补铁。

除了血红蛋白之外，准妈妈还有可能被检查出白细胞计数和中性粒细胞百分比偏高。如果没有感染表现的话，准妈妈不必太担心，这只是孕期的生理性变化。

生化检查

这个阶段的生化检查主要是检查准妈妈的肝肾功能，这项检查可能会出现两个指标异常。

◎ **血脂水平升高**

在普通百姓眼里，高血脂往往和肥胖、高血压，以及高血糖紧密相关，甚至会导致脂肪肝。不少准妈妈也非常疑惑："虽然怀孕后体重增加了不少，可是我这么年轻，为什么血脂水平也升高了？"

其实，孕期血脂水平升高是很常见的现象，这是人类为了繁衍而出现的一种保护性变化。遥想远古时代，人类还很弱小，遭遇自然灾害时想要熬过饥寒，只能依靠身上的脂肪。所以，准妈妈体内的血脂水平会轻微增加，身上的脂肪也更容易堆积在腰腹部、臀部和大腿。虽然血脂水平升高了，但这并不意味着准妈妈需要减肥，孕期只需要注意减少不必要的糖分和油脂的摄入就好了。待分娩后，血脂水平自然会恢复正常。

◎ 白蛋白水平轻微偏低

看到"白蛋白水平轻微偏低"的结果，很多准妈妈会担心是不是自己的蛋白质摄入量不够？是不是需要额外补充蛋白粉？这种情况通常是孕期人体血液被稀释造成的，如果鱼类、虾类、肉类、蛋类等食物准妈妈日常都没少吃，就不必在意这个检查结果。

你可能会担心的疾病与不适

孕期贫血

贫血是指人体外周血中红细胞计数或者血红蛋白浓度低于正常值。由于受到一些生理因素的影响，孕期贫血成了准妈妈的常见病。全球大约有 40%的准妈妈有贫血问题。孕早期血红蛋白的浓度小于 110 g/L，孕中期血红蛋白的浓度小于 105 g/L，基本就可以诊断为贫血了。

贫血的表现

孕期贫血一般是缓慢发展的。在孕早期，准妈妈的身体可能没有什么特殊反应，但是当贫血严重时，准妈妈就会表现出不适，需要格外注意。

◎ **无力、疲乏、困倦**

无力、疲乏、困倦是贫血最常见的症状，也是最早出现的症状。由于这些症状是非特异性的，准妈妈要格外留意。

◎ **皮肤和黏膜呈苍白或蜡黄**

准妈妈在家可以自行观察眼睑内侧（即眼球下方的眼皮内侧）、手掌大小鱼际（即手掌心）和甲床（即指甲）的颜色是否变白或者蜡黄。如果难以判断，可以试着与家中健康成员进行比较。如果准妈妈的皮肤、黏膜出现明显变白或者蜡黄，提示可能存在贫血，建议准妈妈就医检查。

◎ **心悸**

严重贫血还可能引起心悸、心律失常、心绞痛、心脏扩大、心力衰竭等严重的情况。但是引起心悸的原因很多，所以如果准妈妈出现心悸，建议尽快去医院查明原因，排除异常。

◎ **气急或呼吸困难**

贫血非常容易导致气急或呼吸困难，如果出现这种情况，准妈妈应该及时排查心肺功能异常等病因。

◎ **抵抗力下降**

贫血会降低准妈妈的抵抗力，让准妈妈更容易受到外界病菌的感染。

◎ **其他**

头晕、头痛、耳鸣、眼花、注意力不集中、嗜睡等神经精神症状，也是贫血的常见表现。

孕期常见的贫血类型及处理方法

孕期贫血有多种类型，除了稀释性贫血，还有大家熟悉的缺铁性贫血、好发于两广地区的地中海贫血，以及很多人不太熟悉的巨幼红细胞性贫血。应对不同类型贫血的方法也不相同。

◎ **稀释性贫血：防止孕晚期叠加缺铁性贫血**

准妈妈的血液总量在孕期会增加，这在一定程度上稀释了红细胞和血红蛋白，如果稀释作用再明显一些，就会导致稀释性贫血。这种贫血是孕期的正常生理变化导致的，并不是准妈妈营养摄入不足导致的，所以也叫生理性贫血。

如果准妈妈确诊为稀释性贫血，不需要做任何处理，但是需要继续监测，以免孕晚期叠加缺铁性贫血而被漏诊。

◎ **缺铁性贫血：根据铁蛋白浓度判断补铁模式**

缺铁性贫血是孕期非生理性贫血中最常见的类型。在孕期，准妈妈的身体对铁元素的需求量大幅度增加，很容易引发缺铁性贫血。缺铁性贫血的形成有两个阶段：铁缺乏期和缺铁性贫血期。在铁摄入不能满足身体需求时，身体会先消耗储备铁造成铁缺乏，当储备铁被耗竭后，就会出现缺铁性贫血。

准妈妈如何判断自己有无铁缺乏，或者是否贫血呢？目前，建议准妈妈在孕期常规进行血常规筛查，有条件的可以增加铁蛋白筛查。铁蛋白是衡量铁储备量的一个标志。

- 如果铁蛋白浓度小于 30 ng/mL，而血红蛋白浓度正常，则考虑处于铁缺乏期。
- 如果铁蛋白浓度为 20 ～ 30 ng/mL，考虑处于铁耗竭早期。
- 如果铁蛋白浓度小于 20 ng/mL，且同时出现血红蛋白浓度低于 110 g/L，则考虑缺铁性贫血。

对于有铁缺乏但是还没有出现贫血的准妈妈，就要开始注意铁的摄入了。准妈妈要先检查一下自己的饮食，判断有没有影响铁摄入的习惯，比如爱喝咖啡和茶、不喜欢吃肉尤其是红肉。如果有，这些习惯应该尽量纠正。另外，可以每日摄入 60 mg 的铁补充剂，如服用琥珀酸亚铁或硫酸亚铁，常用口服铁剂的规格和元素铁含量如表 10.1 所示。

表 10.1　常用口服铁剂的规格和元素铁含量

名称	规格（mg/片）	元素铁含量（mg/片）
多糖铁复合物	150	150
富马酸亚铁	200	60
琥珀酸亚铁	100	30
硫酸亚铁	300	60
硫酸亚铁缓释片	525	100
葡萄糖酸亚铁	300	36
蛋白琥珀酸铁口服溶液	15	40

如果准妈妈已经出现了缺铁性贫血，建议每天补充铁元素 100 ~ 200 mg。补充铁剂时，应注意空腹服用，可以和维生素 C 同时服用来促进铁吸收，同时避免摄入咖啡因。服用铁剂后，准妈妈可能会出现恶心、便秘、腹泻或大便色黑黏稠等问题。大部分准妈妈能够耐受住这些副作用，如果不能耐受住，应该及时就医，进行静脉补铁治疗。对于患缺铁性贫血的准妈妈，建议在治疗后的 2 ~ 4 周复查血红蛋白水平，在有意识地补铁后，血红蛋白浓度一般都能升高 10 ~ 20 g/L。准妈妈如果能够耐受铁剂，可以一直补铁到产后 6 周。

那么，是不是多严重的贫血都能靠吃补剂治疗呢？并不是。当准妈妈的血红蛋白低于 70 g/L 时，就是重度贫血了，这时候需要输血治疗。不过，单纯的缺铁性贫血很少会这么严重，如果发生重度贫血，医生会进一步评估贫血的原因。对于血红蛋白浓度在 70 ~ 100 g/L 的准妈妈，是否需要输血取决于准妈妈的身体状态、心脏功能，以及近期是否需要做手术等。

◎ **地中海贫血：轻度贫血一般不需要特殊治疗**

地中海贫血是一种遗传性疾病，和缺铁性贫血很相似，主要表现为小细胞低色素性贫血。地中海贫血具有明显的地域特征，高发于长江以南，尤其是两广地区，海南、四川、云南等也是高发地区。高发地区的大多数医院，都会对处于备孕期或孕期的女性进行地中海贫血筛查。

大多数患地中海贫血的准妈妈，其贫血症状都不严重，但由于地中海贫血是一种遗传性疾病，医生会更关注宝宝是不是也贫血。由于宝宝的染色体来自父母双方，患地中海贫血的准妈妈一定要带着准爸爸一起去检查。如果准爸爸也患了地中海贫血，则宝宝有严重贫血的风险较高，准妈妈可能需要做产前诊断。

如果准妈妈只是轻度贫血，一般不需要特殊治疗。与患缺铁性贫血不同，患地中海贫血的准妈妈除非确定缺铁，否则不需要进行补铁治疗。患中重度贫血的准妈妈，要评估身体状态和近期做手术的需求，必要时进行输血治疗。

◎ 巨幼红细胞性贫血：建议补充叶酸和维生素 B_{12}

当准妈妈发现血常规提示贫血，但红细胞体积没有变小反而增大的时候，就要考虑是巨幼红细胞性贫血（又称大细胞性贫血）了。

巨幼红细胞性贫血是缺乏维生素 B_{12} 或叶酸导致的。由于准妈妈都知道孕期补充叶酸的重要性，所以这种贫血相对少见。但由于动物性食物是维生素 B_{12} 的唯一来源，只吃素食的准妈妈更容易出现这种贫血。另外，做过减肥手术、有胃部和自身免疫性疾病、长期服用二甲双胍的患者，也会出现维生素 B_{12} 缺乏。

患巨幼红细胞性贫血的准妈妈除了有贫血的症状外，还可能会出现神经精神系统异常，比如认知异常、皮肤感觉异常等。

对于有高危因素且出现巨幼红细胞性贫血的准妈妈，医生会对其进行血清叶酸和维生素 B_{12} 水平的检查。巨幼红细胞性贫血的治疗原则是缺什么补什么，对于有胃肠道吸收障碍的准妈妈，也可以肌肉注射维生素 B_{12}。

静脉曲张

很多准妈妈在孕期会出现静脉曲张，具体表现为静脉在接近皮肤表面的地方凸出且弯曲，呈紫色或蓝色。为什么准妈妈在孕期会出现静脉曲张？发生了静脉曲张需要重视吗？

静脉曲张是下肢静脉功能不全的表现

静脉曲张其实是下肢静脉功能不全的表现。下肢静脉功能不全还可能表现为下肢酸胀发沉、有疼痛感，在活动和抬高下肢后有明显的好转，两腿的症状有时也不完全一致，有的准妈妈还会伴随皮肤干燥和瘙痒。除了下肢的表现外，大约还有 5% 的准妈妈会发生外阴静脉曲张，表现为久坐久站之后出现外阴肿胀、有压迫感，少数准妈妈能够在外阴看到或摸到曲张的静脉。

研究表明，大约有 1/3 的准妈妈会发生不同程度的下肢静脉功能不全，其中只有较少的准妈妈会出现明显的静脉曲张。无论是否能看到明显曲张的静脉，只要存在静脉功能不全的表现，就应该引起准妈妈的关注。

孕期静脉曲张的原因

导致孕期静脉曲张的原因，必然离不开所有不适的"元凶"——子宫的压迫和激素水平的变化。

怀孕后，由于子宫逐渐增大压迫盆腔，导致盆腔压力增加、静脉回流受阻，与此同时准妈妈体内的水分大幅度增加，导致了静脉的工作量增加。另外，雌激素和孕激素水平在怀孕后增加，可能会导致静脉管壁变软。上述这些因素都可能导致静脉瓣关闭不全。下肢的静脉血液需要克服重力向上流动，如果静脉瓣不能正常合拢，血液就会积聚在靠下的血管中，逐渐形成静脉扩张。

如果准妈妈有静脉疾病家族史、BMI 高、长时间站立、吸烟、既往缺乏运动等情况，静脉曲张的发生率就会增加。

孕期静脉曲张的缓解方法

◎ 减少静脉压力和扩张

准妈妈在平时要注意减少静脉压力和扩张，在生活中注意以下几个方面。

- 避免久坐和久站，应该每 1 ~ 2 个小时活动一下，改变体位。
- 控制体重。
- 避免提重物。
- 侧卧位入睡。

◎ 促进静脉回流

准妈妈在平时也要注意促进静脉的回流。对于不同习惯的准妈妈，我们有不同的建议。

如果准妈妈经常需要坐着，可以适当抬高下肢，将双脚抬高至心脏高度且维持半小时（可以放在桌子上或垫起来），每日 3 次。但需要注意保证座位的稳定性，避免跌伤。如果准妈妈需要久站久坐，可以经常脚尖上翘、拉紧小腿肌肉促进回流，也可以让准爸爸帮忙从脚踝逐渐向上按摩腿部肌肉。

准妈妈也可以通过穿合适的弹力袜促进静脉回流。如果准妈妈只有比较明显的酸胀感，但是没有静脉曲张的表现，可以选择 1 级低压的医用弹力袜；如果出现了比较明显的静脉曲张，可以选择 2 级弹力袜。孕期一般不需要 3 级弹力袜。穿上弹力袜后，你应该感觉弹力袜的压力是存在梯度的（脚踝部的压力大于小腿），不会影响正常活动，袜子的服帖性较好。建议准妈妈在每天下床前就穿上弹力袜，睡觉前再脱下。

对于有外阴静脉曲张的准妈妈，还可以购买对外阴静脉曲张有支撑和压迫作用的骨盆带或内裤，或者使用冷敷坐浴的方式帮助缓解症状。

妊娠期糖尿病

在前面的检查中，我们已经讲过什么是"糖耐"和"糖筛"了，来看这节内容的，大多是被诊断为妊娠期糖尿病的准妈妈。大家心里肯定都有这样的疑惑：我为什么突然得糖尿病了？我很瘦呀，难道是因为甜食吃多了吗？妊娠期糖尿病应该如何预防和治疗呢？这一节就和大家详细聊聊妊娠期糖尿病的那些事。

妊娠期糖尿病高发的原因和危害

在我国，妊娠期糖尿病的发病率是 17% ~ 18%。为什么本来健康的准妈妈，却容易患上中老年人的高发病呢？这是因为，在孕期，胎盘会分泌很多激素，比如生长激素、促肾上腺皮质激素释放激素等。这些激素对胎儿的发育确实有重要的作用，但是它们也有抵抗胰岛素的作用，导致原本够用的胰岛素变得相对不足，引起血糖升高。

此外，有糖尿病家族史、不良产科病史及高龄妊娠、肥胖的准妈妈也更容易患妊娠期糖尿病。

面对妊娠期糖尿病，有的准妈妈觉得得了糖尿病不疼不痒，依旧我行我素；有的准妈妈只要血糖升高一点点就特别担心对胎儿造成了巨大伤害。这两种心态其实都不太好。患妊娠期糖尿病的准妈妈只要控制好血糖，就不会对母婴双方有太大危害。如果控制得不好，可能会导致羊水过多、子痫前期、巨大儿、新生儿低血糖、高胆红素血症、电解质紊乱等问题。所以面对妊娠期糖尿病，准妈妈既不要过度轻视，也不要太过紧张，认真控制好血糖就可以了。

妊娠期糖尿病的症状和筛查方法

很多患妊娠期糖尿病的准妈妈有这样的疑问：听说糖尿病的症状是"三

多一少"，即多饮、多食、多尿，以及体重减少，为什么我没有这些典型的表现呢？其实，患妊娠期糖尿病的准妈妈通常自己没什么感觉，所以才需要通过糖耐量试验进行筛查。

关于糖耐量试验的筛查方法和结果解读，大家可以参考本章"口服葡萄糖耐量试验"的内容。

如何应对妊娠期糖尿病

应对妊娠期糖尿病，其实就是想办法控制住血糖，我们对各位准妈妈有两点建议。

（1）掌握治疗原则。治疗妊娠期糖尿病的原则：使血糖达到正常水平，根据患者的个体情况控制孕期体重适当增加，防止酮症发生，促进胎儿健康发育。

（2）管住嘴、迈开腿。"管住嘴、迈开腿"这 6 个字大家都不陌生，70% ～ 85% 的"糖妈妈"通过饮食和运动调节，都可以把血糖控制得很满意。但是有很多准妈妈把这项措施理解成了"需要减肥"，于是她们会刻意节食、不敢吃肉和主食，最后血糖确实是控制得不错，医生也没有发现异常，结果过一段时间超声检查发现胎儿的体重没有明显增加。有时，过度控制体重对胎儿的危害甚至比血糖略高还严重。所以我们要在掌握大原则的基础上，通过饮食和运动进行血糖控制。

◎ 注意饮食

调节饮食是控制妊娠期糖尿病的关键。很多"糖妈妈"只是通过分餐、把高血糖生成指数（血糖生成指数简称 GI）的食物变为同类低血糖生成指数的食物，就能把血糖控制得很满意。具体的饮食原则如下。

（1）控制主食总量，杂粮杂豆类要占主食总量的 1/4 ～ 1/2，而且要整粒吃。

主食是碳水化合物的主要来源，摄入过多不利于控制血糖，而摄入太少容易产生酮体，严重的话还可能影响胎儿神经的发育。建议患妊娠期糖尿病的准妈妈每日碳水化合物的摄入量不低于 130 g，相当于 500 g 牛奶、200 g 水果、500 g 蔬菜和 100 g 米做成的米饭所能提供的碳水化合物的总和。

相对于精米白面，杂粮杂豆类大多是中 GI 食物，膳食纤维含量丰富，整粒吃的话淀粉分解成葡萄糖的速度较慢，血糖上升也慢。需要注意的是，全麦馒头和全麦面包的 GI 值很高，不适合需要控制血糖的人吃。

（2）优选绿叶菜和瓜茄类蔬菜，每餐吃 150 ~ 200 g 蔬菜，最好在吃主食之前吃。

蔬菜富含膳食纤维和水分，容易让人产生饱腹感，但是能量和淀粉含量低，有助于延缓血糖上升。烹调蔬菜的时候要注意少放油，尽量以蒸、煮等烹调方式代替煎、炒、炸，以便控制总能量的摄入。吃饭时可以先吃富含膳食纤维和蛋白质的食物，后吃主食，因为有研究发现这样的进餐顺序有利于控制血糖。

（3）保证优质蛋白质摄入量充足。

与主食相比，富含蛋白质的食物 GI 值较低，再加上胎儿快速生长需要大量蛋白质，所以建议准妈妈在孕中期和孕晚期每天保证 70 ~ 85 g 蛋白质的摄入，其中来源于动物性食物和大豆制品的优质蛋白质要占到 1/3 以上，优先选择脂肪含量低的瘦肉和去皮的禽肉。

（4）控制水果的摄入量、选择低 GI 的水果。

水果营养丰富，但是糖含量较高。准妈妈每天水果的摄入量应该控制在 200 ~ 400 g，1 个拳头大的苹果重约 200 g。尽量选择低 GI 的水果，比如草莓、樱桃、桃、柚子、苹果、猕猴桃等。水果可以放在两餐之间作为零食，要整个吃而不是打成果汁喝，因为果汁中的糖含量比较高。

（5）控制糖和油脂的摄入。

甜点、甜饮料等食物往往含有大量的糖，GI 值非常高，准妈妈尤其是患妊娠期糖尿病的准妈妈一定要避免食用。即便是标注了"无糖"的点心，因其本身由精白米面制成，也会使血糖升高。

大量油脂的摄入会降低胰岛素的敏感性，建议准妈妈每天油的摄入量控制在 25 ～ 30g。单不饱和脂肪酸比较有利于控制血糖，建议准妈妈日常烹调多用富含单不饱和脂肪酸的茶籽油和橄榄油，少用动物油。

建议患妊娠期糖尿病的准妈妈到医院营养科就诊，医生会根据准妈妈的身高、体重、活动水平，计算出每天应该摄入的能量，再根据碳水化合物、蛋白质、脂肪的比例，制订适合准妈妈的餐单。

◎ **适当运动**

在运动方面，建议准妈妈采用有氧和抗阻运动相结合的运动方式，在运动前先咨询医生自己有无运动禁忌。中等运动强度的快走、慢跑、游泳、骑自行车等都是不错的有氧运动，准妈妈可以根据自己孕前的运动习惯和实际情况来选择。运动时，保持稍有气短出汗但是不会出现上气不接下气的状态即可。有氧运动建议准妈妈每次进行 30 分钟，每周运动 5 次。抗阻运动推荐多关节、大肌群参与的运动，包括使用小哑铃、弹力带或者做孕妇瑜伽和普拉提，建议每次运动 1 小时，每周运动 2 ～ 3 次。另外，准妈妈要注意在运动前进行 10 分钟左右的热身，在运动后做好拉伸。

◎ **注意血糖的监测**

准妈妈认真控制饮食和加强运动后，也要注意监测自己的"战果"。我们控制血糖的目标：空腹血糖在 5.3 mmol/L 以下，餐后 2 小时血糖在 6.7 mmol/L 以下。建议准妈妈可以在家里准备一台血糖仪，方便监测血糖，日常还可以记录进餐时间、具体食物及食用量、运动情况等，以便及时调整。不少自律的准妈妈看到血糖超出预期一点点就非常焦虑，这其实是没必要的。我们的血糖会受很多因素影响，即便吃的食物相同、运动相同，不同时间的血糖监测数值也会不同，偶尔的轻微升高是没有关系的。

等血糖监测数值趋于稳定后，准妈妈只需要重点监测血糖控制效果不理想的时间点即可，对于血糖控制效果好的时间点每周可以只监测 1 ～ 2 次。比如，有的准妈妈晚餐后的血糖控制效果总是不好，而其他几餐的餐后血糖控制很理想，那么可以尝试调整下午加餐和晚餐的时间，再通过调整饮食和运动，重点监测晚餐后的血糖，其他时间点每周监测 1 ~ 2 次即可。如果通过调整饮食和运动，个别时间点的血糖控制效果依然不好，那么可以适当增加测量时间点，比如空腹血糖控制效果不好，可能需要监测夜间血糖；餐后血糖控制效果不好，可能需要监测餐前血糖、餐后 1 小时血糖等。

如果准妈妈对血糖控制效果满意，但是对体重增加不满意，要考虑检查尿酮，看看是否存在能量摄入不足的问题。

◎ **适当使用胰岛素**

如果采用上述方法一段时间后，准妈妈的血糖控制效果依然不好，比如测量值高于正常值 30%，就需要进行药物治疗了。目前，国内治疗妊娠期糖尿病的药物主要是胰岛素。提到胰岛素很多准妈妈会担心：胰岛素会不会让人有依赖性，一旦用上就停不下来了？胰岛素对胎儿有危害吗？

前面我们讲过导致妊娠期糖尿病的原因——胎盘分泌的激素对胰岛素产生了抵抗，这说明目前导致胰岛素抵抗的原因是暂时性的，等产后病因消除了，糖尿病就不存在了，也不必担心胰岛素的"依赖性"了。

胰岛素无法通过胎盘，所以它对胎儿是安全的。另外，相比高血糖对胎儿的危害，使用胰岛素相对更加安全。

终止妊娠的时间

患妊娠期糖尿病的准妈妈，在孕期需要做的检查和未患病的准妈妈基本一致，有的医院会适当增加超声和孕晚期胎心监护，关注胎儿的发育情况和胎盘功能。妊娠期糖尿病可能会导致多种并发症，如果血糖控制得不好，为了保证准妈妈和胎儿的健康，有时需要提前终止妊娠。

如果通过调整饮食和运动就能有效控制血糖，患病准妈妈终止妊娠的时间和未患病准妈妈一样。如果需要使用胰岛素控制血糖，且血糖控制效果不错，准妈妈和胎儿的状态都很好，则建议在孕 39 周终止妊娠。如果血糖控制效果不好或者血糖值波动很大，考虑到妊娠期糖尿病对胎盘功能的危害，医生会增加对胎盘功能的监测，终止妊娠的时间会进一步提前。

妊娠期糖尿病的未来发展

虽然妊娠期糖尿病的病因与怀孕相关，但是患妊娠期糖尿病的准妈妈未来患 2 型糖尿病的风险也会显著增加。在产后的第 4 ～ 12 周，建议患妊娠期糖尿病的妈妈再次进行糖耐量试验。即便结果正常，也希望妈妈们在未来能遵循血糖控制的原则，健康生活，以降低未来患糖尿病的风险。

妊娠期糖尿病的一日食谱举例

早　餐 薏米粥、香菇炒油菜、煮鸡蛋、牛奶

原料：

薏米粥：薏米 30 g、大米 60 g

香菇炒油菜：（鲜）香菇 50 g、油菜 100 g、花生油 5 g、食盐 1 g、蒜片少许

煮鸡蛋：鸡蛋 1 个（约 50 g）

牛奶：牛奶 150 g

制作步骤：

薏米粥：将薏米提前浸泡一夜，弃掉泡米水后与大米混合，加入相当于薏米和大米体积 8 倍的水，用电饭煲煮成粥。

香菇炒油菜：将油菜和香菇洗净后切片备用。热锅冷油，放入蒜片炒香，再倒入香菇翻炒片刻，炒熟后倒入油菜，大火翻炒至油菜变色，撒盐即可出锅。

煮鸡蛋：可用煮蛋器预约煮蛋模式，第二天一早即可食用。

牛奶：直接购买市售牛奶即可。

+ **早加餐** 葵花籽仁 10 g、柚子 100 g

午 餐 肉丝荞麦面、彩椒豆腐丝、西蓝花炒猪肉片

原料:

肉丝荞麦面:瘦猪肉 30 g、荞麦面 80 g、花生油 3 g、食盐 1 g,葱姜蒜、生抽、香油各少许

彩椒豆腐丝:彩椒 150 g、豆腐丝 30 g、花生油 5 g、食盐 1 g、蒜片少许、葱花少许

西蓝花炒猪肉片:西蓝花 100 g、瘦猪肉 30 g、花生油 5 g、食盐 1 g、姜片少许、蒜片少许

制作步骤:

肉丝荞麦面:将猪肉切丝备用,部分蒜切成蒜蓉。热锅冷油,倒入葱姜蒜炒香,倒入肉丝炒熟。另起锅,锅中加水,水开后放入荞麦面,煮熟后捞出(大约煮 4 ~ 5 分钟)。将肉丝和面条混合,放入生抽、香油、蒜蓉和盐,拌匀即可。

彩椒豆腐丝:将彩椒切丝备用。热锅冷油,放入蒜片炒香,倒入豆腐丝炒 1 分钟,放入彩椒炒 2 ~ 3 分钟,撒入少许盐和葱花即可出锅。

西蓝花炒猪肉片:将西蓝花洗净掰成小朵,焯水后捞出备用。将猪肉切片备用。热锅冷油,放入姜片和蒜片炒香,倒入肉片炒熟,再倒入西蓝花翻炒片刻,撒盐即可出锅。

+ **午加餐** 无糖酸奶 200 g、草莓 200 g

晚 餐 大米燕麦饭、黄瓜炒虾仁、清炒苋菜

原料:

大米燕麦饭:燕麦 20 g、大米 60 g

黄瓜炒虾仁:虾仁 55 g、黄瓜 100 g、花生油 5 g、食盐 1 g、淀粉少许

清炒苋菜：苋菜 150 g、花生油 5 g、食盐 1 g、葱姜蒜少许

制作步骤：

大米燕麦饭：将大米和燕麦混合，加入相当于大米和燕麦体积 1.3 倍的水，用电饭煲焖成饭。

黄瓜炒虾仁：将黄瓜切片备用。将虾仁洗净，用少许淀粉和盐腌制一下。热锅冷油，放入虾仁炒至变红，倒入切好的黄瓜片翻炒片刻，即可出锅。

清炒苋菜：热锅冷油，放入葱姜蒜炒香，倒入苋菜快速炒至变软，撒盐即可出锅。

⁺ 晚加餐 蒸山药 70 g、纯牛奶 150 g

表 10.2 是对举例食谱能量和营养素供应量的分析表。按照专业配餐的原则，各种营养素达到推荐摄入量的 90% 就符合要求，所以该食谱中的营养素供应量充足。

表 10.2 举例食谱的能量及各种营养素供应量分析

项目	供应量	参考值	满足情况
能量（kcal）	2108	2100	充足
蛋白质（g）	90	70	充足
脂肪（供能比）	28.3%	20%～30%	充足
碳水化合物（供能比）	56.2%	50%～65%	充足
膳食纤维（g）	23.6	25～30	达标
维生素 A（μgRAE）	777.9	770	充足
维生素 C（mg）	446	115	充足
维生素 B₁（mg）	1.4	1.4	充足
维生素 B₂（mg）	1.5	1.4	充足
钙（mg）	1368.7	1000	充足

续表

项目	供应量	参考值	满足情况
铁（mg）	23.9	24	达标
锌（mg）	12.3	9.5	充足

在该食谱中，每顿主食都搭配了全谷物，实现了粗细搭配。如果准妈妈按照这个食谱吃血糖依然超标，可以适当减少主食的量，多吃一些蔬菜和富含蛋白质的食物。食谱中的香菇、油菜、彩椒、西蓝花、苋菜、黄瓜是低 GI 蔬菜，柚子和草莓是低 GI 水果，这些食物都有利于血糖的控制。

食谱中搭配了富含优质蛋白质的食物，比如鸡蛋、牛奶、瘦猪肉、豆腐丝、虾仁，它们能提供 41 g 优质蛋白质，占全天蛋白质供应总量的 58.6%，达到了优质蛋白质应占 1/3 以上的要求。

分泌物？漏尿？羊水？

随着孕周的增加，不少准妈妈会经历这样令人心惊的时刻：感觉下面一热，一股清凉的液体从阴道流出，于是特别担心是不是羊水破了。一般来说，流出的液体大概率是阴道分泌物或者尿液，极少情况下才是羊水。这三者虽然不好鉴别，但也是有迹可循。

羊水一般是清亮的液体，如果量不多的话，可能是一小股一小股地流出，但持续不断。阴道分泌物虽然也可能呈水样，但流出一大片后通常不会持续。如果是漏尿，准妈妈通常能感觉出来，内裤上会有尿渍，闻起来会有尿液的味道，而且漏尿通常发生在腹压增加时。

在难以区分阴道分泌物和羊水的时候，pH 试纸可以帮助你判断。阴道分泌物一般为酸性，而羊水一般为碱性，所以 pH 试纸接触羊水后会变成蓝绿色。如果怀疑是羊水流出，建议准妈妈及时去医院就诊。

发生宫缩了

很多准妈妈在孕期都会因为宫缩而紧张焦虑。宫缩的感觉是肚子发紧、变硬，肚子的轮廓变得清楚，过一会儿肚子又软下来。因为担心宫缩预示着临产，很多准妈妈一发生宫缩就会第一时间去医院，可是却经常被医生告知是假性宫缩。那么如何判断是真性宫缩还是假性宫缩呢？

了解真性宫缩和假性宫缩

假性宫缩是孕期出现的子宫不自主收缩，称为假性宫缩的原因是其不具备真正临产时宫缩的几个特点，不会导致宫颈的缩短和进一步扩张，不会导致流产和早产的发生。整个孕期都有可能发生假性宫缩，一般可以通过观察以下两个方面区分真性宫缩和假性宫缩。

（1）持续时间和规律性。假性宫缩的出现通常没有明显的时间规律，持续时间较短。而真性宫缩是有规律的，比如十几分钟一次、持续的时间较长。

（2）痛感和阴道流液。假性宫缩没有明显的痛感，只是单纯的肚子发硬、发紧，阴道没有出血、流液等情况，一般换个体位或者休息一段时间后就能缓解。而真性宫缩会有痛感，这种疼痛没办法通过休息、按摩等方式减轻，甚至用镇静剂也没办法缓解。对于比较瘦的准妈妈，宫缩可能会更早、更频繁地出现。

如果宫缩有规律性地出现且伴有痛感，建议准妈妈立即就诊。如果不是高频、疼痛感明显的宫缩（类似先兆流产或早产的宫缩），准妈妈不用太过紧张。

如何减少假性宫缩

虽然假性宫缩通常没有危险，但是频繁的宫缩也会让人感到不适。现在还没有方法能够有效减少假性宫缩的发生，但是准妈妈可以通过避免加剧假性宫缩的因素，间接缓解假性宫缩。

- 保持良好的心情，避免焦虑、紧张的情绪。
- 不要剧烈运动，不要提重物。如果活动过程中出现宫缩、腹痛、阴道出血等症状，要立刻停止运动，并及时就医。
- 保持足够的饮水量，不要憋尿，应及时排尿。
- 不要吃辛辣刺激、不卫生的食物，因为严重的腹泻也可能会诱发宫缩。

你可能会琢磨的事

如何改善妊娠纹

大部分准妈妈会在怀孕的第 6 ~ 7 个月出现妊娠纹。妊娠纹一般会出现在腹部、大腿、臀部的皮肤上，有的甚至会出现在乳房上。妊娠纹不仅影响美观，也会影响准妈妈的自信心。准妈妈为什么会出现妊娠纹？如何预防或者改善妊娠纹呢？

出现妊娠纹的原因

妊娠纹也被称为皮肤扩张纹、萎缩纹、膨胀纹等。顾名思义，导致妊娠纹的主要原因就是皮肤被过度拉扯。怀孕后，准妈妈体内的激素水平发生变化，腹部的皮肤快速隆起，导致真皮层弹力纤维与胶原纤维损伤或断裂，引起血管扩张，从而形成紫红色的妊娠纹。随着产后激素水平恢复正常，断裂的真皮层发生萎缩，妊娠纹的颜色也逐渐变浅，慢慢变成了白色。胎儿体重越大，准妈妈体重随之增长越快，也就越容易长妊娠纹。除此之外，遗传、怀孕年龄低于 20 岁等因素也会导致妊娠纹更容易出现。

妊娠纹的预防和控制方法

◎ **控制体重**

对于妊娠纹，准妈妈能做到且最有效的方法就是控制体重，尽量减少皮肤被过度拉扯。建议准妈妈整个孕期的体重增长控制在 10 ～ 15 kg。如果准妈妈原本体形偏胖，建议整个孕期的体重增长控制在 7 ～ 12 kg。处于孕中期和孕晚期的准妈妈，建议每周的体重增长控制在 0.3 ～ 0.5 kg，尽量保持匀速增长。

◎ **外用护肤品效果有限**

市面上有很多声称能预防妊娠纹的产品，比如富含维生素 E 的橄榄油、富含透明质酸的身体乳等，但是目前并没有研究能够证实这些产品对妊娠纹的预防和控制有明显效果。其实加强皮肤保湿、改善皮肤弹性，在一定程度上就可以辅助预防妊娠纹。可以用普通的身体乳和保湿霜对皮肤进行保湿，没有必要专门购买那些声称能够预防妊娠纹的护肤品。当然，如果你已经买了这样的护肤品，可以继续使用。

目前市场上只有一款药膏被证明对改善妊娠纹有效，它就是外用的维 A 酸类药物，可以改善早期妊娠纹。但是维 A 酸药物在孕期是禁忌药物，可能会对胎儿造成危害。即便在产后哺乳期，准妈妈也应该在医生的指导下小面积使用。

◎ **产后可以考虑剥脱性点阵激光**

如果准妈妈妊娠纹比较严重，产后就可以考虑用剥脱性点阵激光治疗，这是目前国内外最认可的治疗妊娠纹的方法。这种方法对于早期妊娠纹和陈旧性妊娠纹都有治疗效果，适用于产后任何阶段。二氧化碳剥脱性点阵激光是临床上剥脱性激光的代表，其原理是由特定的激光穿透皮肤表层，到达皮肤真皮层，这些光热效应可以刺激皮肤启动修复机制，使弹性纤维和胶原纤维重新排列，像搭房子一样重新构建皮肤框架。但是这个方法刺激皮肤组织生长的时间比较长，通常在单次治疗后的 2 ～ 3 个月才会出现效果，所以治疗间隔往往是 3 个月。剥脱性点阵激光的治疗费用通常是按照单位面积计算的，对于两个手掌大小的妊娠纹，单次治疗费用通常在 3000 ～ 5000 元。

需要强调的是，妊娠纹的治疗效果存在个体差异，同样的治疗可能只对一部分人有效。有研究表明，剥脱性点阵激光对妊娠纹的改善效果有 20% ～ 55%。多次治疗改善的效果可能更明显，但是也可能会给准妈妈带来条纹变黑的副作用。

如何数胎动

此前，不少因为胎动出现得较晚而着急焦虑的准妈妈，现在都已经习惯小家伙在肚子里动来动去了。在孕中期和孕晚期，超声可以让准妈妈看到各种各样的胎动，比如身体弯曲、旋转、伸展胳膊和腿、手摸面部、扭头、打哈欠、吐舌头……在这些动作中，大约有 50% 的单独动作能被准妈妈感知到，如果胎儿的身体和四肢同时活动，大约有 80% 的动作能被准妈妈感知到。

如果去看孕妇社群，几乎每天都有人在问："感觉今天胎动变少了，是怎么回事呢？"至少有 40% 的准妈妈在孕期会因胎动减少而担忧。其实绝大多数的胎动减少都是暂时的，并不代表胎儿有问题。但是如果准妈妈觉得胎动明显减少，就要引起重视了，因为数胎动是判断胎儿在宫内是否安全的可靠方法。

到了孕 28 周，医生们就会提醒准妈妈开始数胎动了，有的医生还会强调要"严格数胎动"。胎动最标准的数法：早、中、晚各数 1 小时，通常 1 小时的胎动次数不应少于 3 次。也可以将早、中、晚 3 次胎动的次数相加后乘以 4，也就是 12 小时的胎动次数。如果 12 小时的胎动次数在 30 次以上，提示胎儿情况良好；少于 20 次，提示胎儿异常；少于 10 次，提示胎儿宫内缺氧。

孕晚期的胎动比较有规律，准妈妈能清楚地感知到胎儿是白天爱动还是晚上爱动，是饭前爱动还是饭后爱动。对于没有高危妊娠因素的准妈妈来说，如果胎动和平时差不多，即便偶尔忘记数胎动也没关系。但如果觉得"胎儿今天好像没怎么动"，建议准妈妈放下手中的事情，专心数胎动。随着孕周的增加，胎动的幅度可能会变小，导致有些胎动容易被忽略。

胎儿"打嗝"了

一些准妈妈有这样的疑问："感觉最近的胎动很奇怪呢，总是在一个点动，有时甚至能持续 5 ~ 10 分钟，这是怎么回事呢？"这其实是胎儿呃逆，也就是类似打嗝的一种活动状态。

当胎儿在宫内开始有呼吸运动的时候，吞咽羊水会刺激膈肌收缩，这和大人打嗝的原理一样，是很正常的。打嗝对胎儿并没有不好的影响，打嗝的频率和持续时间也和胎儿的状态无关，准妈妈没必要因为胎儿从来没打过嗝或者频繁打嗝而担心。另外在数胎动次数的时候，打嗝并不能算作持续的胎动。

很多准妈妈都觉得胎儿一直在打嗝，就像我们大人打嗝一样，太辛苦了，想了解如何做才能让胎儿停止打嗝。其实，无论准妈妈做什么都不一定能让胎儿停止打嗝，可以尝试适当地活动、改变体位、进食等，看看这样做能否让胎儿停止打嗝。

孕24 ～ 28周食谱举例

孕 25 周食谱举例

早　餐 蔬菜鸡蛋饼、香菇炒油菜、凉拌豌豆苗

原料：

蔬菜鸡蛋饼：面粉 60 g、胡萝卜 20 g、香菜 10 g、鸡蛋 1 个（约 50 g）、花生油 3 g、食盐 1 g

香菇炒油菜：（鲜）香菇 80 g、油菜 100 g、花生油 4 g、食盐 1 g、蒜片少许

凉拌豌豆苗：豌豆苗 200 g、香油 2 g、食盐 1 g、生抽少许、醋少许

制作步骤：

蔬菜鸡蛋饼：将胡萝卜洗净切丝，香菜切碎备用。容器中加入面粉、打散的鸡蛋、胡萝卜丝、香菜碎、盐和适量清水，调成可以自由流动的面糊。将电饼铛预热，刷上一层油，倒入面糊摊开，烙成饼即可。

香菇炒油菜：将油菜洗净，控干水分。将香菇去蒂，切片备用。热锅冷油，放入蒜片炒香，倒入香菇炒熟，再倒入油菜大火炒软，撒盐即可出锅。

凉拌豌豆苗：将豌豆苗洗净，焯水 1 分钟后捞出，加入盐、生抽、醋和香油，拌匀即可。

⁺ **早加餐** 橙子 200 g

午餐 燕麦香米饭、彩椒豆腐丝、葱爆羊肉

原料:

　　燕麦香米饭:燕麦 35 g、香米 65 g

　　彩椒豆腐丝:彩椒 150 g、豆腐丝 50 g、花生油 4 g、食盐 1 g、葱花少许

　　葱爆羊肉:大葱 80 g、羊里脊 50 g、花生油 4 g、食盐 1 g、料酒少许、生抽少许

制作步骤:

　　燕麦香米饭:将燕麦和香米混合,加入相当于燕麦和香米体积 1.3 倍的水,用电饭煲焖成饭。

　　彩椒豆腐丝:将彩椒洗净切丝,豆腐丝切段备用。热锅冷油,放入葱花炒香,倒入彩椒丝和豆腐丝,翻炒 1 分钟后撒盐出锅即可。

　　葱爆羊肉:将羊肉切成薄片,提前用料酒腌制备用。热锅冷油,油热后放入羊肉迅速炒至肉色变白,加入切好的葱丝继续炒 1 分钟,放入少许生抽,撒盐即可出锅。

午加餐 腰果 10 g、纯牛奶 300 g

晚餐 紫米馒头、冬瓜炒虾仁、蒜苗炒鸭血

原料:

　　紫米馒头:紫米 25 g、面粉 60 g、酵母 1 g

　　冬瓜炒虾仁:虾仁 50 g、冬瓜 50 g、花生油 4 g、食盐 1 g、料酒少许

　　蒜苗炒鸭血:蒜苗 150 g、鸭血 20 g、花生油 4 g、食盐 1 g

制作步骤:

　　紫米馒头:自己做或者直接购买市售馒头均可。50 g 面粉大约可以做成 80 g 馒头。

　　冬瓜炒虾仁:将冬瓜去皮洗净,切片备用。将虾仁洗净,加少许盐和料酒腌制 5 分钟。热锅冷油,油热后放入虾仁炒至变色,再加入冬瓜翻炒 1 分

钟，撒盐即可出锅。

蒜苗炒鸭血：将蒜苗洗净后切段，鸭血切片备用。热锅冷油，油热后放入鸭血炒 1 分钟，再放入蒜苗炒 1 分钟，撒盐即可出锅。

+ 晚加餐 库尔勒香梨 100 g、酸奶 150 g

食谱能量和营养素供应量分析

我们对本周食谱能提供的能量和营养素进行了分析，结果如表 10.3 所示。按照专业配餐的原则，各种营养素达到推荐摄入量的 90% 就符合要求，所以该食谱中的能量和营养素供应量充足。

表 10.3　本周食谱能量和营养素供应量分析

项目	供应量	参考值	满足情况
能量（kcal）	2106	2100	充足
蛋白质（g）	100.8	70	充足
脂肪（供能比）	26%	20% ～ 30%	充足
碳水化合物（供能比）	58.1%	50% ～ 65%	充足
膳食纤维（g）	25.5	25 ～ 30	充足
维生素 A（μgRAE）	710.4	770	达标
维生素 C（mg）	312.8	115	充足
维生素 B$_1$（mg）	1.3	1.4	达标
维生素 B$_2$（mg）	1.7	1.4	充足
钙（mg）	1106	1000	充足
铁（mg）	24.9	24	充足
锌（mg）	14.4	9.5	充足

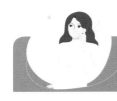

丁 妈 营 养 小 贴 士

补足维生素 C，促进钙、铁、叶酸的利用

维生素 C 可以促进胶原蛋白质合成，也能清除自由基，有利于准妈妈在孕中期保持良好的皮肤状态。另外，充足的维生素 C 还能促进钙、铁和叶酸的利用，有利于胎儿健康发育。《中国居民膳食营养素参考摄入量》建议孕中期的准妈妈每天摄入 115 mg 维生素 C。

新鲜的蔬菜和水果是维生素 C 的重要来源。该食谱搭配了富含维生素 C 的橙子、彩椒，全天维生素 C 供应量达 312.8 mg。彩椒的维生素 C 含量在蔬果中名列前茅，150 g 彩椒可以提供 156 mg 维生素 C，能满足孕中期一天对维生素 C 的需求。

另外，鲜枣、猕猴桃、草莓、橘子、橙子、木瓜等新鲜水果，以及圆白菜、芥蓝、西蓝花、大白菜、小白菜等蔬菜的维生素 C 含量也很高，准妈妈在孕中期可以适当多吃。为了减少维生素 C 的损失，建议烹调蔬菜时急火快炒或者快速焯水沥干后凉拌。

孕 26 周食谱举例

早 餐 全麦面包、秋葵鸡蛋羹、清炒鸡毛菜

原料：

全麦面包：全麦面包 130g

秋葵鸡蛋羹：秋葵 20g、鸡蛋 1 个（约 50g）、香油 2g、食盐 1g

清炒鸡毛菜：鸡毛菜 150g、花生油 7g、食盐 1g、葱蒜少许

制作步骤：

全麦面包：自己做或者直接购买市售全麦面包均可。

秋葵鸡蛋羹：将鸡蛋打散，秋葵切片备用。在蛋液中加入 75g 温水和少许盐，搅拌均匀后撇去浮沫，加入秋葵片和香油，覆上保鲜膜，在保鲜膜上扎几个小孔。蒸锅上汽后，放入蛋液蒸 10 分钟即可。

清炒鸡毛菜：将鸡毛菜洗净后切段备用。热锅冷油，放入葱蒜炒香，然后放入鸡毛菜炒 1 ～ 2 分钟，撒盐即可出锅。

早加餐 苹果 250g

午 餐 黑米莲子饭、甜椒炒鸡胸肉、清蒸鲈鱼

原料：

黑米莲子饭：黑米 30g、（干）莲子 15g、大米 70g

甜椒炒鸡胸肉：甜椒 150g、鸡胸肉 50g、（干）木耳 5g、花生油 4g、食盐 1g、姜片少许、蒜片少许

清蒸鲈鱼：鲈鱼 60g、花生油 5g、食盐 1g，姜片、料酒、葱丝、香菜、蒸鱼豉油、花椒粒各少许

制作步骤：

黑米莲子饭：将莲子提前一夜浸泡，将所有原料混合，加入相当于大米

和黑米体积 1.3 倍的水，用电饭煲焖成饭。

甜椒炒鸡胸肉：将木耳提前泡发，甜椒和鸡胸肉洗净后切丝备用。热锅冷油，放入姜蒜片炒香，倒入肉丝炒至变色，再倒入甜椒丝和木耳炒 1 分钟，撒盐即可出锅。

清蒸鲈鱼：去除鲈鱼的鳞和内脏，洗净备用。在鱼身上打花刀，鱼肚子里塞入姜片和葱丝。再将少许料酒和盐涂抹在鱼的表面和肚子上，腌制 10 分钟。蒸锅上汽后，蒸 8 ～ 10 分钟，撒入葱丝和香菜做点缀，淋上蒸鱼豉油，再撒上少许炒过花椒粒的油和少许盐即可。

+ 午加餐 腰果 10 g、酸奶 200 g

晚　餐 玉米面面条、蒸红薯、黄豆芽炒鸭血、莴笋炒豆干

原料：

玉米面面条：玉米面面条 40 g

蒸红薯：红薯 75 g

黄豆芽炒鸭血：黄豆芽 100 g、鸭血 20 g、花生油 4 g、食盐 1 g、葱姜蒜少许

莴笋炒豆干：莴笋 80 g、豆腐干 25 g、花生油 4 g、食盐 1 g

制作步骤：

玉米面面条：锅中加水，水开后放入玉米面面条煮熟即可。

蒸红薯：将红薯洗净，放入蒸锅蒸熟即可（也可以煮熟）。

黄豆芽炒鸭血：将黄豆芽洗净，鸭血切条备用。热锅冷油，放入葱姜蒜炒香，放入鸭血炒 1 分钟，再放入黄豆芽炒 1 分钟，撒盐即可出锅。

莴笋炒豆干：将莴笋焯水 1 分钟后切丝备用，将豆腐干切成小条。锅中倒油，油热后放入豆腐干炒 1 分钟，再放入莴笋炒 1 分钟，撒盐即可出锅。

+ 晚加餐 牛奶燕麦片［纯牛奶 200 g、（熟）纯燕麦片 40 g］

食谱能量和营养素供应量分析

我们对本周食谱能提供的能量和营养素进行了分析，结果如表10.4所示。按照专业配餐的原则，各种营养素达到推荐摄入量的90%就符合要求，所以该食谱中的能量和营养素供应量充足。

表10.4 本周食谱能量和营养素供应量分析

项目	供应量	参考值	满足情况
能量（kcal）	2120	2100	充足
蛋白质（g）	96.7	70	充足
脂肪（供能比）	25.4%	20%～30%	充足
碳水化合物（供能比）	58.2%	50%～65%	充足
膳食纤维（g）	23.3	25～30	达标
维生素A（μgRAE）	959.3	770	充足
维生素C（mg）	257.7	115	充足
维生素 B_1（mg）	1.41	1.4	充足
维生素 B_2（mg）	1.43	1.4	充足
钙（mg）	1196.5	1000	充足
铁（mg）	28.8	24	充足
锌（mg）	12.2	9.5	充足

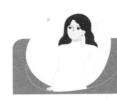

丁妈营养小贴士

妊娠期糖尿病危害大，选择低 GI 食物是关键

　　妊娠期糖尿病不仅会威胁准妈妈的健康，还会危害到胎儿的健康。如果准妈妈体重超重、血糖又高，那么发生胎儿早产、巨大儿、流产的风险都会增加。即便产后血糖恢复正常，未来患糖尿病的风险依然存在且高于常人，宝宝成年后患慢性病的风险也会增加。所以，这个阶段要注意降低妊娠期糖尿病的风险。除了定期到医院做糖尿病筛查以外，饮食上准妈妈每顿都要做到主食粗细搭配，保证充足的蔬菜和富含蛋白质食物的摄入，这有利于延缓餐后血糖上升。本周的食谱搭配范例中就做到了这几点。

孕 27 周食谱举例

早 餐 红豆紫米薏米粥、枸杞鸡蛋羹、绿豆芽炒韭菜

原料：

　　红豆紫米薏米粥：红豆 30 g、紫米 30 g、薏米 25 g

　　枸杞鸡蛋羹：鸡蛋 1 个（约 50 g）、枸杞 2 ~ 3 粒、食盐 1 g、香油 2 g

　　绿豆芽炒韭菜：韭菜 100 g、绿豆芽 100 g、花生油 6 g、食盐 1 g、葱姜蒜少许

制作步骤：

红豆紫米薏米粥：红豆、薏米提前浸泡一夜，弃掉泡豆水。将原料混合，加入相当于红豆、薏米和紫米体积 8 倍的水，用电饭煲煮成粥。

枸杞鸡蛋羹：将鸡蛋均匀打散，加入 75 g 左右的温水和少许盐，继续打匀，撇去浮沫，加入香油，封上保鲜膜，扎几个小孔。蒸锅上汽后，放入蛋液蒸 10 分钟，出锅后，放几粒枸杞做点缀即可。

绿豆芽炒韭菜：将绿豆芽和韭菜洗净，韭菜切段备用。热锅冷油，放入葱姜蒜炒香，倒入绿豆芽和韭菜，大火翻炒 2 分钟，撒盐即可出锅。

+ 早加餐 柚子 350 g

午 餐 绿豆饭、番茄炒西葫芦、豆腐丝空心菜炒瘦肉

原料：

绿豆饭：绿豆 30 g、大米 65 g

番茄炒西葫芦：番茄 150 g、西葫芦 80 g、花生油 4 g、食盐 1 g、葱姜蒜少许

豆腐丝空心菜炒瘦肉：干豆腐 50 g、空心菜 150 g、瘦猪肉 50 g、花生油 5 g、食盐 1 g、葱姜蒜少许

制作步骤：

绿豆饭：将绿豆提前浸泡，弃掉泡豆水后与大米混合，加入相当于大米和绿豆体积 1.3 倍的水，用电饭煲焖成饭。

番茄炒西葫芦：将番茄和西葫芦洗净，番茄切块，西葫芦切片备用。热锅冷油，放入葱姜蒜炒香，倒入番茄翻炒出汁，再放入西葫芦，大火翻炒 1 分钟，撒盐即可出锅。

豆腐丝空心菜炒瘦肉：将空心菜洗净，切段备用。将干豆腐切丝，瘦猪肉切片备用。热锅冷油，放入葱姜蒜炒香，倒入瘦猪肉翻炒至熟。再放入豆腐丝和空心菜，大火翻炒 1 分钟，撒盐即可出锅。

+ **午加餐** 巴旦木 10 g、酸奶 200 g

晚　餐 紫薯馒头、牡蛎清汤、清炒芥蓝

原料：

　　紫薯馒头：紫薯 50 g、面粉 50 g、酵母 1 g

　　牡蛎清汤：牡蛎 75 g、香油 4 g、食盐 1 g、葱姜少许、胡椒粉少许

　　清炒芥蓝：芥蓝 150 g、花生油 5 g、食盐 1 g、葱花少许

制作步骤：

　　紫薯馒头：将紫薯块打成紫薯泥，再与面粉混合（如果干的话，可以加少量温水），加入 1 g 酵母和适量温水，揉成光滑的面团，置于温暖处发酵至两倍大，然后排气揉匀，切成相同大小的面块，揉成馒头状即可。二次醒发 10 ~ 15 分钟，大火蒸 15 分钟（也可以直接购买市售的白面馒头，紫薯直接蒸着吃即可）。

　　牡蛎清汤：将牡蛎冲洗干净，去壳取肉，再用沸水焯 2 分钟，捞出备用。热锅冷油，炒香葱姜，放入牡蛎翻炒均匀。加入适量清水，煮熟后撒入少许盐、胡椒粉和葱花即可。

　　清炒芥蓝：将芥蓝洗净，切段备用。热锅冷油，油热后加入葱花炒香，倒入芥蓝翻炒 1 分钟，撒盐即可出锅。

+ **晚加餐** 牛奶燕麦片［纯牛奶 200 g、（熟）纯燕麦片 25 g］

食谱能量和营养素供应量分析

　　我们对本周食谱能提供的能量和营养素进行了分析，结果如表 10.5 所示。按照专业配餐的原则，各种营养素达到推荐摄入量的 90% 就符合要求，所以该食谱中的能量和营养素供应量充足。

表 10.5　本周食谱能量和营养素供应量分析

项目	供应量	参考值	满足情况
能量（kcal）	2114	2100	充足
蛋白质（g）	96.7	70	充足
脂肪（供能比）	26.9%	20% ～ 30%	充足
碳水化合物（供能比）	57.8%	50% ～ 65%	充足
膳食纤维（g）	22.9	25 ～ 30	达标
维生素 A（μgRAE）	756.1	770	达标
维生素 C（mg）	180.3	115	充足
维生素 B_1（mg）	1.8	1.4	充足
维生素 B_2（mg）	1.7	1.4	充足
钙（mg）	1301.1	1000	充足
铁（mg）	26.4	24	充足
锌（mg）	19.4	9.5	充足

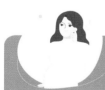

丁妈营养小贴士

水喝不够，粥奶汤来凑

　　这个阶段准妈妈的血容量持续增加，每天饮水量比孕前要多 200 mL，为每天 1700 mL。同时注意尽量别喝果汁，这是因为水果榨成果汁后，水果中的糖都游离出来了，不利于血糖稳定。如果不愿意喝白开水，可以在水中放两片鲜柠檬或者薄荷。

准妈妈如果喝水不足，还可以通过正餐喝粥、喝汤，来增加水分的摄入量，比如该食谱早餐搭配的红豆紫米薏米粥、晚餐配的牡蛎清汤，都是补水的好食物。

孕 28 周食谱举例

早　餐 小米豌豆南瓜粥、蒸红薯、清炒胡萝卜丝

原料：

小米豌豆南瓜粥：小米 30 g、鲜豌豆 30 g、南瓜 50 g、大米 50 g

蒸红薯：红薯 100 g

清炒胡萝卜丝：胡萝卜 100 g、花生油 6 g、食盐 1 g、葱花少许

制作步骤：

小米豌豆南瓜粥：将原料混合，加入相当于小米和大米体积 8 倍的水，用电饭煲煮成粥。

蒸红薯：将红薯洗净，放进蒸锅蒸熟即可（也可以煮熟）。

清炒胡萝卜丝：将胡萝卜洗净，切丝备用。热锅冷油，油热后加入葱花炒香，倒入胡萝卜丝炒 1 分钟，撒盐即可出锅。

+ **早加餐** 猕猴桃 200 g

午 餐 黄豆糙米饭、西蓝花炒鸡肉片、清炒绿豆芽、
杏仁萝卜鸭血汤

原料：

黄豆糙米饭：黄豆 35g、大米 75g、糙米 35g

西蓝花炒鸡肉片：西蓝花 75g、鸡胸肉 50g、花生油 5g、食盐 1g、葱
姜蒜少许

清炒绿豆芽：绿豆芽 75g、花生油 5g、食盐 1g、葱姜蒜少许

杏仁萝卜鸭血汤：杏仁 10g、白萝卜 30g、鸭血 25g、食盐 1g、葱花
少许

制作步骤：

黄豆糙米饭：将黄豆提前浸泡一夜，弃掉泡豆水，与大米和糙米混合，
加入相当于大米和糙米体积 1.3 倍的水，用电饭煲焖成饭。

西蓝花炒鸡肉片：将西蓝花掰成小朵，焯水后沥干水分备用。鸡胸肉切
片备用。热锅冷油，放入葱姜蒜炒香，倒入鸡肉片，翻炒至变色，加入西蓝
花翻炒片刻，撒盐即可出锅。

清炒绿豆芽：热锅冷油，炒香葱姜蒜，倒入洗净的绿豆芽，用大火快速
炒熟，撒盐即可出锅。

杏仁萝卜鸭血汤：将白萝卜去皮，切成细丝备用。将鸭血切块备用。热
锅冷油，炒香葱花，放入萝卜丝翻炒，加入杏仁、鸭血和适量清水，水开后
撒盐即可出锅。

+ **午加餐** 苹果 100g、纯牛奶 200g

晚 餐 黑芝麻鸡蛋饼、娃娃菜炒榛蘑、清蒸大黄鱼

原料：

黑芝麻鸡蛋饼：鸡蛋 1 个（约 50g）、黑芝麻 5g、面粉 45g、葱花少许

娃娃菜炒榛蘑：娃娃菜 150g、（干）榛蘑 8g、花生油 4g、食盐 1g、葱

姜蒜少许

清蒸大黄鱼：大黄鱼 65 g、花生油 5 g、食盐 1 g，姜片、葱丝、料酒、香菜、蒸鱼豉油、花椒粒各少许

制作步骤：

黑芝麻鸡蛋饼：容器中加入面粉、打散的鸡蛋、黑芝麻、葱花和适量清水，调成可以自由流动的面糊。将电饼铛预热，刷上一层油，倒入面糊摊开，烙熟即可。

娃娃菜炒榛蘑：将榛蘑提前泡发好。将娃娃菜洗净，切块备用。热锅冷油，炒香葱姜蒜，倒入榛蘑大火炒熟，再加入娃娃菜炒 1 分钟，撒盐即可出锅。

清蒸大黄鱼：去除大黄鱼的鳞和内脏后洗净备用。在鱼身上打花刀，鱼肚子里塞入姜片和葱丝，再将少许料酒和盐涂抹在鱼的表面和肚子上，腌制 10 分钟。蒸锅上汽后，蒸 8 ~ 10 分钟，撒入葱丝和香菜做点缀，淋上蒸鱼豉油，放入少许煸花椒粒的油和少许盐即可。

+ **晚加餐** 酸奶 100 g、全麦面包 50 g

食谱能量和营养素供应量分析

我们对本周食谱能提供的能量和营养素进行了分析，结果如表 10.6 所示。按照专业配餐的原则，各种营养素达到推荐摄入量的 90% 就符合要求，所以该食谱中的能量和营养素供应量充足。

表 10.6　本周食谱能量和营养素供应量分析

项目	供应量	参考值	满足情况
能量（kcal）	2111	2100	充足
蛋白质（g）	95.4	70	充足

续表

项目	供应量	参考值	满足情况
脂肪（供能比）	26.1%	20%～30%	充足
碳水化合物（供能比）	58.3%	50%～65%	充足
膳食纤维（g）	27.5	25～30	充足
维生素 A（μgRAE）	1415.2	770	充足
维生素 C（mg）	221.5	115	充足
维生素 B_1（mg）	1.35	1.4	达标
维生素 B_2（mg）	1.3	1.4	达标
钙（mg）	1009	1000	充足
铁（mg）	26.4	24	充足
锌（mg）	11.7	9.5	充足

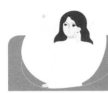

丁妈营养小贴士

补足维生素 B_2，优选动物性食物

孕中期胎儿进入了快速生长发育的阶段，需要充足的维生素 B_2 参与能量代谢，缺乏维生素 B_2 也会引起疲倦、乏力、眼睛有灼热感，更容易患口腔溃疡和脂溢性皮炎。因此，准妈妈在孕中期要比怀孕前和孕早期每天增加 0.2 mg 维生素 B_2。维生素 B_2 广泛来源于各种食物，其中动物性食物中的维生素 B_2 含量比植物性食物高。

该食谱搭配了鸡蛋、牛奶、酸奶、鸭血、黄豆等维生素 B_2 含量丰富的食物，全天维生素 B_2 的摄入量为 1.3 mg，达到推荐摄入量的 92.9%，可以满足准妈妈对维生素 B_2 的需求。

富含维生素 B_2 的食材还有猪肾、猪心、鸭肝、奶酪、小麦胚芽、桑葚、木耳、扁桃仁、榛蘑等。如果准妈妈平时喜欢吃面食，多吃发酵面食也有利于补充维生素 B_2，这是因为酵母本身的维生素 B_2 含量较高。建议准妈妈日常多吃这些食物，保证维生素 B_2 的摄入。

第十一章

孕晚期：
孕 28 ~ 32 周

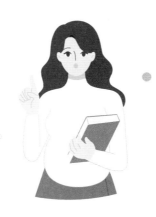

时间过得太快了，不知不觉就到了孕晚期。再有两个月你就要"卸货"了，相信有不少准妈妈已经开始着手为宝宝囤货了。绝大多数准妈妈都会非常平稳地度过孕晚期，但是先兆早产、下肢水肿也常在这个阶段找上门来，所以你还是不能掉以轻心。随着身子越来越沉，准妈妈各种各样的不适感也开始出现了，腰酸背痛的感觉加重了，连呼吸也更费劲了。但是随着你的肚子越来越大，小家伙动得也越来越规律了。母婴之间的这种互动，会让你倍感甜蜜，怀孕的真实感也越来越强烈了。

在这个阶段，胎儿的大脑开始出现沟回，这标志着神经系统的发育进一步完善。胎儿的骨骼在这个阶段会变硬，但是头骨依旧柔软、有弹性。除此之外，胎儿的内脏迅速发育（尤其是肝脏），皮下脂肪变多，皮肤变得不透明、呈粉红色，胎毛开始褪去……到孕 32 周时，胎儿长约 45 cm、重 2.0 ~ 2.7 kg。

了解这个阶段的检查

在这个阶段的产检中，准妈妈除了要做常规的检查以外，还要做一次超声检查，即生长发育超声。同时，医生会询问准妈妈的胎动、宫缩、运动等情况，以及是否有阴道出血，检查准妈妈的胎位等。

生长发育超声

在孕 28 ~ 32 周，医生会建议准妈妈做一次胎儿生长发育超声，主要目的是检查胎儿的大小和生长发育情况，这次超声也经常被大家称为"小排畸"超声。

胎儿生长发育超声关注的具体内容有胎位、胎儿的大小是否符合孕周、羊水量、胎盘位置等。当胎儿的大小和对应孕周的参考大小差异在 1 周以内时就算是正常发育。当差异在 1 周以上时，医生首先会检查准妈妈的孕周计算是否准确。当差异在 3 周以上时，医生还会重点关注准妈妈的血糖情况和体重增长。

另外，医生还会检查胎儿的重要器官结构是否异常，比如心脏、侧脑室、肾盂等，是对大排畸超声的"查漏补缺"。

由于一些胎儿异常在孕晚期才会开始显现，一些问题要随着胎儿发育长大才能够分辨清晰，因此你可能会在这次超声检查中发现不少问题，比如胎儿偏大或偏小、胎盘太成熟、胎儿的头大但是腿太短等。关于这些问题我们会在本章"你可能会琢磨的事"中和大家详细介绍。

你可能会担心的疾病与不适

羊水过多

羊水的主要作用是缓冲，避免外界压力给胎儿带来创伤，以及脐带受压，给胎儿从内到外的保护。羊水的主要成分是胎儿的尿液，胎儿每天会将尿液排到羊水中，再将大部分羊水吞咽进去，羊水的循环和稳定也是靠胎儿的尿量减去胎儿的吞咽量来实现的，因此羊水的多少能反映很多问题。羊水过少通常发生在孕 37 周以后，我们先来讲讲羊水过多的问题。

什么是羊水过多

孕期羊水的量是通过超声检查来评估的，主要的评价指标有两个，一个叫羊水深度（AFD 或 DVP），一个叫羊水指数（AFI）。到了孕晚期，胎儿的存在会把羊膜腔分成几个"池子"。羊水深度就是最大羊水池的垂直深度，正常范围是 2 ~ 8 cm，如果超过 8 cm 就被称为"羊水过多"。羊水指数则是把准妈妈的子宫划个十字分为 4 个象限，把这 4 个池子的羊水深度相加。羊水指数的正常范围是 5 ~ 24 cm，超过 24 cm 即为羊水过多。

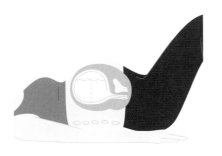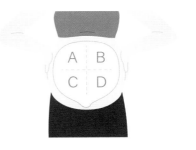

A. 羊水深度即最大羊水池的垂直深度　　B. 羊水指数的计算需要把子宫分为 4 个象限

图 11.1　羊水深度和羊水指数示意图

羊水过多的发生率大约为 2%。我们一般把羊水指数在 24 ～ 29.9 cm 诊断为轻度增多，30 ～ 34.9 cm 为中度增多，而 35 cm 以上为重度增多。

羊水轻度增多通常是无原因的，对胎儿和准妈妈没有影响，不需要特殊处理。羊水中度增多的准妈妈，除了会感觉肚子稍沉一些，并不会有太多的不适感。但是当羊水重度增多时，子宫张力会增大，有诱发宫缩和早产的风险。对于频繁出现宫缩的准妈妈，建议及时去医院就诊。

羊水过多的原因和后续检查

导致羊水过多的原因通常有如下几个。

（1）特发性羊水过多：这种情况大约占 40%，通俗地说就是胎儿尿得多了一点。

（2）准妈妈患糖尿病：这种情况占 8% ～ 25%。

（3）胎儿结构畸形、染色体异常等：这种情况大约占 10%。相关的结构畸形（比如腭裂、消化道梗阻等）会让胎儿喝不下羊水，进而导致羊水增多。

（4）其他原因：比如胎儿感染、严重贫血、双胎输血综合征等。

看到这些可能导致羊水过多的原因，准妈妈可能会非常担忧：特发性羊水过多还好，染色体异常可是大问题啊！那么医生一般会建议做哪些检查呢?

在发现羊水过多时,医生首先会回顾准妈妈孕期的情况并排查血糖问题,也会重新评估胎儿染色体异常和畸形的风险。如果胎儿的羊水只是轻度增多,超声检查未发现异常,染色体筛查也没有问题,那么胎儿发生染色体问题或者畸形的概率比较低。

如果诊断为羊水中度或重度增多,超声检查也提示胎儿存在一些问题,那么胎儿发生染色体异常的风险就会高一些,医生会建议你做羊水穿刺来进行产前诊断。

通过这一节的介绍,希望羊水过多的准妈妈不要再单纯关注"羊水的量",而要关注问题背后的原因。刻意少喝水或是吃一些偏方去减少羊水的量,都是不推荐的行为。

胎儿生长受限

提到胎儿生长受限,准妈妈最常想到的几个问题:胎儿是不是营养不够? 宝宝以后会不会长不高或者身体弱? 吃什么才能让胎儿快快生长? 而医生通常会想到的问题:胎儿偏小有没有病理性原因(比如染色体异常、感染、胎盘功能问题)、需要做什么检查来排除这些问题。由此可见,准妈妈和医生对于胎儿生长受限的理解是不同的。这一节就和大家详细讲一讲胎儿生长受限的那些事。

什么是胎儿生长受限

胎儿生长受限是指医生通过超声估计胎儿的体重,发现胎儿的体重小于同龄胎儿的第 10 百分位。通俗地说,就是把相同孕周的胎儿按体重排队,排在倒数前 10% 的胎儿会被认为是胎儿生长受限。按照第 10 百分位来划分,有 70% 左右的胎儿是遗传因素或者体质性因素导致的偏小,所以也有国家和地区用小于同龄胎儿的第 3 百分位来定义胎儿生长受限。

通过上面的介绍准妈妈可能会认为，只要胎儿的体重小于同龄宝宝的第 10 百分位，就可以做出"胎儿生长受限"的诊断了，其实不然，在做出诊断前，医生还会考虑这几个因素。

（1）核对孕周。曾经有位准妈妈在超声检查时发现胎儿一直小 1 周多，到了孕晚期发现变成小 2 周多了，很是担心。可是当产检医生分析了她的月经周期、同房日期、孕早期 hCG 和超声检查结果后发现，这位准妈妈竟然把孕周计算错了，准确的孕周应该再加 1 周。所以要诊断胎儿生长受限，准妈妈首先要保证自己的孕周是准确的。

（2）选对系统。很多身材娇小的南方妈妈，却在用欧美人群的数据库来评价胎儿大小，原本胎儿只是偏小一点，换了对比的人群后就显得偏小很多了。推荐大家用类似"孕算"的小程序，里面有南方人群、中国人群等不同人群的数据库，准妈妈可以根据自己所在的地区输入数据进行计算和对比。

（3）超声的"误差"。胎儿姿势的不同、超声仪器的不同都会造成测量结果的偏差，如果超声偶尔提示胎儿偏小且不严重，建议近期先复查。

胎儿生长受限的原因

胎儿生长受限往往是母亲、胎儿、胎盘，以及脐带等原因相互作用的结果，并不是单方面原因导致的。

◎ **准妈妈的原因**

- 严重的妊娠剧吐或营养摄入不足会影响胎儿的发育。
- 妊娠期高血压疾病、妊娠期糖尿病、妊娠期心脏病等会导致胎盘血供减少，输送给胎儿的营养和氧气相应减少，从而影响胎儿的发育。
- 准妈妈在孕期接触有毒有害物质，如吸烟、吸毒、酗酒、使用潜在致畸药物，以及准妈妈小于 18 岁或者大于 35 岁，也是导致胎儿生长受限的高危因素。

◎ 胎儿的原因

胎儿发育畸形、染色体或基因异常、宫内感染、双胎或多胎都可能会引起胎儿生长受限。

◎ 胎盘和脐带异常

胎盘异常（如胎盘早剥、绒毛膜血管瘤、帆状胎盘、小胎盘等）和脐带异常（如单脐动脉、脐带过细、脐带扭转等）都会影响胎儿的氧气和营养供应，导致胎儿生长受限。

胎儿生长受限的应对措施

◎ 判断胎儿生长受限的严重程度

在发现胎儿生长受限后，医生首先会判断胎儿生长受限的严重程度。

在第 5 至第 10 百分位的胎儿，大多为体质性偏小，也就是说他们偏小的程度不严重，基本能沿着生长曲线以正常的速度发育，如果其他的超声指标也正常，则这部分胎儿在出生后大多会很健康。

但是当胎儿出现体重小于第 5 百分位甚至是第 3 百分位、出现生长受限的时间过早（早于孕 24 周）、有其他的超声异常结果、头和腿也明显短小时，则提示胎儿生长受限可能是由染色体异常导致的，医生可能会建议准妈妈进行羊水穿刺，明确原因。

如果准妈妈有一些可能会影响胎盘功能的合并症或超声提示胎儿脐动脉血流阻力异常，则医生会评估胎盘的功能和变化趋势，为胎儿的宫内安全保驾护航。

◎ 具体的处理方式

在了解引起胎儿生长受限的原因和严重程度后，不同情况的处理方式可能会不同。

如果胎儿只是单纯的体重偏轻，其他指标都正常，那么准妈妈可以继续妊娠，定期做好产检就可以了。

如果胎儿被确诊为生长受限，但无严重的畸形，原则上也是可以继续妊娠的。很多准妈妈都关心如果胎儿生长受限会不会发生早产、能否顺产。其实，只要胎盘的功能评估没有问题，胎儿也还在慢慢长大，通常是不会早产的。生长受限的胎儿对宫缩的耐受确实会弱一些，不过如果胎儿偏小的程度不严重，在排除特殊疾病且医院的产科和新生儿科医生也比较有经验的情况下，也是可以考虑经阴道试产的。

如果胎儿被确诊为生长受限，且检查发现有严重的致死或致残性疾病，或者产前诊断提示有染色体异常，医生会建议准妈妈终止妊娠。

如何能让胎儿快快长大

很遗憾地告诉大家，绝大多数的胎儿生长受限都没有明确有效的治疗方法。

如果准妈妈在非常严格地以节食的方式控制体重，或者确实存在营养不良，那么增加饮食中的营养和能量能明显改善胎儿偏小的情况。但是如果准妈妈饮食正常，则很难通过饮食来改善胎儿生长受限。

常用的治疗方法还有静脉补充营养液、吸氧、使用肝素或阿司匹林，目的是改善胎盘血液循环，但是这些方法目前并没有被证实有效，除非准妈妈确诊了相应的疾病。对于时刻焦虑的准妈妈来说，无害的治疗方法也是可以尝试的。

早产

近年来，早产儿的出生率不断上升。到了孕晚期，很多准妈妈都被"先兆早产"的阴影所笼罩。假性宫缩比较频繁、超声测量发现宫颈较短、曾经有过"见红"的现象等都会让准妈妈胆战心惊，生怕宝宝会过早地到来。哪些准妈妈容易早产？如何能够避免早产的发生呢？

什么是早产

目前我国早产的发生率接近 10%，其中有 70% ~ 80% 为自发性早产，20% ~ 30% 为医源性早产（因为准妈妈或者胎儿的疾病需要提前终止妊娠）。妊娠满 28 周但是不足 37 周时分娩的新生儿称为早产儿。其他国家根据国情不同，有的将下限定义为孕 20 周后，有的则为孕 24 周后。

总有准妈妈问医生如何能预防早产？面对这个问题产科医生们经常不知道该怎么回答，因为对于大多数准妈妈来说，早产是个小概率事件，并不需要特别去预防。

但是有些准妈妈发生早产的风险确实会高一些，比如有过早产史、进行过宫颈手术（比如锥切或 LEEP 术）、子宫形态异常、高龄妊娠或妊娠年龄过小、两次妊娠间隔时间过短（小于 6 个月）、吸烟、多胎妊娠、BMI 小于 $18.5\,kg/m^2$、存在妊娠合并症或并发症等。

看到这里可能很多准妈妈会着急了，如果我是个高龄的瘦子，大宝生完没多久就意外怀孕了，岂不是一定会早产了？并不是这样，上述高危因素只能说明会增加早产的风险，高危因素的叠加并不会让早产变为必然。

如何预防早产

医生会先评估准妈妈早产的高危因素，给出针对性的建议和预防措施。

普适性的预防措施包括规律的产检，合理的营养摄入和体重增加，积极治疗合并症和并发症，注意私处卫生，及时发现并治疗生殖道感染、口腔疾病和尿路感染等。

研究表明，对于有过早产史的准妈妈，可以在孕中期通过检查宫颈长度来发现短宫颈，必要的时候通过补充孕酮、进行宫颈环扎术，可以有效降低早产的发生风险。

说到这儿，咱们又得提一提没必要的预防措施——卧床了。目前并没有研究能证明卧床能够预防早产，长期卧床反而还有很多危害。

先兆早产、早产临产和早产

无论是否有早产的高危因素，很多准妈妈到了孕晚期都会因为身体的变化而担心早产的发生。

"我最近宫缩特别频繁，是先兆早产吗？"
"我今天忽然有点见红了，是先兆早产吗？"
"我超声宫颈有点短，是先兆早产吗？"

大家多次提到的先兆早产，其定义是很严格的。在我国，先兆早产指的是妊娠满 28 周，不足 37 周间出现规律宫缩（20 分钟 4 次，或 60 分钟 8 次），但宫颈没有扩张，经阴道超声测量宫颈长度小于或等于 20 mm 的情况。如果宫颈已经出现明显的缩短和扩张，就要诊断为早产临产了。

先兆早产通常表现为不规则的下腹痛、腰酸，以及阴道出血。当准妈妈出现这些症状时，需要及时就医，做进一步的检查。不过准妈妈也不必太过焦虑，90% 有这些症状的准妈妈都不会在 7 天内分娩，75% 的准妈妈能够足月分娩。

如果确诊为早产临产，情况就非常紧张了，一般的应对原则：判断有无保胎禁忌、抑制宫缩、促进肺成熟，对于孕 32 周以下的胎儿，医生还会建议静脉注射硫酸镁，保护胎儿的神经系统。

◎ **判断保胎禁忌**

看到上面的原则，很多准妈妈会有这样的疑问："马上就早产了，怎么还有保胎禁忌呢？"这是因为导致早产的原因之一是感染，当出现宫内感染的时候，及时终止妊娠对胎儿和准妈妈反而是一种保护。如果准妈妈的合并症比较严重不适合保胎，也不要盲目执着。

◎ 抑制宫缩

发生早产临产时，抑制宫缩的主要目的是给促进胎儿肺成熟争取时间（通常需要 48 小时），而不是为了延长孕周。用药时间过长可能会增加药物的不良反应，所以一般国际指南建议抑制宫缩的时间不要超过 48 小时。

宫缩抑制剂有很多种，常见的宫缩抑制剂有硫酸镁、阿托西班、硝苯地平、盐酸利托君等，医生会根据药物获得的便捷性、患者的病情和耐受程度、经济条件等因素来决定具体使用哪种。

对于胎龄在 35 周以上但是没有其他特殊情况的胎儿，各方面的发育已经相对成熟，此时不建议促肺治疗和抑制宫缩，顺其自然即可。对于孕周较小的胎儿，如果在保胎过程中出现了准妈妈或者胎儿情况不稳定、宫缩难以抑制但是促进胎儿肺成熟已经完成、考虑可能存在感染时，也建议终止妊娠。

◎ 促进胎儿肺成熟

肺部对于宝宝来说非常重要，但是其发育成熟的时间偏晚。如果怀孕不足 35 周即将发生早产，建议给准妈肌肉注射地塞米松，促进胎儿的肺部发育，整个过程大约需要 48 小时。

前置胎盘

在孕中期，一些准妈妈的超声会提示胎盘位置低，孕 10 ~ 20 周发生胎盘低位状态的准妈妈，有 90% 会恢复正常。如果在这个阶段被诊断为前置胎盘，那么前置胎盘会伴随你到分娩了。

前置胎盘的危害

前置胎盘的诊断很简单。在孕 28 周后，如果经过阴道超声检查发现胎盘下缘到达或覆盖宫颈内口，就说明是前置胎盘（见图 11.2）。如果胎盘没有到达宫颈内口，但是距离小于 2 cm，则称为胎盘低置。

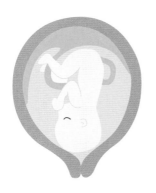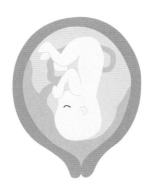

A. 正常胎盘　　　　　　　　　　B. 前置胎盘

图 11.2　前置胎盘示意图

前置胎盘的主要临床表现是不伴有腹痛的阴道出血。宫颈附近的组织与子宫体的组织有所不同，比较缺乏弹性。当宫颈及子宫下段逐渐改变或宫缩时，胎盘的上部会随着子宫体收缩，但是接近宫颈的部分不怎么动，这就会导致胎盘边缘部分剥离，从而引起出血。分娩后，胎盘剥离血管开放，主要依靠子宫收缩来压闭血管止血，但是宫颈附近的子宫肌肉少、收缩能力差，产后出血的风险也会增加。大约 50% 有前置胎盘的准妈妈会发生产前出血，大约 30% 会发生产后出血。当出血比较严重的时候，建议准妈妈及时就医。医生会根据准妈妈的孕周和出血量决定如何应对。

另外要提醒大家的是，有前置胎盘的准妈妈通常只能选择剖宫产，原因一是胎盘挡住了宝宝娩出的路径；原因二是顺产时剧烈的宫缩和宫颈扩张必然会导致准妈妈出血。

前置胎盘的生活注意

- 避免会诱发宫缩的因素，比如便秘、同房、剧烈的活动、焦虑的情绪等。对于孕晚期正常出现的轻微的假性宫缩，不必过于焦虑。
- 关注是否有缺铁和贫血的情况。因为前置胎盘是产前和产后出血的高危因素，充足的血红蛋白储备能帮助准妈妈更好地应对突如其来的危机。平时准妈妈要多吃富含铁和优质蛋白质的食物。
- 保持会阴清洁、干燥，穿透气内裤，有助于预防阴道炎的发生，从而减少炎症对宫颈和子宫的刺激。

下肢水肿

很多准妈妈到了孕晚期会出现下肢水肿，原来的鞋子穿不上了，小腿一按就有个坑，更严重的还会有外阴或者腹壁的水肿。为什么孕晚期会出现水肿？对准妈妈和胎儿有危害吗？

孕期水肿的原因

在孕期，激素水平的变化会导致准妈妈体内水分增加，体内的水分最多的时候是怀孕前的 1.5 倍。另外，子宫体积增大会对盆腔静脉造成压迫，导致血液回流不通畅，这也会造成下肢水肿。虽然孕期的生理性水肿很常见，对准妈妈和胎儿也没有危害，但是有一些水肿可能是病理性的，需要准妈妈高度关注。

如果准妈妈的下肢水肿不对称，一条腿粗一条腿细，同时有红肿热痛感，则需要及时就诊排查深静脉血栓。妊娠期高血压疾病会导致对称性水肿，因此在出现水肿之后，建议大家测测自己的血压。如果血压达到了高血压的标准，请及时就医。如果血压没有达到高血压的标准，但是相比怀孕前有明显升高，水肿越来越严重，也请你关注自己的血压。

如何应对水肿

虽然水肿很难完全消除，但是仍然有一些小方法可以缓解不适。

- 避免摄入过多的盐，不要因为水肿就限制自己的饮水量。
- 减少久站的时间，尽量找机会做抬高下肢的动作，睡觉的时候也可以把脚垫高，促进下肢血液回流。
- 进行热敷、按摩和拉伸，促进血液循环。
- 穿戴大小合适的弹力袜，有助于下肢血液回流、减轻水肿的症状。

骨盆带疼痛

都说怀孕是打怪升级的过程，在重重"关卡"中，有些问题很严重但是准妈妈不疼不痒，有些问题不严重但是会令准妈妈非常痛苦，孕期的骨盆带疼痛恰好就属于后者。不少准妈妈在孕晚期出现了明显的骨盆带疼痛，无论是坐、卧、走，都会疼痛。这一节我们就和大家聊一聊有关孕期骨盆带疼痛的话题。

骨盆带疼痛的原因

我们的骨盆有三大关节，从上到下依次是骶髂关节、骶尾关节和耻骨联合。两侧骶髂关节，是骨盆正后方骶骨和骨盆两侧髂骨的连接点；骶尾关节，是骨盆正后方骶骨和下方的尾椎骨的连接点；耻骨联合，也就是两侧骨盆在身体前侧的连接点。图 11.3 是骨盆三大关节的位置图。

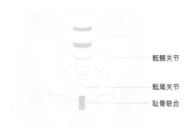

骶髂关节

骶尾关节

耻骨联合

图 11.3　骨盆三大关节的位置图

　　在孕中期或孕晚期，准妈妈这几个关节都可能会发生疼痛。为什么怀孕期间骨盆带会疼痛呢？这是因为怀孕对肌肉和骨骼系统有很大影响。胎盘分泌的松弛素会导致关节韧带松弛。体重的增加和身体重心的前移会导致腰椎前凸和骨盆前倾。血管的变化可能会导致腰部代谢供应受损。上述因素一**叠**加就导致了孕期最常见的骨盆带疼痛。

骨盆带疼痛的类型

◎ 耻骨联合疼痛

　　很多准妈妈对"耻骨联合分离"并不陌生。在没怀孕的时候，耻骨联合本身就存在 4 ～ 5mm 的缝隙，怀孕期间，由于松弛素分泌等原因，耻骨联合分离还会增加 2 ～ 3mm。很多准妈妈在孕中期或孕晚期会出现负重时耻骨疼痛，尤其是在翻身、上床、从椅子上起来时，有的准妈妈甚至在夜间也会疼痛。

　　疼痛的程度和耻骨联合分开的距离没有必然联系，所以临床上医生一般也不会建议准妈妈做影像学检查来看耻骨分开了多少。

◎ 骨盆带综合征

　　除了耻骨联合疼痛，不少准妈妈还会有骨盆带综合征，也就是骨盆的三个关节都疼，具体包括耻骨联合处、后腰、臀部、会阴区，疼痛还可能放射到大腿后内侧。这种疼痛在走路、爬楼、翻身和上下车时会加重，久坐也会引发。

当准妈妈因骨盆带疼痛向医生求助时，医生通常会对准妈妈进行一些身体检查，比如后骨盆疼痛激惹试验或直腿抬高试验等，来判断是否是骨盆带的问题。

虽然骨盆带疼痛的特点很鲜明，但是当你出现疼痛与身体活动等机械刺激无关，无原因的体重下降，下肢麻木、无力、不听使唤等神经系统症状，阴道出血或排液，不明原因的发热等表现时，说明你的疼痛可能不是骨盆带综合征引起的，需要及时就医查明原因。

骨盆带疼痛的护理方法

准妈妈可以通过改善生活姿势、管理发力习惯、规律的运动加强关节稳定性、局部热敷或者佩戴骨盆带等方法缓解骨盆疼痛。

◎ 日常姿势管理

准妈妈在平时要注意调整姿势，这有助于减少疼痛（见图 11.4 ）。具体做法有如下几点。

- 避免盘腿和跷二郎腿，以免给腰椎和骶髂关节过大的压力；站立时避免单侧负重（骶髂关节压力大），避免过度骨盆前倾（腰椎压力大）。
- 从床上翻身时，避免单腿弯曲发力；从床上坐起时，避免直接仰卧起立，应该侧卧时用后肘关节支撑坐起。
- 走路时避免外八字（耻骨联合压力会过大），臀部要有意识地收紧，避免身体重心过多摇摆。
- 可以坐着穿裤子，避免因抬腿引起单侧骶髂关节和耻骨联合压力增加。
- 日常要采取深蹲姿势发力，避免弯腰发力。

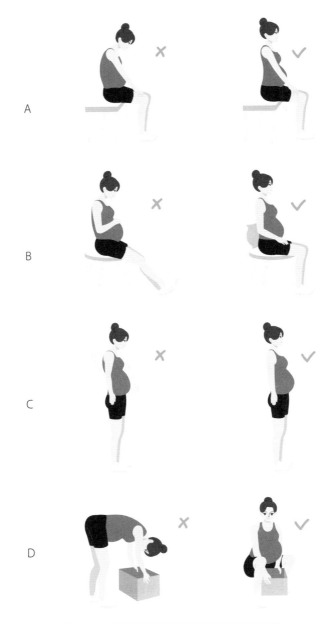

图 11.4　准妈妈在孕期应该保持的正确姿势

◎ 进行简单的骨盆腰椎活动

　　准妈妈可以参考图 11.5 中的姿势，趴着腰部后弓，前后活动骨盆，这能够缓解骨盆的不适感。

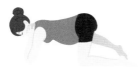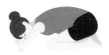

图 11.5　骨盆腰椎活动图示

◎ 规律使用泡沫轴放松紧张的肌肉

　　准妈妈也可以参考图 11.6 中的姿势，用泡沫轴放松紧张的肌肉。可以将泡沫轴放在要放松的腰部和臀部，上下滚动放松；也可以将泡沫轴放在大腿后侧和小腿后侧，抬起臀部上下滚动，增强下肢训练、缓解肌肉紧张。

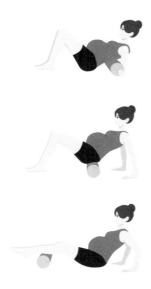

图 11.6　使用泡沫轴放松肌肉的图示

◎ 尝试热敷或佩戴骨盆带

准妈妈还可以尝试对疼痛部位热敷，或者佩戴骨盆带来稳定骨盆、减少疼痛。如果准妈妈的情况特别严重，难以忍受，也可以使用对乙酰氨基酚止痛，或者使用助步器或者拐杖。

孕中期或孕晚期的骨盆带疼痛，是时间和力学累加的结果。通过姿势管理、适当的活动，可以大大降低疼痛的风险。如果准妈妈有条件去专科看诊，还可以及时请医生对疼痛进行干预。

你可能会琢磨的事

胎儿偏大或者偏小

这个阶段的超声检查报告中一般会提示胎儿的大小，如孕 xx 周 xx 天，这会让很多准妈妈感到焦虑：我的宝宝为什么偏小？我的宝宝为什么偏大？

其实胎儿的发育和我们成年人是一样的，总会有胖有瘦、有高有矮，有很明显的个体差异。多数准妈妈的孕周是基于末次月经计算的，而不是基于准确的受孕日计算的，这就导致了胎儿的实际孕周和我们计算出的孕周有几天的差距。另外，超声检查的结果也不是完全精确的，它和胎儿的姿势、切面的选择有很大关系。当这些可能引起误差的因素叠加在一起，就有可能导致胎儿的大小和孕周不一致。

那么如何判断胎儿是否真的有问题呢？第一看程度，第二看趋势。

每个人的高矮胖瘦固然有差异，但总归是在一定范围内变动的。如果偏离正常值太多，就要关注这背后是否存在病理性原因了。除了根据超声检查的数据来判断胎儿是否偏大或偏小，还有两个判断标准：一个是通过百分位，一个是通过计算平均值加减标准差。

百分位这个概念比较好理解，就是将同孕周的胎儿进行排队，看看自己的宝宝处于哪个位置，如果在第 5 百分位，就说明你的宝宝比 95% 的宝宝都要小。以胎儿的体重为例，一般把体重百分位在 10% 以下作为胎儿生长受限的标准。标准差也是经常会被用到的方法。如果胎儿的身长或者体重低于平均值减去 2 倍标准差的数值，一般就提示情况异常了。

很多准妈妈说超声检查报告上只显示孕周，没有百分位和标准差，那么应该如何判断呢？一般来说，如果超声检查结果显示的偏差在 1 周以内，一般就没问题；如果偏差在 2 周及以上，就要考虑是否存在病理性的原因了。如果胎儿的体重和身长略微偏小，但是一直在沿着生长曲线发育，通常说明胎儿发育正常。如果胎儿的发育越来越偏离生长曲线，则是一个预警信号。

总而言之，绝大多数胎儿的偏大或偏小都是生理性的问题，各位准妈妈不用太紧张。千万不要看到胎儿偏小就拼命吃，结果胎儿体重没怎么增长自己却暴增十多斤；也不要看到胎儿偏大就立即节食，每天仅靠番茄和黄瓜度日，以平常心看待这些数据就好了。

胎儿头大腿短

仔细阅读过超声检查报告后，细心的准妈妈会有这样的疑问：为什么胎儿的头显示比孕周大，但是腿却比孕周短呢？

首先要明确胎儿腿偏短的程度，按照前面"胎儿偏大或者偏小"中提到的标准差和百分位来计算，如果胎儿的股骨长比平均值小 2 个标准差以上，或者低于 5%，就要考虑股骨确实是短了。如果只是偏短 1 个标准差，则不用太担心。

另外需要特别指出的是，很多医院的超声检查系统都是以欧美人的数据为参照，亚洲人的身材比例和他们并不相同，因此胎儿会显得头大腿短。如果以亚洲人的数据为参照，可能会得出更符合实际的结论。

关于如何让胎儿的腿变长，其实并没有太好的方法。很多人认为股骨短就是骨头短，骨头短就意味着要补钙，其实这是没有理论依据的。在日常饮食中保证钙摄入充足的情况下，准妈妈放平心态就好了。

怎么吃才能去除"胎毒"

到了孕晚期，很多亲朋好友开始张罗用食物给胎儿去除"胎毒"，不同地区用的食物不同，常见的去除"胎毒"的食物有鹅蛋、玉米须、红枣、绿豆鸽子汤、小公鸡、猪肚、椰子等。有的准妈妈只当这是家人的一番心意而不忍心拒绝，但也有不少准妈妈会有疑问：胎毒是什么呢？真的需要吃这些食物来去除"胎毒"吗？

中医书《幼幼集成》里对胎毒有过形容，用现代医学的语言解释一下，其实是说"胎毒"的表现有新生儿乳痂、湿疹、鹅口疮、红斑、黄疸等。这些问题在新生儿中非常常见，和准妈妈身体激素水平的变化、环境因素、遗传因素等都可能有关，但是和饮食关系不大。"胎毒"并不是从子宫里带出来的"毒"，自然也就不存在去除"胎毒"的食物了，这些食物也不会让胎儿的皮肤变得白白嫩嫩。

孕28～32周食谱举例

孕晚期的营养需求和饮食原则

在孕晚期，胎儿的各个器官迅速发育，大脑细胞分裂增殖加快，骨骼开始钙化生长。可以说，万事俱备，只欠胎儿长大个儿了。钙、蛋白质、铁、DHA 都是孕晚期要特别注意补充的营养素。

◎ **孕晚期每天要补够 1000 mg 的钙**

其实从孕中期开始，准妈妈就要将每天钙的摄入量增加到 1000 mg 了。不过在孕晚期，胎儿每天体内积聚的钙达到 350 mg，分别是孕早期的 50 倍、孕中期的 3 倍多。成熟胎儿体内一共要积聚 30 g 钙，这主要是在孕晚期完成的。如果准妈妈不能从膳食中摄入充足的钙，身体就会从准妈妈的骨骼中"抽调"钙来给宝宝用。调查发现，孕期钙摄入不足（每天少于 500 mg）会导致准妈妈骨密度下降。所以孕晚期要特别重视补钙。那么准妈妈应该怎么合理补钙呢？

（1）从食物中摄取钙。牛奶、奶酪、酸奶、奶粉等乳制品，是钙的良好食物来源，100 g 牛奶通常能提供 100 ～ 120 mg 的钙。绿叶菜、南北豆腐、豆腐干、豆腐皮等豆制品，也是不错的钙来源。

准妈妈每天摄入 100 g 北豆腐、5 g 虾皮、1 个鸡蛋、200 g 绿叶菜、100 g 鱼类、500 g 牛奶，就能轻松获得 1000 mg 钙了。

（2）少量多次摄入钙补充剂。如果准妈妈有乳糖不耐受、牛奶过敏等情况，没办法喝够牛奶，那就需要每天摄入一定的钙补充剂了。由于身体对钙的吸收量是一定的，一次性补太多，身体也吸收不了。所以，准妈妈在选择钙补充剂时尽量选择小剂量的，比如每片钙含量在 200 mg 左右，每天补充 2～3 次，也就是一共要补充 400～600 mg 钙。千万不要认为补钙要多多益善，钙补得太多可能会导致准妈妈便秘，还会影响其他营养素的吸收。

（3）注意维生素 D 的补充。维生素 D 在食物中的含量比较低，但它对钙的吸收至关重要。准妈妈平时要注意适当增加活动量，多晒太阳，补充维生素 D，也可以直接选强化了维生素 D 的钙剂。

◎ **蛋白质的需求量有所增加，每天需要 85 g**

在孕晚期，准妈妈每天要摄入 85 g 蛋白质，比孕中期增加了 15 g。15 g 蛋白质相当于 50 g 瘦猪肉加 100 g 豆腐中的蛋白质含量，或者 1 个鸡蛋加 5 只虾中的蛋白质含量。

◎ **铁的补充很关键，每天需要 29 mg**

在孕 30～34 周，铁的需求量达到了高峰，一方面，宝宝要储备出生后要用的铁，另一方面，准妈妈在分娩时会出血，我们要把消耗的铁提前准备出来。在孕晚期，准妈妈每天要摄入 29 mg 铁，比孕中期增加了 5 mg。相当于在孕中期的基础上每天再多摄入 50 g 肉类，每周再多摄入 25 g 动物肝脏或动物血。准妈妈如果在这个阶段检出贫血，或者吃不到足够的动物性食物，请务必在医生的指导下补充一定的铁剂。

◎ **DHA 的补充不能放松，每天补足 200～300 mg**

在孕晚期，胎儿的大脑发育也在做最后的冲刺，胎儿平均每天要在体内积聚 50～60 mg 的 DHA。所以，准妈妈在孕晚期依然要保证每天的 DHA 摄入不低于 200 mg，补充 200～300 mg 是比较合理的。每周吃 300～500 g 的鱼类海产品，再加上服用适量的 DHA 补充剂，基本就能保证 DHA 的足量摄入了。

总结一下，孕晚期要重点关注钙、蛋白质、铁和 DHA 的摄入。每天要摄入 1000 mg 钙，优先通过吃奶制品补钙。每天蛋白质的需求量比孕中期多了 15 g，每天铁的需求量也增加了 5 mg，建议准妈妈多吃肉类，如果有贫血情况，请及时补充铁剂。孕晚期准妈妈每天摄入的 DHA 不能低于 200 mg，每周吃 300 ~ 500 g 鱼类，再加上一定的 DHA 补充剂，基本就能获取足量的 DHA。

孕 29 周食谱举例

早　餐 肉丝木耳面、西葫芦炒鸡蛋、虾皮冬瓜汤

原料：

肉丝木耳面：（干）木耳 3 g、瘦猪肉 35 g、荞麦面 90 g、花生油 5 g、食盐 1 g、香油少许、蒜蓉少许

西葫芦炒鸡蛋：西葫芦 100 g、鸡蛋 1 个（约 50 g）、花生油 3 g、食盐 1 g

虾皮冬瓜汤：冬瓜 80 g、虾皮 3 g、香油 2 g、食盐 0.5 g、葱花少许

制作步骤：

肉丝木耳面：将木耳提前泡发好。将瘦猪肉、木耳切丝备用。热锅冷油，放入猪肉丝炒至变色，再放入木耳炒 2 分钟后盛出。锅中加水，水开后放入荞麦面，煮熟即可盛出。将面条与木耳猪肉丝混合，加点香油、蒜蓉和盐即可。

西葫芦炒鸡蛋：热锅冷油，油热后倒入打散的蛋液炒成小块，倒入西葫芦片炒 2 分钟，撒盐即可盛出。

虾皮冬瓜汤：将冬瓜切成小块备用。锅中加水，水开后放入冬瓜煮熟，加入虾皮、葱花、香油和盐即可出锅。

+ 早加餐 腰果 10 g、菠萝 300 g

午　餐 绿豆燕麦粥、莴笋炒荷兰豆、西蓝花炒虾仁

原料：

绿豆燕麦粥：燕麦 50 g、绿豆 50 g、大米 40 g

莴笋炒荷兰豆：莴笋 80 g、荷兰豆 50 g、花生油 6 g、食盐 1 g、葱蒜少许

西蓝花炒虾仁：西蓝花 100 g、虾仁 75 g、花生油 6 g、食盐 1 g、蒜片少许、淀粉少许

制作步骤：

绿豆燕麦粥：将绿豆提前浸泡，弃掉泡豆水，与大米和燕麦混合，加入相当于绿豆、燕麦和大米体积 8 倍的水，用电饭煲煮成粥。

莴笋炒荷兰豆：将莴笋切片备用，荷兰豆焯水断生后捞出备用。热锅冷油，加入葱蒜炒香，倒入莴笋片和荷兰豆炒熟，撒盐盛出即可。

西蓝花炒虾仁：将西蓝花掰成小朵后焯水沥干备用。将虾仁洗净，用少许淀粉和盐腌制一下。热锅冷油，放入蒜片炒香，放入虾仁炒至变色。加入西蓝花翻炒片刻，撒盐即可出锅。

+ 午加餐 纯牛奶 300 g

晚　餐 白面馒头、蒸红薯、清炒小白菜、茶树菇煲鸡

原料：

白面馒头：面粉 70 g、酵母 1 g

蒸红薯：红薯 80 g

清炒小白菜：小白菜 150 g、花生油 3 g、食盐 0.5 g

茶树菇煲鸡：干茶树菇 8 g、鸡腿肉 40 g、花生油 3 g、食盐 1 g、胡椒粉少许

制作步骤：

白面馒头：自己做或者直接购买市售馒头均可。50 g 面粉大约可以做成 80 g 馒头。

蒸红薯：将红薯洗净，放进蒸锅蒸熟即可（也可以煮熟）。

清炒小白菜：热锅冷油，倒入洗好的小白菜翻炒 1 ~ 2 分钟，撒盐即可出锅。

茶树菇煲鸡：将干茶树菇提前泡发好，鸡腿肉切块备用。热锅冷油，油热后放入鸡腿肉炒至变色。加入胡椒粉和适量清水，煮沸后加入茶树菇，小火慢炖 30 分钟，撒盐盛出即可。

+ 晚加餐 无糖酸奶 150 g、全麦面包 40 g

食谱能量和营养素供应量分析

我们对本周食谱能提供的能量和营养素进行了分析，结果如表 11.1 所示。按照专业配餐的原则，各种营养素达到推荐摄入量的 90% 就符合要求，所以该食谱中的能量和营养素供应量充足。

表 11.1 本周食谱能量和营养素供应量分析

项目	供应量	参考值	满足情况
能量（kcal）	2265	2250	充足
蛋白质（g）	104	85	充足
脂肪（供能比）	26.2%	20% ~ 30%	充足
碳水化合物（供能比）	57.5%	50% ~ 65%	充足
膳食纤维（g）	22.9	25 ~ 30	达标
维生素 A（μgRAE）	1199.9	770	充足
维生素 C（mg）	242.4	115	充足

续表

项目	供应量	参考值	满足情况
维生素 B$_1$（mg）	1.7	1.5	充足
维生素 B$_2$（mg）	1.6	1.5	充足
钙（mg）	1206.6	1000	充足
铁（mg）	26.6	29	达标
锌（mg）	13	9.5	充足

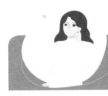

丁 妈 营 养 小 贴 士

孕晚期胎儿快速成长，准妈妈更加需要补充蛋白质

胎盘、羊水、血容量的增加，以及母体子宫、乳房等器官组织的生长发育都需要蛋白质，而且孕晚期的需求量更多。相比怀孕前，孕晚期每天蛋白质的摄入量需要增加 30 g，达到 85 g。大豆类、肉类、蛋类、坚果类、乳制品等是日常膳食中蛋白质的主要来源，这些蛋白质都属于优质蛋白质，在孕晚期膳食中至少需要占 1/3 以上。

本周食谱搭配的瘦猪肉、鸡肉和虾，可以提供 23 g 蛋白质；450 g 的乳制品可提供 14.7 g 蛋白质；1 个鸡蛋（约 50 g）可提供 6.5 g 蛋白质。总计可提供优质蛋白质 44.2 g。再加上主食、蔬果等食物中的蛋白质，全天食物蛋白质摄入高达 104 g，达到推荐摄入量的 122.4%。

孕 30 周食谱举例

早 餐 香菇瘦肉粥、秋葵鸡蛋羹、海带豆腐汤

原料：

香菇瘦肉粥：（鲜）香菇 30 g、瘦猪肉 35 g、大米 60 g

秋葵鸡蛋羹：鸡蛋 1 个（约 50 g）、秋葵 10 g、香油 2 g、食盐 1 g

海带豆腐汤：（鲜）海带 30 g、北豆腐 80 g、香油 3 g、食盐 1 g、葱姜蒜少许、胡椒粉少许

制作步骤：

香菇瘦肉粥：将香菇和瘦猪肉切成小丁，与大米混合，加入相当于大米体积 8 倍的水，用电饭煲煮成粥。

秋葵鸡蛋羹：将鸡蛋打散，秋葵切片备用。在蛋液中加入 75 g 温水和少许盐搅匀，撇去浮沫。加入秋葵片和香油，覆上保鲜膜，在保鲜膜上扎几个小孔。蒸锅上汽后，放入蛋液蒸 10 分钟即可。

海带豆腐汤：将海带和北豆腐切成小块备用。锅烧热后放入香油，油热后加入葱姜蒜炒香，加入海带翻炒 1 分钟，加入清水、北豆腐和少许胡椒粉，煮沸后撒盐即可出锅。

+ 早加餐 无糖酸奶 200 g、核桃 10 g

午 餐 红薯米饭、清蒸带鱼、彩椒炒金针菇

原料：

红薯米饭：红薯 80 g、大米 90 g

清蒸带鱼：带鱼 75 g、生抽 5 g、花生油 5 g、葱姜少许、料酒少许

彩椒炒金针菇：彩椒 150 g、金针菇 50 g、花生油 8 g、食盐 1 g、葱蒜少许

制作步骤：

红薯米饭：将红薯切块然后和大米混合，加入相当于大米体积 1.3 倍的水，用电饭煲焖成饭。

清蒸带鱼：将带鱼处理干净（去除内脏及腹内黑膜），切块摆在盘子里，放入姜片和料酒腌制一下，去除腥味。蒸锅上汽后，放入带鱼蒸 10 分钟，关火再焖 3 分钟。另起锅烧油，将葱姜炒香，将热油倒在带鱼上，淋上生抽即可盛出。

彩椒炒金针菇：热锅冷油炒香葱蒜，加入切好的彩椒和金针菇翻炒 3 ～ 5分钟，撒盐即可出锅。

+ 午加餐 库尔勒香梨 250 g、纯牛奶 200 g

晚 餐 紫米馒头、木耳芹菜炒猪肉、清炒油麦菜

原料：

紫米馒头：紫米 40 g、面粉 50 g、酵母 1 g

木耳芹菜炒猪肉：（干）木耳 5 g、芹菜 100 g、瘦猪肉 40 g、花生油 5 g、食盐 1 g、葱姜蒜少许

清炒油麦菜：油麦菜 100 g、花生油 3 g、食盐 1 g、葱姜蒜少许

制作步骤：

紫米馒头：自己做或者直接购买市售馒头均可。50 g 面粉大约可以做成80 g 馒头。

木耳芹菜炒猪肉：将木耳提前泡发好，芹菜切段备用，瘦猪肉切成薄片备用。热锅冷油，油热后炒香葱姜蒜，加入肉片炒至变色，加入木耳翻炒 1分钟，再加入芹菜翻炒 1 分钟，撒盐即可出锅。

清炒油麦菜：热锅冷油，放入葱姜蒜炒香，倒入油麦菜快速翻炒至变软，撒盐即可出锅。

+ 晚加餐 枸杞小米粥（枸杞 3 g、小米 40 g）、无糖酸奶 100 g

食谱能量和营养素供应量分析

我们对本周食谱能提供的能量和营养素进行了分析，结果如表 11.2 所示。按照专业配餐的原则，各种营养素达到推荐摄入量的 90% 就符合要求，所以该食谱中的能量和营养素供应量充足。

表 11.2　本周食谱能量和营养素供应量分析

项目	供应量	参考值	满足情况
能量（kcal）	2274	2250	充足
蛋白质（g）	95	85	充足
脂肪（供能比）	27%	20% ~ 30%	充足
碳水化合物（供能比）	59%	50% ~ 65%	充足
膳食纤维（g）	32.4	25 ~ 30	充足
维生素 A（μgRAE）	1164.6	770	充足
维生素 C（mg）	173.5	115	充足
维生素 B_1（mg）	1.5	1.5	充足
维生素 B_2（mg）	1.7	1.5	充足
钙（mg）	1061.5	1000	充足
铁（mg）	31.2	29	充足
锌（mg）	19.1	9.5	充足

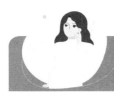

丁妈营养小贴士

三餐好好搭配，体重健康增加

本周食谱主要考虑的是孕晚期准妈妈体重快速增长的问题。孕期体重的增加值是反映孕妇健康状况、营养状况及胎儿生长发育状况的综合指标。孕期体重增加不足，胎儿生长发育会受限；孕期体重增加过多，又会增加巨大儿的风险，后续发生肥胖和 2 型糖尿病的风险也会增加。所以对于正常体重的准妈妈，孕晚期每周增加 0.26 ～ 0.48 kg 就可以了。孕晚期每日能量摄入比孕早期增加 450 kcal 就可以满足妊娠的需要，由于孕晚期体力活动会大大减少，所以准妈妈更要注意控制饮食，避免体重增长过快。

本周食谱还考虑到孕晚期准妈妈能量和营养素摄入的增加，食谱中的奶有 500 g，能提供钙；瘦猪肉和带鱼能提供优质蛋白质、DHA、铁；丰富的全谷物、薯类，以及多种蔬菜和水果能够帮助补足膳食纤维、维生素、钾和镁；烹调油的供应量控制在 25 ～ 30 g 的范围内；所选食物都是营养素密度高的食物，能很好地满足准妈妈的妊娠需要。

孕 31 周食谱举例

早　餐　山药绿豆大米粥、胡萝卜鸡蛋饼、清炒红薯叶

原料:

　　山药绿豆大米粥:山药 30g、绿豆 40g、大米 20g

　　胡萝卜鸡蛋饼:胡萝卜 30g、鸡蛋 1 个(约 50g)、面粉 40g、花生油 5g、食盐 1g

　　清炒红薯叶:红薯叶 100g、花生油 3g、食盐 1g、葱花少许

制作步骤:

　　山药绿豆大米粥:将绿豆提前浸泡一夜,弃掉泡豆水,将山药切块。将原料混合,加入相当于绿豆和大米体积 8 倍的水,用电饭煲煮成粥。

　　胡萝卜鸡蛋饼:将胡萝卜洗净,切成细丁备用。加入鸡蛋、面粉、盐和适量清水,调成可以自由流动的面糊。锅中刷油,倒入面糊,煎至两面金黄即可。

　　清炒红薯叶:将红薯叶洗净,切段备用。热锅冷油,将葱花炒香,倒入红薯叶翻炒 1 分钟,撒盐即可出锅。

⁺ 早加餐　无糖酸奶 200g

午　餐　燕麦南瓜饭、香菇炒猪肉、韭菜腐竹炒鸡心

原料:

　　燕麦南瓜饭:燕麦 40g、贝贝南瓜 60g、大米 45g

　　香菇炒猪肉:瘦猪肉 50g、(鲜)香菇 100g、花生油 5g、食盐 1g、葱蒜少许、胡椒粉少许

　　韭菜腐竹炒鸡心:韭菜 100g、腐竹 15g、鸡心 30g、花生油 5g、食盐 1g、胡椒粉少许

制作步骤：

燕麦南瓜饭：将南瓜块与大米和燕麦混合，加入相当于大米和燕麦体积 1.3 倍的水，用电饭煲焖成饭。

香菇炒猪肉：将瘦猪肉和香菇切片备用。锅烧热后放油，油热后炒香葱蒜，加入猪肉片翻炒至变色，再加入香菇和胡椒粉翻炒 3 分钟，撒盐即可出锅。

韭菜腐竹炒鸡心：将腐竹提前泡发好，鸡心切小块，韭菜洗净后切段备用。将锅烧热后放油，油热后倒入腐竹和鸡心，炒至鸡心变色，再放入韭菜和胡椒粉炒 1 分钟，撒盐即可出锅。

+ **午加餐** 草莓 300 g、纯牛奶 200 g

晚　餐 白面馒头、清炒豆角丝、冬瓜花蛤汤

原料：

白面馒头：面粉 100 g、酵母 1 g

清炒豆角丝：豆角 100 g、花生油 5 g、食盐 1 g、葱蒜少许

冬瓜花蛤汤：冬瓜 80 g、花蛤 85 g、花生油 3 g、食盐 1 g、胡椒粉少许

制作步骤：

白面馒头：自己做或者直接购买市售馒头均可。50 g 面粉大约可以做成 80 g 馒头。

清炒豆角丝：将豆角洗净后切丝备用。热锅冷油，炒香葱蒜，加入豆角炒 5 分钟，炒熟后撒盐即可出锅。

冬瓜花蛤汤：将花蛤洗净，锅烧热后放油，油热后加入花蛤，炒至全部开口，加入冬瓜、胡椒粉和适量清水，煮沸后撒盐即可出锅。

+ **晚加餐** 核桃 10 g、全麦面包 30 g

食谱能量和营养素供应量分析

我们对本周食谱能提供的能量和营养素进行了分析，结果如表 11.3 所示。按照专业配餐的原则，各种营养素达到推荐摄入量的 90% 就符合要求，所以该食谱中的能量和营养素供应量充足。

表 11.3　本周食谱能量和营养素供应量分析

项目	供应量	参考值	满足情况
能量（kcal）	2247	2250	达标
蛋白质（g）	107	85	充足
脂肪（供能比）	25%	20% ~ 30%	充足
碳水化合物（供能比）	56%	50% ~ 65%	充足
膳食纤维（g）	23.1	25 ~ 30	达标
维生素 A（μgRAE）	1013.6	770	充足
维生素 C（mg）	189.8	115	充足
维生素 B_1（mg）	1.5	1.5	充足
维生素 B_2（mg）	1.8	1.5	充足
钙（mg）	1143.9	1000	充足
铁（mg）	27.9	29	达标
锌（mg）	13.3	9.5	充足

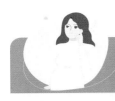

丁 妈 营 养 小 贴 士

补铁时搭配维生素C吸收更好

铁缺乏或缺铁性贫血是孕期常见的营养问题，准妈妈在孕期不仅极易发生贫血，需要更多的铁，胎儿也需要储存铁来满足出生后6个月对铁的需求。孕期缺铁性贫血不仅影响胎儿智力发育、语言能力的发展，还与孕期准妈妈体重增加不足、产后抑郁有关。因此准妈妈一定要注意补充动物肝脏、血制品、红肉等富含铁的食物。也有一些植物性食物富含铁，但是因为植物性食物中铁的吸收利用率不高，准妈妈可以多吃些富含维生素C的食物，促进铁的吸收。

食谱中搭配了鸡心、瘦猪肉、花蛤等富含铁的食物，可以满足每日50%的铁需求量。主食中搭配了绿豆和燕麦，既能满足准妈妈每日对全谷物和杂豆的需要，也增加了铁的摄入量，同时再搭配富含维生素C的水果草莓，可以促进铁的吸收。

孕 32 周食谱举例

早 餐 燕麦粥、茼蒿炒鸡蛋

原料：

　　燕麦粥：燕麦 70 g、大米 30 g

　　茼蒿炒鸡蛋：茼蒿 150 g、鸡蛋 1 个（约 50 g）、花生油 6 g、食盐 1 g

制作步骤：

　　燕麦粥：将燕麦和大米混合，加入相当于燕麦和大米体积 8 倍的水，用电饭煲煮成粥。

　　茼蒿炒鸡蛋：将锅烧热后放油，油热后倒入打散的蛋液，炒成小块，倒入切好的茼蒿炒 1 分钟，撒盐即可盛出。

＋ 早加餐 无糖酸奶 200 g

午 餐 蒸山药、玉米面馒头、炒豆腐丝豌豆苗、杏鲍菇炒牛肉

原料：

　　蒸山药：山药 70 g

　　玉米面馒头：玉米面 20 g、面粉 60 g、酵母 1 g

　　炒豆腐丝豌豆苗：豌豆苗 100 g、豆腐丝 30 g、花生油 5 g、食盐 1 g、蒜片少许

　　杏鲍菇炒牛肉：杏鲍菇 100 g、瘦牛肉 75 g、花生油 6 g、食盐 1 g、葱蒜少许、胡椒粉少许

制作步骤：

　　蒸山药：将山药洗净，放进蒸锅蒸熟即可（也可以煮熟）。

　　玉米面馒头：将面粉和玉米面混合，将酵母溶解于 35℃ 左右的温水中，

再将酵母水缓缓倒入混合面粉中，揉成光滑的面团，置于温暖处发酵至两倍大，然后排气揉匀，揉成馒头状即可。将馒头摆放在蒸锅中醒发 10 ~ 20 分钟，然后开火，上汽后蒸 20 分钟，关火后再焖 3 分钟。

炒豆腐丝豌豆苗：热锅冷油，放入蒜片炒香，加入豆腐丝翻炒 1 分钟，再加入豌豆苗炒熟，撒盐即可盛出。

杏鲍菇炒牛肉：将瘦牛肉和杏鲍菇切片备用。热锅冷油，油热后炒香葱蒜，加入牛肉炒至变色，撒些胡椒粉去腥，再加入杏鲍菇炒熟，撒盐即可出锅。

+ **午加餐** 橙子 300 g、纯牛奶 200 g

晚 餐 大米薏米饭、胡萝卜炒木耳、香菇炒虾仁

原料：

大米薏米饭：大米 30 g、薏米 40 g

胡萝卜炒木耳：胡萝卜 70 g、（干）木耳 3 g、花生油 5 g、食盐 1 g、蒜片少许、葱花少许

香菇炒虾仁：虾仁 75 g、（鲜）香菇 100 g、花生油 6 g、食盐 1 g、淀粉少许、葱花少许

制作步骤：

大米薏米饭：将薏米提前浸泡，弃掉泡米水后和大米混合，加入相当于薏米和大米体积 1.3 倍的水，用电饭煲焖成饭。

胡萝卜炒木耳：将木耳提前泡发好，胡萝卜切片备用。锅烧热后放油，油热后放入蒜片炒香，加入胡萝卜和木耳翻炒 2 分钟，撒入葱花和盐即可出锅。

香菇炒虾仁：将虾仁洗净，用少许淀粉和盐腌制一下。锅烧热后放油，油热后放入虾仁炒至变色，再倒入切好的香菇炒 2 分钟，撒些葱花和盐即可出锅。

+ **晚加餐** 红枣燕麦片［红枣 5 g、（熟）纯燕麦片 60 g］、腰果 10 g

食谱能量和营养素供应量分析

我们对本周食谱能提供的能量和营养素进行了分析，结果如表 11.4 所示。按照专业配餐的原则，各种营养素达到推荐摄入量的 90% 就符合要求，所以该食谱中的能量和营养素供应量充足。

表 11.4　本周食谱能量和营养素供应量分析

项目	供应量	参考值	满足情况
能量（kcal）	2274	2250	充足
蛋白质（g）	99	85	充足
脂肪（供能比）	17.9%	20% ~ 30%	达标
碳水化合物（供能比）	27.3%	50% ~ 65%	达标
膳食纤维（g）	23.7	25 ~ 30	达标
维生素 A（μgRAE）	1200.6	770	充足
维生素 C（mg）	152.5	115	充足
维生素 B_1（mg）	1.4	1.5	达标
维生素 B_2（mg）	1.7	1.5	充足
钙（mg）	961.9	1000	达标
铁（mg）	28.2	29	达标
锌（mg）	15.5	9.5	充足

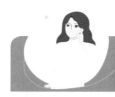

丁妈营养小贴士

孕晚期锌吸收率增加，富锌食物吃起来

本周示例食谱重点考虑了孕期锌摄入的问题，充足的锌摄入有利于胎儿发育、预防先天性缺陷。孕晚期胎儿对锌的需求量最高，每天需要经胎盘给胎儿提供 0.6 ～ 0.8 mg 的锌。锌的良好食物来源有水产品、红色肉类和动物内脏，蛋类、豆类、燕麦中也富含锌，不过动物性食物中锌的生物利用率相对较高。示例食谱合理搭配了各种富含锌的食物，肉类选择了牛肉和虾仁，可以满足每日1/4 锌的需求量，再加上燕麦、薏米和豆腐丝，一日的锌摄入总量为 15.5 mg，达到推荐摄入量的 163.2%，充分满足了孕晚期准妈妈对锌的需求量。

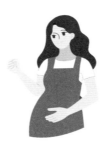

第十二章

孕晚期：
孕 32 ~ 36 周

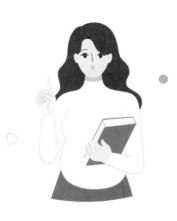

进入怀孕阶段的最后两个月啦！你是不是已经开始为宝宝的到来做各种准备了呢？你可能每天会在各种社群里讨论要买哪些婴儿产品，该买哪个牌子的产品；你可能从看孕期保健书转为看育儿书。随着孕周的逐渐增加，爱人也会越来越多地参与到对你的照顾、规划宝宝未来的生活等诸多方面。因为有怀孕、分娩、哺乳这些生理性的过程，准妈妈和宝宝之间的联结往往比准爸爸建立得早。如果你的老公还没有经常性地和你讨论规划宝宝的未来生活，现在就是个好时机。你可以邀请他每天给胎儿讲故事、对宝宝未来可能会使用到的产品给出建议，你也可以和他分享和讨论你看到的育儿话题，和他一起练习给宝宝换尿布和洗澡……这些都能帮助准爸爸更好地进入角色。

在这个阶段，胎儿的肌肉骨骼系统和循环系统发育完全，肺部发育成熟，神经系统会继续发育。由于胎儿不断长大，他在子宫内可以自由移动的空间变小了。孕 34 周时，大多数胎儿变为头朝下的姿势，待孕 36 周时进入妈妈的骨盆（俗称入盆），为分娩做准备。这个阶段的胎儿会伸舌头了，这为出生后寻找妈妈的乳头奠定了基础。到孕 36 周时，胎儿重 2.7 ~ 3.2 kg，很多在孕 36 周出生的宝宝也都活力十足。

分娩准备

讨论分娩计划

在孕 36 ～ 37 周的产检中，准妈妈可以和医生就分娩的问题进行讨论，也可以与家人和（或）有经验的朋友交流，吸取经验。

第一，要了解自己是否有阴道分娩的禁忌，以及自己的妊娠期合并症、并发症是否会对分娩过程和结局造成不好的影响，建立顺产的信心。我们发现不少准妈妈都到住院要分娩了，仍然对自己的情况毫不知情，入院谈话时面对一大堆专业词汇一头雾水。经常会发生明天就要准备催产了，晚上却还因为"脐带绕颈""头偏大""羊水有点少"等问题对顺产毫无信心。这些问题都应该是准妈妈提前了解的。如果在医院面诊比较困难，准妈妈也可以针对一些问题进行网络在线咨询。

第二，在保证安全的前提下，探讨产程中人工干预的使用程度。很多准妈妈希望尽可能减少人工干预，实现自然分娩。虽然国内的医疗决策多是由医生建议和实施的，但是如果准妈妈有自己的意向，也可以向医护人员表达，在医疗安全且条件允许的情况下，可以给准妈妈一定的决策空间。

第三，了解相关的医疗方案。比如分娩镇痛能否实现、它的利弊有哪些，其他可以选择的镇痛方式有哪些，医院是否支持自由体位分娩或水中分娩，陪产人员有哪些选择（是否可以选择家属或导乐）。如果医院分娩镇痛的资源比较有限，准妈妈还要学习一些分娩镇痛的方法，比如拉玛泽呼吸法。

第四，了解医院待产、分娩的条件，比如病房和产房的设置、家属的陪产制度等。

第五，了解和宝宝相关的医疗措施，比如早接触、早吸吮、延迟断脐、有利于母乳喂养的措施等。

以上只是列了一个简单的讨论框架，准妈妈、准爸爸可以根据自己和医疗机构的实际情况讨论，并进行项目的增减。

物品准备

如果你在网上搜索"待产包"，会发现各种攻略和建议。其实，真的不用为分娩准备太多东西。有些物品是必须要提前准备的，有些是看情况再准备的。

必备品

- 夫妻双方的身份证原件及复印件。
- 准生证原件及复印件。
- 户口本原件及复印件。
- 医保卡。
- 产检本。
- 银行卡／现金。

待产物品中最重要的就是相关证件，最好拿个文件袋装起来，以便随时带去医院。

妈妈用品

- 准妈妈平时爱吃的、方便携带的食物。分娩是个体力活，准妈妈要提前备一些能够快速有效补充能量的食物。

- 吸管杯。产妇分娩后常常行动不便，可以用吸管杯喝水。

- 个人洗漱用品。参照平时出差、旅游带的洗漱用品来准备就可以了。

- 夜用或者产妇专用卫生巾。产妇在产后会排恶露，需要及时更换卫生巾。常见的夜用卫生巾就可以了，建议准备 30 ~ 50 片夜用卫生巾。

- 一次性内裤。在医院换洗内裤不方便，可以使用一次性内裤，随用随扔。

- 产褥垫。可以放在产妇身下吸收羊水、恶露等，以免弄脏床单。分娩前后一般都会用到，一定要提前准备好。

- 乳头霜和乳头保护罩。新生儿出生半小时内就要尽快哺乳，新妈妈的乳头一开始会被宝宝咬破是很常见的，准备好这些能大大减少乳头破损给新妈妈带来的疼痛。

- 保暖衣物。产妇分娩后身体会发冷，可以准备一些线衣、开衫、长筒袜等备用。

宝宝用品

- 尿不湿。宝宝一出生就会用到尿不湿，而且每天的用量很多，一定要提前备好 30 ~ 50 片。

- 婴儿湿巾。准备两大包婴儿湿巾，以便给宝宝换尿不湿时擦屁股用。

- 婴儿沐浴露。在医院给宝宝洗澡的时候可能会用到，准备一小瓶就够了。

- 护脐贴。出生后，宝宝脐带的伤口还没有愈合，洗澡时为了防止进水和感染，需要贴上护脐贴。

- 护臀霜。可以在洗完澡后涂在宝宝的小屁股上，能有效预防红屁股。

- 婴儿连体衣。医院一般都会提供新生儿的衣服，但是宝宝的衣服要经常换洗，最好多准备两套。

其他

还有一些物品可以根据个人需要提前准备，或者到医院时再买也来得及。

- 便盆。刚刚分娩的妈妈不太方便下床，可以在床上使用提前准备好的便盆。
- 吸奶器。如果产后母乳量不大，妈妈可以用吸奶器吸一吸，促进乳汁的分泌；如果产后母乳量很大，也可以用吸奶器吸奶帮助乳房排空。如果宝宝和妈妈能达到供需平衡，吸奶器也不是必备的。在吸奶器的选择上，双边电动吸奶器会更方便一些。
- 防溢乳垫。对产后奶量大的妈妈比较有用，但是一般不会用到，因为刚生产完的妈妈通常不会出现奶水多到溢出的情况。
- 婴儿提篮。有条件的家庭，特别是开车接妈妈和宝宝出院的家庭，推荐准备一个婴儿提篮。这里说的提篮不是大的安全座椅，而是针对0～9月龄宝宝用的提篮。

心理准备

提到待产，大家都会想到"待产包"。但其实产妇在生产前，最需要准备的是一个好心态。

保持良好的心态

准妈妈需要先了解生宝宝的整个流程，做好充分的待产心理准备。分娩的大致流程如下。

（1）发现：在预产期前后，如果你出现了见红、破水、规律性的宫缩疼痛等情况，可能意味着宝宝要出生了，这个时候要及时去医院。

（2）内检：到医院后，医生会先给你做内检，也就是用手指检查宫口的打开程度。如果内检后医生判断你很快就要生了，会让你住院待产。

（3）等待：在宫口开到 3 cm 后，你会进入产房等待宫口开全，这个阶段叫作"宫颈扩张期"。初产妇通常需要等待 11 ～ 12 个小时，经产妇通常需要等待 6 ～ 8 个小时。

（4）分娩：待宫口开全后，就进入了分娩阶段。助产士会鼓励你用力把宝宝推出来。从宫口开全到宝宝整个生出来的过程，顺利的话需要 1 ～ 2 个小时。

（5）后续：宝宝娩出后，医生还会帮你娩出胎盘。这个过程很快，一般在 30 分钟内就能完成。

以上就是自然分娩的全过程，但是整个过程存在一些不确定性，比如可能出现以下两种情况。

（1）预产期不一定准确：你要清楚即便医生帮你算好了预产期，宝宝也不一定会准时来报到。宝宝提前几周或延后一周出生都是正常的。不要因为提前见红了就慌了阵脚，也不要因为过了预产期还没分娩，就担心胎儿会出现问题。

（2）顺产还是剖宫产，会根据实际情况变动：分娩方式是会变动的。虽然医生在你分娩前会根据你的情况建议选择顺产或者剖宫产，但是也存在临时变动的情况。比如，宫口虽然开全了，但经阴道分娩并不顺利；或者顺产持续了很久，再坚持下去不利于妈妈和宝宝的安全。在这两种情况下，医生极有可能建议从顺产转为剖宫产。医生给你的建议都是经过利弊权衡的，一定要遵从医生的安排。

对宝宝有足够的信心

越是到了快生的时候，很多准妈妈就越是担心宝宝的安全。其实，宝宝比我们想象得要坚强，所以一定要对肚子里的宝宝有信心，安心地迎接新生命的到来。

如果你想时刻与宝宝保持沟通，建议你可以数胎动，这是确认宝宝安好的好方法。分娩前的胎动最好要和平时差不多。即使是有变化，变多了也比变少要好。另外，有些准妈妈可能会买胎心监护仪来听胎心，我们并不建议这样做。在家听胎心不仅不能保证准确度，而且很有可能耽误一些危险情况的治疗。如果数胎动的时候发现胎动次数不够，或者胎动频繁后突然又变少，就需要及时去医院就诊了。

时间准备

孕 34 周后随时可能分娩

面对一天天变大的肚子，准妈妈可能会非常焦虑，该什么时候去医院待产呢？是不是到了预产期，宝宝就会出生了呢？

其实"待产"只是一个状态，并不是说到了预产期，你就要去医院躺着等待宝宝出生。在出现临产征兆之前，准妈妈只需安心待在家里正常生活即可。预产期可以作为一个参考，但是宝宝出生的时间一般在孕 34 周到孕 41 周之间。孕 34 周后准妈妈随时有可能分娩，建议你在孕 34 周后不要去太远的地方，以便有需要时尽快去医院。待产包中的必备物品一定要在孕 34 周之前备齐，并且放在固定的位置，方便随时可以拿上迅速赶往医院。如果超过孕 41 周宝宝还没出生，准妈妈就要去医院进行催产或引产了。

需要去医院的征兆

当出现临产征兆时，准妈妈就要去医院准备分娩了。比较可靠的临产征兆主要有 3 个。

◎　**见红**

当你发现阴道流出少量褐色的分泌物时，就是见红了。见红后一般 24 ～ 48 小时就会分娩。

◎　**规律性的宫缩疼痛**

准妈妈在分娩前会出现规律性的宫缩，而且间隔时间越来越短，越来越疼。如果肚子疼的频率达到 5 分钟左右一次，每次持续 30 秒左右，也是宝宝快要出生的征兆，需要去医院准备分娩了。

◎　**破水**

当阴道口有液体流出，且液体不像尿液那样带有刺激性的气味，就意味着可能是破水了，需要尽快去医院准备分娩。

需要尽快去医院的情况

当出现以下 3 种情况时，准妈妈也要立即去医院。

◎　**胎动次数出现了异常**

如果在日常活动时，胎动数没有达到每 12 小时 30 次，或者安静时 2 小时 10 次，就需要尽快就医。

◎　**阴道异常出血**

如果出现和月经期差不多的出血量，或者阴道出血颜色鲜红，也需要尽快就医。

◎　**孕周已经超过 41 周**

如果超过预产期整整一周，还没有出现上述临产征兆的话，也要尽快去医院，医生会给你进行催引产。

了解这个阶段的检查

在这个阶段准妈妈除了要做常规检查，还要进行胎心监护和 B 族链球菌筛查。

胎心监护

在孕晚期，胎心监护和超声检查成了准妈妈心目中最重要的检查。在每个医院的胎心监护室门口，总能看到像"运动员准备上赛场"一样的准妈妈，她们一边走来走去做着热身活动，一边吃着家人递过来的食物，只希望胎心监护能一次通过。准妈妈这么在意胎心监护，是因为胎心监护在一定程度上反映了胎儿在子宫内是否缺氧，它是孕晚期评价胎儿在宫内安危与否的重要监测手段。

什么是胎心监护

随着孕周的增加，胎儿神经系统的发育更为成熟，心率也会受到神经的调节，就像我们运动的时候心率会增加一样，胎儿的心率也会在胎动后加快。在缺氧的情况下，胎儿的心率可能会变慢。因此，胎心监护是反映胎盘功能、胎儿在宫内安危与否的一项重要检查。

对于没有高危因素的准妈妈，通常在孕 34 ~ 36 周第一次做胎心监护。胎心监护一般每周做一次就可以了。如果有高危因素，或是需要密切关注胎儿的宫内情况，可以每周做两次甚至更多。常见的高危因素有高血压、糖尿病、羊水过多或者羊水过少、多胎妊娠、胎儿明显偏小等。

做胎心监护的过程并不复杂，医生会用一个多普勒探头放在准妈妈肚子上最接近胎儿心脏的位置，来探测胎儿的心率，并通过导线在仪器上呈现出胎儿在一段时间内的心率曲线图，判断胎儿是否缺氧。缺氧又叫宫内窘迫，很容易影响胎儿的健康。

在做胎心监护时，医生还会在准妈妈的肚子上再放一个压力探头，以感知宫缩的频率和强度，这样就能知道胎儿在宫缩的情况下，是否能很好地得到供氧了。一般情况下，胎心监护做 20 ~ 30 分钟就可以了，特殊情况需要延长监护时间。

胎心监护前要做哪些准备

由于胎心监护关注的是胎动时胎儿心率的变化，因此建议准妈妈在胎动比较活跃的时候去做胎心监护，否则很可能出现监测结果不满意，但是并非异常的情况，这只是胎儿在肚子里不爱动罢了。你可以通过声音和光线的刺激，诱导胎儿动起来。

另外还要强调的是，如果医院需要你躺着做胎心监护的话，建议你将身体向一侧稍微倾斜，比如在一侧腰部垫上毛巾或小靠垫。这是因为仰卧位姿势会压迫到下腔静脉，影响血液回流，不仅可能会导致准妈妈出现头晕、恶心等低血压的症状，还有可能导致胎盘供血不足，影响胎儿的心率，导致监测结果不准确。

如何判断胎心监护是否正常

我们需要通过几个维度来判断一条胎心曲线是否正常：胎心的基线、变异（细变异），以及加速或者减速情况。会有专业医护人员分析胎心曲线，准妈妈大概了解一下就好。

什么情况下算是胎心加速呢？判断标准：监测 20 分钟内胎儿至少有 2 次胎动，胎动后胎心加速达到 15 次以上，并且维持 15 秒。例如，胎心从 130 次 / 分加速到 145 次 / 分，且在这个高度能维持 15 秒。对于不足 32 周的胎儿，胎心加速 10 次，维持 10 秒就可以了。胎心只要在 110 ~ 160 次 / 分这样的正常范围内波动，都算正常。

胎心监护未通过，要吸氧吗

胎心监护未通过是个很常见的情况，准妈妈不用太紧张。没有通过胎心监护的胎儿中，60% 以上都不存在缺氧问题，大多数时候胎心监护无反应是因为监测的 20 分钟内胎儿恰好没有动，此时可以延长监护时间，待准妈妈感受到胎动的时候再观察胎心的变化。

也有准妈妈有这样的疑问：一开始胎心监护未通过，但是医生给氧后，胎心监护就合格了，是不是说明胎儿处于缺氧的临界状态呢？当然不是。如果吸氧后胎心监护就通过了，其实说明胎儿本身是没有问题的，和准妈妈是否吸氧没有直接关系。

不过，如果准妈妈频繁出现胎心监护未通过，就需要给予高度关注了。这时候要启动进一步的评估方法，比如生物物理评分、进行缩宫素应激试验等，综合判断胎儿在宫内的情况。

B 族链球菌（GBS）筛查

B 族链球菌又叫无乳链球菌（简称 GBS），是阴道和肠道中的"常住居民"。大多数时候 GBS 不会导致准妈妈患病（GBS 为条件致病菌），但是在分娩过程中尤其是顺产时，宝宝可能会感染这种细菌。如果新生儿感染了 GBS，可能会诱发肺炎、脑膜炎、败血症等问题。虽然发生这样严重后果的概率并不高，但是一旦发生，对宝宝的影响就是致命的。

如何才能保护宝宝免受 GBS 的感染呢？在分娩前，产妇应提前了解自己是否感染了 GBS，以便医生能提前采取一定的预防措施。很多医院在孕 35 ～ 37 周会安排 GBS 筛查，建议所有计划顺产的准妈妈都要做 GBS 筛查，如果你是准备剖宫产的准妈妈，做 GBS 筛查意义不大。

具体检测方法：用小棉签从准妈妈的阴道和肛周直肠取一点分泌物，进行细菌培养。如果 GBS 结果呈阳性，说明准妈妈的生殖道中有 GBS 定植，需要进行治疗。在进入产程时，医生需要给准妈妈使用静脉滴注抗生素，注射抗生素后 4 小时内通常就能把阴道中的 GBS 清除。

需要注意的是，当 GBS 结果呈阳性时，产妇不需要在没有出现宫缩、进入产程以前，使用口服或者静脉滴注抗生素治疗。这是因为，在胎膜完整的情况下，阴道内的 GBS 和胎儿之间形成了一道屏障。即使准妈妈的阴道内有 GBS，也不会影响到腹中的胎儿，只有在分娩过程中才有可能发生感染。

那么在分娩过程中产妇使用抗生素会不会影响宝宝的健康呢？通常情况下，医生会选择给产妇静脉滴注青霉素类或者头孢菌素类抗生素，这两种抗生素对宝宝都非常安全，对母乳也没有太大的影响，准妈妈不必太担心。如果你对这两种抗生素过敏，也可以选择万古霉素或者克林霉素。

总胆汁酸（TBA）筛查

妊娠期肝内胆汁淤积症（简称 ICP）是一种地域性比较强的疾病，在湖南、湖北、四川等地高发，它的筛查方案也和地区有比较大的关系。在高危地区的准妈妈，一般建议在孕 32 ～ 34 周进行总胆汁酸（简称 TBA）和肝功能的筛查，如果 TBA 指标升高、肝功能指标异常，就要考虑患 ICP 的可能性了。

ICP 有个非常显著的症状——皮肤瘙痒，因此低危地区会把皮肤瘙痒作为早期发现 ICP 的重要临床线索和是否需要筛查的指标。

产前抑郁筛查

临近分娩，很多准妈妈会感觉到明显的压力，比如身体不适、对分娩的担忧、对未来生活改变的恐惧等。孕晚期是产前抑郁高发的阶段，部分医疗机构会在这个孕周利用爱丁堡产后抑郁量表对准妈妈进行产前抑郁的筛查。如果我们所在的产检医院没有这个项目，准妈妈也可以自己进行测试（见表12.1）。如果评分大于或等于 10 分，建议准妈妈考虑求助专业精神科医生的帮助，如果评分大于或等于 13 分，属于重度抑郁，请及时就诊和治疗。

表 12.1　爱丁堡产后抑郁量表

要点	描述	从未	偶尔	经常	总是
心境	我能看到事物有趣的一面，并笑得开心	0 分	1 分	2 分	3 分
乐趣	我欣然期待未来的一切	0 分	1 分	2 分	3 分
自责	当事情出错时，我会不必要地责备自己	0 分	1 分	2 分	3 分
焦虑	我无缘无故地感到焦虑和担心	0 分	1 分	2 分	3 分
恐惧	我无缘无故地感到害怕和惊慌	0 分	1 分	2 分	3 分
能力	很多事情冲着我来，使我透不过气	0 分	1 分	2 分	3 分
失眠	我很不开心，以致失眠	0 分	1 分	2 分	3 分
悲伤	我感到难过和悲伤	0 分	1 分	2 分	3 分
哭泣	我不开心到哭	0 分	1 分	2 分	3 分
自伤	我想过要伤害自己	0 分	1 分	2 分	3 分

你可能会担心的疾病与不适

妊娠期肝内胆汁淤积症（ICP）

很多准妈妈在孕期都有过皮肤瘙痒的经历，有的是挠着挠着妊娠纹出现了，有的是挠着挠着发现是湿疹。但是每次只要准妈妈和医生说自己皮肤瘙痒，医生一定会让你做胆汁酸和肝功能的筛查，目的是排除妊娠期肝内胆汁淤积症（ICP）。

认识 ICP

ICP 是一种孕期特有的疾病，常发生在孕中期、孕晚期，最常见的表现为皮肤瘙痒和胆汁酸升高，有时还会出现恶心、食欲不振、皮肤和巩膜变黄（黄疸）等症状。ICP 有极强的地区特点，湖南、湖北、四川等地的准妈妈容易患此病。

不过，如果只是感觉瘙痒就要查胆汁酸，那么准妈妈要跑很多趟医院了。ICP 导致的瘙痒有一些特别：手脚或肚脐周围瘙痒，然后逐步蔓延到四肢、躯干甚至面部，但不会伴随皮疹，而且瘙痒一般会在夜间加重。

ICP 引起的瘙痒很难忍受，那么是不是忍到分娩后就可以了呢？并不是。虽然瘙痒不是很严重的问题，但胆汁酸可以通过胎盘在胎儿及羊水中聚积，如果胆汁酸过高，可能会对胎儿造成危害。如果准妈妈患了 ICP，胎死宫内、羊水粪染、早产（自发性和医源性），以及新生儿呼吸窘迫综合征的发病率都会升高。看到这里，准妈妈可能又要紧张了，先别着急，毕竟大多数患 ICP 的准妈妈都能让宝宝安全"着陆"。

除了地区方面的因素，患有肝胆基础疾病、有 ICP 家族史或者既往史、双胎妊娠、做了试管婴儿的准妈妈，ICP 的发病率也会高一些。

ICP 的诊断和分类

胆汁淤积意味着诊断中必然有胆汁酸的升高（大于或等于 10 μmol/L），部分患者还可能伴随肝功能的异常。如果有不能解释的轻中度肝功能异常和皮肤瘙痒，也可以考虑诊断 ICP。ICP 的诊断虽然看起来不难，但是因为同时还要鉴别其他可能会影响肝胆系统的疾病，所以准妈妈如果有肝胆系统相关的疾病史或其他可疑的症状，请及时告诉医生。

并不是所有的 ICP 结局都一样，患病程度与疾病的治疗、终止妊娠的时机以及预后都有关系。

- 轻度 ICP：胆汁酸为 10 ~ 40 μmol/L，只有瘙痒症状。
- 重度 ICP：胆汁酸 ≥ 40 μmol/L，伴随其他合并症和并发症。

虽然 ICP 可能会导致胎死宫内，但目前有研究表明，只有准妈妈的胆汁酸大于或等于 100 μmol/L，胎儿的死亡率才会有所升高（3% 左右）。

ICP 的治疗

既然准妈妈的瘙痒症状和对宝宝造成的危害主要是由胆汁酸囤积造成的，那么治疗的第一个要点是降低体内胆汁酸水平，第二个要点是监测胎儿的宫内状态，必要的时候终止妊娠。

- 小于孕 39 周的轻度 ICP，可以在门诊监测治疗。
- 大于孕 39 周的轻度 ICP，或者大于孕 36 周的重度 ICP，建议直接住院治疗。

治疗 ICP 的药物主要是熊去氧胆酸，它一般可在使用 1 ～ 2 周内减轻瘙痒感，3 ～ 4 周内改善体内胆汁酸水平。与此同时，准妈妈还要注意严格数胎动，日常生活要注意饮食清淡，适当增加休息，如果还有其他合并症比如妊娠期糖尿病，也要注意控制好血糖。

虽然 ICP 有可能会导致突发胎死宫内，胎心监护等监测方法无法提供足够的预警信号，但准妈妈要数好胎动，通过胎心监护、超声检查、生物物理评分等方式监测胎儿的情况仍然是有意义的。

ICP 终止妊娠的时间和方式

对于患 ICP 的准妈妈终止妊娠的时间还没有统一的标准，但目前的建议如下。

- 轻度 ICP：孕 38 ～ 39 周终止妊娠。在条件允许的情况下，可以阴道试产。
- 重度 ICP：孕 34 ～ 37 周终止妊娠，根据准妈妈对治疗的反应、有无胎儿窘迫、是否为双胎或合并其他母体并发症等因素综合考虑。对于重度 ICP，建议行剖宫产终止妊娠。

晨僵、手麻和手腕疼痛

到了孕晚期，不少准妈妈发现早晨起来的时候手指头完全僵住了，弯都弯不了，活动一会儿就感觉好多了。还有不少准妈妈手腕一用力就痛，在互联网上查询后发现这种现象叫晨僵，是类风湿性关节炎的表现，于是非常紧张和焦虑。其实晨僵、手部疼痛和麻木在准妈妈中很常见，大约 1/3 的准妈妈都会有类似的感觉，尤其是在夜晚和（或）清晨刚起来的时候。绝大多数准妈妈的晨僵和类风湿性关节炎没有太大关系。

晨僵的原因

怀孕后，准妈妈身体里的水大幅度增加，会导致组织水肿。晚上睡觉的时候，在增大子宫的压迫下静脉回流受到影响，水肿的情况会变得更严重，再加上一些激素水平的变化，就导致了准妈妈早上手指活动困难。但是在开始活动以后，肌肉的收缩会促进水肿的吸收，症状也会缓解。也就是说，孕期晨僵大多数是生理性的组织水肿导致，不用特别担心。

晨僵的应对办法

如果准妈妈晨僵或者疼痛比较严重，超过 1 个小时仍未缓解，有可能是类风湿性关节炎或者骨关节疾病的征兆。通常风湿免疫性疾病的晨僵症状持续时间更长、程度更严重，并且伴有广泛的疼痛、乏力、关节改变等，如果准妈妈自己觉得难以判断，可以求助医生。另外，如果准妈妈在发生晨僵的同时伴随全身水肿，或者合并血压升高、头痛、视物模糊、黄疸等情况，需要及时就诊排除其他疾病。

对于不严重的晨僵和疼痛，在生活中可以注意如下几点。

◎ 注意休息

出现晨僵的准妈妈，一定要注重休息。人在休息状态下，各个器官的血液需求相对较少，更有利于血液的回流，因此每天保证足够的休息，可以缓解组织水肿和晨僵的现象。

◎ 采用适当的睡眠姿势

医生通常会推荐准妈妈尽量选择左侧卧位，避免仰卧的睡姿，以减少血流的阻力和对血液循环的影响。

◎ **注意保暖**

不少准妈妈发现，天气寒冷时晨僵会更加明显，这是由于低温会进一步影响血液循环，这时候如果钻回温暖的被窝或者把手焐热一点，症状就会明显减轻。所以，准妈妈要注意保暖，即便在夏天也不要贪凉，室内温度不要调得过低，在空调比较足的房间可以披一件薄衫或者披肩，既保持了风度又顾及了温度。

◎ **清淡饮食，限制盐分摄入**

准妈妈吃过咸的食物容易导致水肿加剧，所以孕期建议清淡饮食、限制盐分的摄入，注意补充蛋白质，如肉类、海鲜、豆制品、乳制品等，避免因为低蛋白而引起水肿。当然，准妈妈也没有必要刻意减少饮水量，如果感觉晨僵比较严重，只需要在睡前少喝或者不喝水即可。

手腕疼痛——腕管综合征

准妈妈手腕痛可能会出现在孕期的任意时间，但最常见的还是在孕晚期。准妈妈可能常常感觉拇指、示指及中指麻木、刺痛，有时候甚至抓握东西都比较困难，这在临床上被称为"腕管综合征"。需要注意的是，准妈妈如果手腕长时间保持相同的姿势，不利于血液的循环，有可能会加重手腕疼痛。

如果准妈妈需要长期在电脑前工作，建议合理安排工作时间，如果可以的话，建议把工作拆分成多个部分，分批完成，两段工作之间适当活动身体，尤其是手腕。也可以买一个腕托或使用带腕托的鼠标垫，以减少对手腕处的压迫。

至于沉迷于刷手机的低头族，建议控制使用手机的时间，避免发生手腕疼痛。当出现手腕疼痛的时候，可以抬高手臂、轻轻按摩手腕以缓解症状。

总地说来，随着产后子宫压迫的解除和激素水平的恢复，骨骼、关节和韧带会逐渐恢复到孕前状态，晨僵和手腕痛等症状也会随着水肿的消除而逐渐缓解和消失。如果准妈妈手腕疼痛的症状加重或产后迟迟难以恢复，建议及时就医请专科医师评估。

你可能会琢磨的事

如何知道胎儿入盆了

大约在孕 35 ~ 36 周，胎儿入盆就成了准妈妈聊天的热门话题。胎儿入盆是指在孕 36 周左右，胎儿的头部已经进入骨盆，这意味着此时宝宝已经做好来到世上的准备了。

对于初次怀孕的准妈妈来说，胎儿入盆的时间一般较早，大多在孕 36 周左右。但对于二胎妈妈来说，胎儿入盆的时间可能会在临产之后。不少二胎妈妈在临产之前宝宝还"浮"在骨盆外，但一旦有了规律宫缩，2 小时内就能顺利分娩了。

理论上，入盆的感觉可以用四个字形容：上松下紧。随着胎儿的入盆，产妇的尿频会变得明显起来，胎儿一动产妇就会有尿路或阴道刺激感。与此同时，产妇的胃口似乎变好了，不容易反酸了，喘不上气的感觉也可能有好转。不过，每个人对入盆的感受可能都不同，很多准妈妈一直到分娩后都没有感受到明显的入盆感，这都是正常的。

那么入盆早是否代表会早产，入盆晚又是否代表分娩时会遭遇困难呢？都不是。在做超声检查时，有时候超声医生会对准妈妈说："胎儿头位偏低，你平时别活动太多啊！"于是很多准妈妈恨不得回家就躺平。其实胎儿头位偏低和临产的发生时间没有绝对的关系，准妈妈不要过度活动，注意宫缩情况就好。入盆晚不代表胎儿的头和骨盆不匹配，医生在检查的时候会判断胎儿的头盆情况，如果有异常，医生会告诉你的。

需要租胎心监护仪吗

很多准妈妈都有这样的心情：很担心临产环节会出现差池，特别是胎儿发生了脐带绕颈的准妈妈。胎心监护每周才做一次，如果可以随时监护，就能知道宝宝是否安全了。

现在很多医院都有胎心监护仪出租的项目。对于就医不便且有高危因素需要频繁监护的准妈妈，它确实是非常便捷和安心的医疗支持。但对于没有高危因素的准妈妈，就没有必要租胎心监护仪了，主要是胎心监护仪很可能会给你带来不必要的焦虑。胎心监护仪的假阳性率超过 60%，当机器判读胎心监护不太满意时，尽管胎儿是健康的，准妈妈也难免会担忧，通常都会继续去医院监测胎心，确认胎儿的状态，直到结果满意为止。所以，对于低危的准妈妈，只要数好胎动，做好定期产检就可以了。良好的胎动是胎儿在子宫内安全与否的最好判断依据。

孕32～36周食谱举例

孕 33 周食谱举例

早 餐 红豆大米粥、菠菜炒鸡蛋、番茄金针菇浓汤

原料：

红豆大米粥：红豆 50 g、大米 50 g

菠菜炒鸡蛋：菠菜 150 g、鸡蛋 1 个（约 50 g）、花生油 5 g、食盐 1 g

番茄金针菇浓汤：番茄 80 g、金针菇 40 g、花生油 2 g、食盐 1 g、蒜片少许

制作步骤：

红豆大米粥：将红豆提前浸泡一夜，弃掉泡豆水，和大米混合，加入相当于红豆和大米体积 8 倍的水，用电饭煲煮成粥。

菠菜炒鸡蛋：将菠菜洗净，用沸水焯 1 分钟，捞出备用。将锅烧热后放油，油热后倒入打散的蛋液，炒成小块，再倒入菠菜炒 30 秒，撒盐即可盛出。

番茄金针菇浓汤：将番茄和金针菇洗净，番茄切块备用。热锅冷油，放入蒜片炒香。加入番茄和金针菇炒至出汁，加水煮沸后大火收汁，撒盐即可盛出。

+ 早加餐 纯牛奶 200 g、草莓 200 g

午餐 紫米馒头、娃娃菜炒木耳、鲫鱼豆腐汤

原料：

　　紫米馒头：紫米 50 g、面粉 50 g、酵母 1 g

　　娃娃菜炒木耳：娃娃菜 100 g、（干）木耳 3 g、花生油 4 g、食盐 1 g、蒜片少许

　　鲫鱼豆腐汤：北豆腐 80 g、鲫鱼 75 g、花生油 5 g、食盐 1 g，姜片、胡椒粉、料酒、葱花、香菜各少许

制作步骤：

　　紫米馒头：自己做或者直接购买市售馒头均可。50 g 面粉大约可以做成 80 g 馒头。

　　娃娃菜炒木耳：将木耳提前泡发好，娃娃菜切块备用。热锅冷油，放入蒜片炒香，加入娃娃菜和木耳炒熟，撒盐即可盛出。

　　鲫鱼豆腐汤：将鲫鱼洗净切块，提前用少许料酒腌制一下，去除腥味。热锅冷油，油热后放入鲫鱼，煎至两面金黄，加入姜片和适量开水，大火煮 20 分钟后倒入切好的豆腐块，再次开锅时撒入盐和胡椒粉拌匀，再撒些葱花和香菜，即可出锅。

+ 午加餐 巴旦木 10 g、无糖酸奶 300 g

晚餐 紫薯米饭、莴笋炒鸡胗、香煎鸡胸肉

原料：

　　紫薯米饭：紫薯 80 g、大米 55 g

　　莴笋炒鸡胗：莴笋 100 g、鸡胗 30 g、花生油 5 g、食盐 1 g、葱姜蒜少许、胡椒粉少许

香煎鸡胸肉：鸡胸肉 50g、花生油 6g、食盐 1g、料酒少许、胡椒粉少许

制作步骤：

紫薯米饭：将紫薯块和大米混合，加入相当于大米体积 1.3 倍的水，用电饭煲焖成饭。

莴笋炒鸡胗：将莴笋和鸡胗切片备用。将锅烧热后放油，油热后炒香葱姜蒜，加入鸡胗炒至变色，撒些胡椒粉去腥。再加入莴笋翻炒 3 分钟，撒盐即可出锅。

香煎鸡胸肉：将鸡胸肉用少许胡椒粉、盐和料酒腌制 30 分钟。锅中刷油，将鸡胸肉煎至两面金黄即可。

+ 晚加餐 全麦面包 30g、桑葚 100g

食谱能量和营养素供应量分析

我们对本周食谱能提供的能量和营养素进行了分析，结果如表 12.2 所示。按照专业配餐的原则，各种营养素达到推荐摄入量的 90% 就符合要求，所以该食谱中的能量和营养素供应量充足。

表 12.2 本周食谱能量和营养素供应量分析

项目	供应量	参考值	满足情况
能量（kcal）	2267	2250	充足
蛋白质（g）	109	85	充足
脂肪（供能比）	26%	20%～30%	充足
碳水化合物（供能比）	57%	50%～65%	充足
膳食纤维（g）	23.4	25～30	达标
维生素 A（μgRAE）	737.8	770	达标

续表

项目	供应量	参考值	满足情况
维生素 C（mg）	175.1	115	充足
维生素 B_1（mg）	2.2	1.5	充足
维生素 B_2（mg）	1.7	1.5	充足
钙（mg）	1254.3	1000	充足
铁（mg）	28.6	29	达标
锌（mg）	13.9	9.5	充足

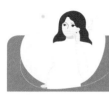

丁妈营养小贴士

要补钙，得乖乖喝牛奶

在孕晚期，胎儿快速生长发育，需要足够的钙支持骨骼（包括牙齿）生长，准妈妈因为泌乳也需要储存钙，因此摄入充足的钙非常重要。钙的最佳食物来源是奶及奶制品，豆类及其制品。有些食物钙含量虽然高，但是因为吸收率低或者吃的量太少，补钙效率偏低，比如虾皮（用量少）和绿叶菜（草酸会影响钙吸收）。所以对于菠菜、竹笋、苋菜、芥菜等草酸含量高的蔬菜，可以先用沸水焯一遍，去除大部分草酸后再拿来烹调，这样可以提高钙的吸收率。本周示例食谱搭配了乳制品、北豆腐、巴旦木、木耳、娃娃菜、鲫鱼等含钙量相对较高的食材，一日钙的摄入量达 1254.3 mg，可以保证钙的充足摄入。

孕 34 周食谱举例

早　餐 花蛤鸡蛋面、清炒苋菜、凉拌魔芋

原料：

　　花蛤鸡蛋面：花蛤 70 g、鸡蛋 1 个（约 50 g）、切面 90 g、花生油 5 g、食盐 1 g、葱花少许

　　清炒苋菜：苋菜 100 g、花生油 3 g、食盐 1 g、葱姜蒜少许

　　凉拌魔芋：魔芋 150 g、香油 2 g、食盐 1 g，蒜蓉、香菜、醋各少许

制作步骤：

　　花蛤鸡蛋面：将花蛤洗净备用。将锅烧热后放油，油热后放入鸡蛋，煎至两面金黄备用。锅中加水，水开后放入切面和花蛤，煮熟后放入煎蛋，撒入葱花和盐即可。

　　清炒苋菜：热锅冷油，放入葱姜蒜炒香，倒入苋菜快速翻炒，炒熟后撒盐即可出锅。

　　凉拌魔芋：将魔芋块切片，用沸水焯一下，捞出过凉水备用，加入香油、盐、蒜蓉、香菜和醋拌匀即可。

+ 早加餐 纯牛奶 300 g

午　餐 玉米面馒头、彩椒炒豆腐皮、山药番茄炖排骨

原料：

　　玉米面馒头：玉米面 30 g、面粉 55 g、酵母 1 g

　　彩椒炒豆腐皮：彩椒 80 g、豆腐皮 30 g、花生油 5 g、食盐 1 g、蒜片少许、葱花少许

　　山药番茄炖排骨：山药 60 g、番茄 80 g、猪小排 40 g、花生油 5 g、食盐 1 g、胡椒粉少许

制作步骤：

玉米面馒头：将面粉和玉米面混合，将酵母溶解于 35℃左右的温水中，再将酵母水缓缓倒入混合面粉中，揉成光滑的面团，置于温暖处发酵至两倍大，然后排气揉匀，揉成馒头状即可。将馒头摆放在蒸锅中醒发 10 ～ 20 分钟，然后开火，上汽后蒸 20 分钟，关火后再焖 3 分钟。

彩椒炒豆腐皮：热锅冷油，放入蒜片炒香，倒入切好的豆腐皮炒 1 分钟，再放入彩椒炒 2 ～ 3 分钟，加入少许葱花和盐，即可盛出。

山药番茄炖排骨：热锅冷油，放入排骨炒至变色，放入胡椒粉和适量水，煮沸后放入山药和番茄，小火慢炖 30 分钟后撒盐即可出锅。

+ **午加餐** 巴旦木 10 g、无糖酸奶 150 g

晚　餐 黑米大米饭、麻酱拌菠菜、豌豆胡萝卜鸡胸肉

原料：

黑米大米饭：黑米 50 g、大米 40 g

麻酱拌菠菜：芝麻酱 5 g、菠菜 100 g、食盐 1 g

豌豆胡萝卜鸡胸肉：鲜豌豆 30 g、胡萝卜 30 g、鸡胸肉 30 g、花生油 5 g、食盐 1 g、蒜片少许

制作步骤：

黑米大米饭：将黑米和大米混合，加入相当于黑米和大米体积 1.3 倍的水，用电饭煲焖成饭。

麻酱拌菠菜：将菠菜用沸水焯 1 分钟，捞出备用，加入芝麻酱和少许盐拌匀即可。

豌豆胡萝卜鸡胸肉：将胡萝卜丁和豌豆用沸水焯 2 分钟，捞出备用。将锅烧热后放油，油热后放入蒜片炒香，加入切好的鸡胸肉炒至变色。再放入豌豆和胡萝卜炒 2 分钟，撒盐即可出锅。

+ **晚加餐** 全麦面包 40 g、桃子 200 g

食谱能量和营养素供应量分析

我们对本周食谱能提供的能量和营养素进行了分析，结果如表 12.3 所示。按照专业配餐的原则，各种营养素达到推荐摄入量的 90% 就符合要求，所以该食谱中的能量和营养素供应量充足。

表 12.3 本周食谱能量和营养素供应量分析

项目	供应量	参考值	满足情况
能量（kcal）	2263	2250	充足
蛋白质（g）	102	85	充足
脂肪（供能比）	30%	20% ~ 30%	充足
碳水化合物（供能比）	53%	50% ~ 65%	充足
膳食纤维（g）	22.5	25 ~ 30	达标
维生素 A（μgRAE）	904.9	770	充足
维生素 C（mg）	190.8	115	充足
维生素 B_1（mg）	1.5	1.5	充足
维生素 B_2（mg）	1.7	1.5	充足
钙（mg）	1163	1000	充足
铁（mg）	26.6	29	达标
锌（mg）	13.3	9.5	充足

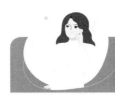

丁 妈 营 养 小 贴 士

维生素 A 适量补，过多过少都不好

本周示例食谱主要考虑了孕晚期维生素 A 需求量增加的问题。孕期维生素 A 缺乏可能会导致胎儿宫内发育迟缓、低出生体重或者早产。日常饮食可以通过食用动物肝脏，以及富含 β – 胡萝卜素的食物来补充维生素 A，β – 胡萝卜素可以在体内转化为维生素 A。需要注意的是，维生素 A 不要过量摄入，过量补充维生素 A 会导致中毒。

本周示例食谱中虽然没有搭配动物肝脏，但是选择了很多富含 β – 胡萝卜素的食物，比如鸡蛋、苋菜、彩椒、菠菜、胡萝卜等，这样搭配完全可以满足准妈妈对维生素 A 的需求。

孕 35 周食谱举例

早 餐 红豆紫米粥、彩椒炒鸡蛋、凉拌猪心

原料：

红豆紫米粥：红豆 30 g、紫米 30 g、大米 40 g

彩椒炒鸡蛋：彩椒 100 g、鸡蛋 1 个（约 50 g）、花生油 5 g、食盐 1 g

凉拌猪心：猪心 30 g、香油 3 g、食盐 1 g，蒜末、小米辣、香菜、醋各少许

制作步骤：

红豆紫米粥：将红豆提前浸泡一夜，弃掉泡豆水，将红豆与紫米和大米混合，加入相当于红豆、紫米和大米体积 8 倍的水，用电饭煲煮成粥。

彩椒炒鸡蛋：将锅烧热后放油，油热后倒入打散的蛋液炒成小块，再倒入切好的彩椒翻炒 1 ~ 2 分钟，撒盐即可盛出。

凉拌猪心：将猪心洗净，煮熟后捞出切片备用，加入蒜末、小米辣、盐、醋、香菜和香油，拌匀即可。

+ 早加餐 无糖酸奶 200g、桑葚 100g

午 餐 香葱花卷、蒸紫薯、香菇炒鸡肉片、韭黄炒香干

原料：

香葱花卷：香葱 10g、面粉 85g、酵母 1g

蒸紫薯：紫薯 40g

香菇炒鸡肉片：（鲜）香菇 100g、鸡胸肉 45g、花生油 6g、食盐 1g、葱蒜少许、胡椒粉少许

韭黄炒香干：韭黄 100g、香干 30g、花生油 5g、食盐 1g

制作步骤：

香葱花卷：将香葱切碎后与面粉混合，将酵母溶解于 35℃ 左右的温水中，再将酵母水缓缓倒入混合面粉中，揉成光滑的面团，置于温暖处发酵至两倍大，然后排气揉匀，做成花卷状即可。水开后上屉蒸 20 分钟，关火后焖 3 分钟再开盖。

蒸紫薯：将紫薯洗净，放进蒸锅蒸熟即可（也可以煮熟）。

香菇炒鸡肉片：将鸡肉和香菇切片备用。将锅烧热后放油，油热后炒香葱蒜，放入鸡肉片炒至变色，再放入香菇和胡椒粉炒 2 分钟，撒盐即可出锅。

韭黄炒香干：将锅烧热后放油，油热后加入香干炒 1 ~ 2 分钟，再加入韭黄炒 1 ~ 2 分钟，撒盐即可出锅。

+ **午加餐** 蓝莓 120 g、纯牛奶 300 g

晚 餐 二米饭、蒜蓉菠菜、萝卜蛏子汤

原料：

二米饭：大米 40 g、小米 50 g

蒜蓉菠菜：菠菜 100 g、花生油 5 g、食盐 1 g、蒜蓉适量

萝卜蛏子汤：白萝卜 80 g、蛏子 80 g、香油 4 g、食盐 1 g、花生油 3 g、食盐 1 g、葱花少许

制作步骤：

二米饭：将大米和小米混合，加入相当于大米和小米体积 1.3 倍的水，用电饭煲焖成饭。

蒜蓉菠菜：将菠菜用沸水焯 30 秒，捞出沥干水分备用。将锅烧热后放油，油热后加入蒜蓉和菠菜炒熟，撒盐即可盛出。

萝卜蛏子汤：将蛏子洗净，用沸水焯 1 分钟，捞出备用。锅中加入热水、萝卜片（丝）、蛏子、盐和葱花，水开后再煮 2 ~ 3 分钟，淋上香油即可出锅。

+ **晚加餐** 山药糯米粥（山药 30 g、糯米 20 g）、巴旦木 10 g

食谱能量和营养素供应量分析

我们对本周食谱能提供的能量和营养素进行了分析，结果如表 12.4 所示。按照专业配餐的原则，各种营养素达到推荐摄入量的 90% 就符合要求，所以该食谱中的能量和营养素供应量充足。

表 12.4　本周食谱能量和营养素供应量分析

项目	供应量	参考值	满足情况
能量（kcal）	2248	2250	达标
蛋白质（g）	96	85	充足
脂肪（供能比）	26%	20% ~ 30%	充足
碳水化合物（供能比）	59%	50% ~ 65%	充足
膳食纤维（g）	23.8	25 ~ 30	达标
维生素 A（μgRAE）	721	770	达标
维生素 C（mg）	186.6	115	充足
维生素 B_1（mg）	1.5	1.5	充足
维生素 B_2（mg）	1.7	1.5	充足
钙（mg）	1188.1	1000	充足
铁（mg）	47.6	29	充足
锌（mg）	13	9.5	充足

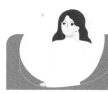

丁 妈 营 养 小 贴 士

要补充维生素 B_1，得吃够杂粮杂豆

　　本周示例食谱主要考虑了孕晚期维生素 B_1 摄入量增加的问题。孕期缺乏维生素 B_1 会导致准妈妈和新生儿出现脚气病的症状。缺乏维生素 B_1 还会影响肠胃道蠕动，造成准妈妈食欲降低、恶心、食物摄入量减少，进而加重维生素 B_1 摄入不足的情况，进入恶性循环。富含维生素 B_1 的食物主要有谷类、豆类、干果、动物内脏、禽肉等。

本周示例食谱中，主食搭配了紫米、小米、红豆及紫薯，这些都是富含维生素 B_1 的食物。同时还搭配了猪心、鸡胸肉、巴旦木等食物，完全能满足准妈妈对维生素 B_1 的需求。

孕 36 周食谱举例

早 餐 葱花鸡蛋饼、清炒菜心、卤牛肉

原料：

葱花鸡蛋饼：香葱 10g、面粉 80g、鸡蛋 1 个（约 50g）、花生油 5g、食盐 1g

清炒菜心：菜心 100g、花生油 3g、食盐 1g、蒜片少许

卤牛肉：牛腱子肉 30g、食盐 1g，葱段、姜片、老抽、桂皮、花椒、八角各少许

制作步骤：

葱花鸡蛋饼：将香葱切碎放入容器中，加入鸡蛋、面粉、少许盐和适量清水，调成可以流动的面糊。锅中刷油，倒入面糊煎至两面金黄即可。

清炒菜心：热锅冷油，放入蒜片炒香，倒入洗好切段的菜心，翻炒 1 ～ 2 分钟，撒盐即可出锅。

卤牛肉：锅中放入冷水和牛腱子肉，水开后煮 2 分钟，撇去血沫，捞出洗净备用。锅中加入牛腱子肉、葱段、姜片、盐、老抽、桂皮、花椒、八角和适量清水，大火烧开后再小火慢炖 30 分钟即可。

+ 早加餐 纯牛奶 200 g、猕猴桃 150 g

午 餐 南瓜玉米面馒头、胡萝卜炒香干、蒜苔炒猪肉丝

原料:

　　南瓜玉米面馒头:南瓜 30 g、玉米面 20 g、面粉 70 g、酵母 1 g

　　胡萝卜炒香干:胡萝卜 80 g、香干 30 g、花生油 5 g、食盐 1 g

　　蒜苔炒猪肉丝:蒜苔 100 g、瘦猪肉 80 g、花生油 5 g、食盐 1 g、葱蒜少许、胡椒粉少许

制作步骤:

　　南瓜玉米面馒头:将南瓜块打成南瓜泥,与面粉和玉米面混合,将酵母溶解于 35℃ 左右的温水中,再将酵母水缓缓倒入混合面粉中,揉成光滑的面团,置于温暖处发酵至两倍大,然后排气揉匀,揉成馒头状即可。将馒头放在蒸锅中醒发 10 ~ 20 分钟,然后开火,上汽后用中小火蒸 20 分钟,关火后再焖 3 分钟。

　　胡萝卜炒香干:将胡萝卜切片,香干切条备用。将锅烧热后放油,油热后放入香干炒 1 ~ 2 分钟,再放入胡萝卜炒 1 ~ 2 分钟,撒盐即可出锅。

　　蒜苔炒猪肉丝:将猪肉切丝,蒜苔切段备用。将锅烧热后放油,油热后炒香葱蒜,加入猪肉丝炒至变色,加入蒜苔和胡椒粉炒 2 分钟,撒盐即可出锅。

+ 午加餐 番石榴 100 g、无糖酸奶 200 g

晚 餐 绿豆饭、蒸红薯、芹菜炒木耳、芦笋炒虾仁

原料:

　　绿豆饭:绿豆 30 g、大米 50 g

　　蒸红薯:红薯 80 g

　　芹菜炒木耳:芹菜 100 g、(干)木耳 3 g、花生油 4 g、食盐 1 g、蒜片少许

芦笋炒虾仁：芦笋 100 g、虾仁 80 g、花生油 5 g、食盐 1 g、料酒少许、葱花少许

制作步骤：

绿豆饭：将绿豆提前浸泡，弃掉泡豆水，将绿豆与大米混合，加入相当于绿豆和大米体积 1.3 倍的水，用电饭煲焖成饭。

蒸红薯：将红薯洗净，放进蒸锅蒸熟即可（也可以煮熟）。

芹菜炒木耳：提前泡发好木耳，将芹菜和木耳切段备用。热锅冷油，放入蒜片炒香，再放入芹菜和木耳炒熟，撒盐即可出锅。

芦笋炒虾仁：将芦笋洗净后切片备用。将虾仁洗净，加入少许盐和料酒腌制 5 分钟。将锅烧热后放油，油热后放入虾仁炒至变色，再倒入芦笋炒 2 分钟，撒入少许盐和葱花，即可盛出。

+ **晚加餐** 红枣小米粥（红枣 5 g、小米 30 g）、腰果 10 g

食谱能量和营养素供应量分析

我们对本周食谱能提供的能量和营养素进行了分析，结果如表 12.5 所示。按照专业配餐的原则，各种营养素达到推荐摄入量的 90% 就符合要求，所以该食谱中的能量和营养素供应量充足。

表 12.5　本周食谱能量和营养素供应量分析

项目	供应量	参考值	满足情况
能量（kcal）	2245	2250	达标
蛋白质（g）	99	85	充足
脂肪（供能比）	25%	20% ~ 30%	充足
碳水化合物（供能比）	60%	50% ~ 65%	充足
膳食纤维（g）	23.8	25 ~ 30	达标

续表

项目	供应量	参考值	满足情况
维生素 A（μgRAE）	1356.6	770	充足
维生素 C（mg）	236.3	115	充足
维生素 B_1（mg）	1.4	1.5	达标
维生素 B_2（mg）	1.5	1.5	充足
钙（mg）	1049.7	1000	充足
铁（mg）	33.6	29	充足
锌（mg）	14	9.5	充足

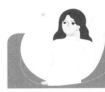

丁 妈 营 养 小 贴 士

宝宝生长好，维生素 B_2 少不了

本周示例食谱主要考虑了孕晚期维生素 B_2 摄入量增加的问题。孕期缺乏维生素 B_2 可能会导致胎儿生长发育迟缓和缺铁性贫血。维生素 B_2 存在于大多数食物中，不过动物性食物中的维生素 B_2 含量比植物性食物高，比如动物内脏、乳制品和蛋类。

本周示例食谱搭配了牛奶、鸡蛋、牛肉、红枣、小米、菜心、胡萝卜、芹菜和木耳等维生素 B_2 含量较高的食物，烹调选用快炒的方式，尽量减少烹调过程造成的损失，可以很好地满足准妈妈对维生素 B_2 的需求。

第十三章

孕晚期：
孕 36 ~ 40 周

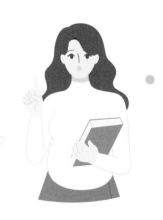

终于来到了怀孕之旅的最后一站了！此时你的心情一定是又兴奋又紧张吧。这一章我们会继续向大家介绍和分娩相关的知识，希望能帮助你卸下一些压力，增添一些信心，也预祝你能顺顺利利地迎来自己的宝贝！

了解分娩准备

分娩方式的选择：顺产和剖宫产

说起分娩方式，大多数人都知道顺产的优点，例如恢复得快、更有利于宝宝的发育。但是很多妈妈担心如果生到一半需要转为剖宫产，会受两次罪；如果直接选择剖宫产，又担心剖宫产手术的各种风险。那么准妈妈到底应该选顺产还是剖宫产呢？

决定分娩方式要把握的原则

在选择分娩方式的问题上，应该遵守"能顺则顺，该剖则剖"的原则。在医生没有建议剖宫产的前提下，顺产确实是对妈妈和宝宝最好的分娩方式。一方面，顺产对妈妈身体伤害小，顺产的妈妈在分娩后可以马上恢复进食，也可以下床活动。另一方面，顺产过程中分娩通道的挤压会让宝宝的肺功能得到锻炼，神经和感觉器官得到刺激，这些都对宝宝的发育有帮助。

但是我们也不要走极端，不要把"能顺则顺"变成"非顺不可"。如果你的身体情况确实不适合顺产，需要做剖宫产，那么该剖就得剖。剖宫产手术确实比顺产的风险高，也可能会增加新生儿发生急性呼吸窘迫的风险。不过，剖宫产是一个非常成熟的手术，大家无须过度纠结手术的风险。

决定顺产还是剖宫产的因素

选择顺产还是剖宫产，需要综合考虑产力、产道、胎儿状况和产妇的精神状况等因素。

◎ **产力**

产力主要来源于子宫收缩、腹肌和盆底肌的力量。绝大多数准妈妈的腹肌力量都没问题，最关键的其实还是宫缩，这也是让每个准妈妈痛得死去活来的主要原因。如果宫缩乏力，或者加强宫缩的效果不明显，无论你有几块腹肌、多大力气，顺产都是很困难的。这时就需要医生判断是通过阴道助产，还是进行剖宫产了。

◎ **胎儿状态**

胎儿娩出时需要通过产道，所以医生会重点评估产妇的骨盆情况。有些身材娇小的产妇可能会担心自己的骨盆太小，分娩会有困难。一般来说，因为骨盆太过狭窄而引起的胎头无法下降的情况还是比较少见的。只要不是骨盆畸形或者骨盆有病理性改变（如骨折、结核等），大多数产妇的骨盆都符合阴道分娩的条件。

◎ **胎位**

一般来说，胎儿头部朝下（医学上称为"头位"）有利于顺产；胎儿臀部朝下（医学上称为"臀位"），阴道分娩的风险较大，通常需要进行剖宫产。极少数情况下也会出现胎儿的脚或肩膀朝下，甚至横躺在子宫里的情况，这些都需要进行剖宫产。另外，如果分娩过程中的产道挤压导致了宝宝缺氧，产科医生会判断宝宝能否快速通过阴道分娩，如果不行，则需要立即进行剖宫产。

◎ **准妈妈的精神状态**

精神因素也对分娩过程有影响。有时产前各项评估都很理想的准妈妈，由于宫缩乏力、精神疲惫等原因，就是生不出来，最终还是得进行剖宫产。准妈妈分娩时难免会感到疼痛和恐惧，家属应该给予准妈妈足够的精神支持。

上述这些因素并非绝对孤立，而是相互影响的。某个因素出了问题都可能会影响其他因素。换言之，一个因素得以缓解，其他因素导致的问题也可能会随之解决。

了解顺产和剖宫产的风险

我们在前面介绍过顺产的优点，但是无论是顺产还是剖宫产，都可能会出现一些难以预料的特殊情况，希望准妈妈能提前了解。

◎ 顺产并非零风险

（1）肩难产，指的是宝宝的头生出来了，但是肩膀卡住了。

肩难产对母婴双方都有很大风险。对准妈妈来说，产道裂伤风险大大增加；对宝宝来说，可能造成锁骨骨折、臂神经损伤，还可能会导致颅内出血、新生儿窒息。肩难产在发生之前可能毫无征兆，一旦发生，医生会根据情况确定继续阴道试产还是进行剖宫产。

（2）胎儿窘迫，指的是宝宝在子宫里缺氧。

宫缩会使胎盘的供血能力下降，导致分娩过程中宝宝会有短暂的供氧不足的情况，正常健康的宝宝都会有一定的氧气储备，对于短时间的供氧量下降可以耐受。但是第二产程（从宫口开全到胎儿娩出）用时太长容易导致胎儿窘迫，因此需要严格控制第二产程的时间，初产妇一般不超过 2 小时，经产妇不超过 1 小时。产程时间太长，产妇会虚脱或者宫缩乏力，增加产后出血的风险。

（3）并发症。

即使是经阴道顺产，准妈妈也可能出现产科并发症，例如产后出血、产褥感染、羊水栓塞等。

◎ 剖宫产问题重重

有的准妈妈因为担心顺产的疼痛和可能导致的阴道松弛，而倾向于选择剖宫产。其实这两个担心都是不必要的，比起顺产，剖宫产会给妈妈和宝宝带来更大的风险。

（1）剖宫产带来的疼痛并不比顺产少。

疼痛的感觉存在个体差异，顺产时有的产妇没有明显的痛感，很快就完成了分娩，也有的产妇觉得非常痛。在进行剖宫产的时候，麻醉会减轻产妇的痛感，但是随着麻醉作用的消退、镇痛泵拔除后，产妇会感受到刀口处的疼痛。剖宫产术后，产妇还要忍受子宫收缩和插尿管刺激尿道引起的疼痛，以及手术前后禁食可能引起的胃痛。可见，剖宫产带来的疼痛并不比顺产少。

（2）不经由阴道分娩，也会造成阴道松弛。

在孕期尤其是孕晚期，准妈妈体内的孕激素水平会升高，使骨盆缝变宽、阴道扩张，这是准妈妈的身体在为分娩做准备。另外，随着胎儿的不断生长，子宫和胎盘的重量不断增加，长期压迫准妈妈的盆底肌肉，使其张力减退、肌纤维变形，从而造成损伤。所以，无论是剖宫产还是顺产，阴道松弛都是无法避免的。不过大家也不用过于担心。阴道的扩张性很强，多注意盆底肌的锻炼、坚持进行凯格尔运动，阴道的松紧度一般在产后 3 个月可以基本恢复到原来的弹性。

（3）比起顺产，剖宫产往往会带来更大的风险。

- 剖宫产手术可能会导致出血、感染、损伤，通常情况下，剖宫产手术的出血量比顺产多。
- 剖宫产术后发生产科并发症的风险更高。例如，羊水栓塞等严重并发症在剖宫产后发生的概率是顺产的 12.5 倍。
- 剖宫产术后再次妊娠，风险会增加。经过剖宫产的子宫会有一道缝合的瘢痕，我们称为"瘢痕子宫"。有瘢痕子宫的女性再次怀孕，发生前置胎盘、胎盘植入的风险会增加，甚至可能会出现瘢痕妊娠。
- 剖宫产后的女性可能会发生盆腔粘连、子宫内膜异位症。
- 剖宫产会增加新生儿急性呼吸窘迫的风险。

◎ **建议做剖宫产的情况**

虽然剖宫产确实比顺产的风险高，但是如果医生进行综合评估后，建议采用剖宫产分娩，你要听从医生的建议，该剖则剖。剖宫产手术是一种比较成熟的手术方式，对于改善难产和抢救孕妇的生命都很有帮助。

有些情况必须做剖宫产，否则可能危及准妈妈和宝宝的生命，比如头盆不称、横位、产道梗阻、中央型前置胎盘、胎盘早剥等。即使已知手术后可能发生严重的并发症，甚至有死亡的风险，也要通过剖宫产快速终止妊娠。因为在某些情况下，分娩本身就会带来死亡的危险，快速终止妊娠还可以争取到更多的抢救时间。

有些情况剖宫产可能会比阴道分娩更有利。比如，分娩时胎儿臀部朝下通常需要进行剖宫产，此时阴道分娩的风险会比剖宫产更大。

分娩是一个非常复杂的过程，影响因素很多。我们不能简单总结出到底哪种分娩方式更好，你应该根据自己的情况和医生的建议来选择合适的方式。只要妈妈和宝宝都能平安健康，不论选择哪种分娩方式，都是合适的。

避免顺转剖的方法

很多准妈妈想在分娩前就了解避免顺转剖的方法，以免遭两次罪。即使是没有特殊情况的健康产妇，分娩时也有 10%～20% 的概率会顺转剖。虽然这种情况无法预测，也无法避免，但是我们可以做一些事情，尽可能降低顺转剖的概率。

◎ **将胎儿的体重控制在 3～3.5 kg**

有相当一部分的产妇分娩时顺转剖，是因为宝宝太大了。所以，在怀孕时把胎儿的体重控制在理想范围内（3～3.5 kg），可以最大限度地减少顺转剖的可能性。

◎ 及时缓解分娩疼痛

还有一部分产妇是实在无法忍受顺产的疼痛，再加上紧张的情绪和体力的消耗，最终不得已选择顺转剖。分娩时的疼痛，一方面由子宫收缩引起，另一方面是焦虑情绪所致。所以，产妇一定要调整好自己的心态，这样产程进展会更顺利一些。

需要注意的是，即使最后顺转剖了，前面的顺产经历也不是毫无用处的。剖宫产手术会增加新生儿发生呼吸窘迫的风险，但是经历过宫缩挤压的新生儿，发生呼吸窘迫的风险会低一些。

顺产不一定会侧切

并不是每个顺产的产妇都要做会阴侧切，只有在出现指征时，才进行会阴侧切，例如行产钳助产、行胎头吸引助产、肩难产助产，以及发生胎儿窘迫助产等情况时。对于胎儿较大或者有产科并发症的产妇来说，会阴侧切可以扩大产道出口、缩短分娩的时间。医生会根据胎儿的体重、产妇的会阴条件等，评估是否要侧切、哪种方式对准妈妈身体的损伤更小。如果医生觉得即使不做侧切也不会造成严重的裂伤，那么就可以不做侧切。

无痛分娩——让顺产不再痛苦

分娩疼痛不仅会让准妈妈的心理和身体饱受煎熬，也会对胎儿产生不良的影响。在极度疼痛的情况下，产妇会心率加快，对于患有子痫前期、高血压、脑动脉瘤、心脏疾病的产妇来说，分娩疼痛甚至可能会危及生命。

临床上可以用一些方法降低分娩过程中的疼痛感。在所有分娩镇痛的方式中，公认最为有效的方式就是"无痛分娩"。无痛分娩是指通过硬膜外阻滞或者硬膜外联合蛛网膜下腔阻滞镇痛，也就是我们常说的通过"背上打一针"来进行麻醉镇痛。无痛分娩适用的人群非常广，除了患有操作禁忌证的人群都可以使用。一般说来，无痛分娩不适用于患有妊娠合并心脏病、药物过敏、血小板计数异常及凝血功能障碍、腰部有畸形，以及穿刺部位皮肤存在破损和感染的产妇。谨慎起见，建议产妇根据具体情况提前向麻醉科医生咨询。

无痛分娩真的无痛吗

因个人体质及生理条件不同，无痛分娩能够达到的效果也不尽相同，并非所有的分娩都可以实现完全无痛。临床上通常按照 0 ～ 10 分给疼痛程度分级。

- 0 分为无疼痛。
- 0 ～ 3 分为轻度疼痛。
- 4 ～ 6 分为中度疼痛。
- 7 分以上为重度疼痛。
- 10 分则为能够想象到的最剧烈的疼痛。

无痛分娩可以将产妇的疼痛程度控制在 4 分以下，甚至可以达到 0 分。大部分接受无痛分娩的产妇，宫缩时只有肚子发紧的感觉，没有明显的疼痛感。

无痛分娩的操作方法

在医院条件满足、医生评估产妇身体状况适合的情况下，产妇进入产房后，只要有镇痛需求即可实施无痛分娩。已有大量临床研究证明，产程一开始就进行无痛分娩并不会增加剖宫产的概率，也不会延长第一产程的时间。因此，医生不会以产妇宫口的大小来判断无痛分娩开始的时间，而是只要产妇有镇痛需求，即可实施无痛分娩。

实施无痛分娩的时候，麻醉医生会在产妇的腰上打麻药，不过这个麻药并非打一针就结束了，而是像打点滴一样，在背上连一根很细的导管，可以持续给药。打麻药的时候会有一点刺痛，后背以及整个臀部都会觉得凉凉的。

如果一段时间后，产妇依然觉得很疼，可以通过追加麻药来缓解疼痛。

如果你选择了无痛分娩，医生会清清楚楚地告诉你每一步该做什么。现在很多医院都可以做无痛分娩了，如果你想选择这种镇痛方法，可以提前了解当地哪些医院可以做。

无痛分娩的安全性

◎ 顺利的无痛分娩不会对胎儿有影响

无痛分娩所用药物的剂量和浓度均较低，单位时间内进入产妇体内的药物剂量，远远低于剖宫产麻醉的药物剂量。而且无痛分娩的麻醉药物是直接注入椎管内（硬膜外腔或者蛛网膜下腔）的，而非注入静脉。母体吸收药物后，能够通过胎盘进入胎儿体内的药物微乎其微，不会对胎儿产生不良影响。

另外，进行无痛分娩的产妇可以一直保持清醒，因为受阻断的只是局部感觉神经，不影响宫缩，也不影响腹肌用力。产妇在清醒的情况下，持续主动配合宫缩用力，不会影响分娩时间。大多数采用无痛分娩的产妇，分娩时间通常会缩短。也有部分产妇采用无痛分娩后，分娩的时间会稍微延长，这是因为有些产妇由于疼痛感被抑制，在宫口开全之后不能很好地配合宫缩用力，不过这种情况并不会对宝宝产生影响。

无痛分娩结束后，妈妈可以立即给宝宝喂奶。无痛分娩时使用的药物作用在局部，进入母亲血液并随乳汁分泌出的药物剂量微乎其微。

◎ 无痛分娩不会增加产后并发症的风险

很多产妇担心无痛分娩会导致产后头痛、腰背痛、瘙痒、恶心呕吐、寒战、嗜睡等并发症，但至今并没有研究能证明，椎管内分娩镇痛增加了这些并发症的发生风险，尤其是很多产妇特别关心的腰痛问题。国内外多项相关研究表明，无痛分娩并不会导致产后慢性腰痛的发生风险增加。

减轻分娩疼痛的常用方法

除了采用药物麻醉进行无痛分娩外，缓解分娩疼痛还有以下常见方法。

◎ 呼吸法

也许很多产妇都听说过这个方法，但会怀疑分娩时的疼痛单靠呼吸法没什么缓解效果。但是，一项针对 2011 ～ 2012 年度分娩女性的调查显示，50% 的女性都认为呼吸法非常有帮助。

呼吸法的具体方法为，产妇刚进入分娩状态时，每次宫缩的间隔时间比较长。一开始疼的时候，闭着嘴缓慢吸气，大约持续吸气 3 ～ 6 秒，然后稍微张开嘴、缓慢呼气，大约持续 2 ～ 3 秒，根据时间控制呼吸节奏。按照这个节奏，只要呼吸 3 ～ 5 次，这波宫缩就过去了。到产程的后半段时，每次宫缩的间隔时间变短，疼痛加剧，这时候准妈妈可以加快呼吸节奏。同样需要闭着嘴吸气，稍微张开嘴呼气，在 1 ～ 2 秒完成一次呼吸，等宫缩过去后再恢复正常呼吸。每次宫缩结束后，准妈妈要多休息、少说话，为自己保存体力。

呼吸法简单好用，每个人都能学会，是产妇分娩时最常用的方法。一些本来很焦虑的产妇，在学会呼吸法之后都变得平静很多。不过，每个人顺产时的情况不太一样，有些产妇在宫缩刚开始的时候，还能控制呼吸节奏，缓解疼痛的效果比较理想。但随着宫缩越来越频繁，疼痛越来越剧烈，产妇根本顾不上调整呼吸节奏。不过就算控制不了自己的呼吸，也有其他缓解疼痛的方式，比如专业人士的陪伴与帮助。

◎ 陪伴支持

这里的陪伴，并不是指随便找个人陪伴，而是邀请专业导乐师陪伴你度过整个分娩过程。大多数导乐师都是有经验的护士或助产士，她们会提供一些专业的建议，指导你进行正确呼吸，还会帮你按摩身体，从而缓解疼痛。现在国内很多医院都提供分娩导乐服务。虽然大多数产妇与导乐师不会相处很久，但感情很深，因为导乐师是在产妇最无助的时候给予她帮助的人。

◎ **调整心态**

分娩时，产妇之所以会感到疼痛，一方面是因为子宫收缩，另一方面是因为太过焦虑，这种焦虑会加剧疼痛，对于"不知道疼痛什么时候结束"的无力感，也会让人觉得更疼。所以，不管选择哪种分娩方式，调整好心态很重要。

了解分娩过程

第一产程——宫颈扩张期

分娩过程可以分为三个阶段，第一个阶段为宫颈扩张期。在这个过程中，产妇会出现持续的、有规律的宫缩阵痛。第一产程的时长因人而异，七八个小时乃至十几个小时都是正常的。一般来说，初产妇的宫颈扩张期会持续更长的时间。

宫缩阵痛的间隔时间和持续时间相对固定，间隔时间一般在 5～6 分钟，持续时间在半分钟。而且，疼痛程度会逐渐加剧，间隔时间会逐渐缩短，持续时间在逐渐变长。伴随着阵痛，宫口也在一点一点地打开。在医学上，宫口开到 6 cm 之前称为"潜伏期"。这时宫缩还没有那么剧烈，宫口开得也比较慢。等宫口开到 6 cm 后则进入活跃期，宫缩的强度和频率明显提高，宫口打开速度也变快了。

待宫口开到 10 cm，通常意味着宫口完全打开，分娩进入第二产程。在开宫口的同时，因为宫缩的推挤作用，宝宝的小脑袋也在一点一点地往下降。待到宫口完全打开，宝宝的脑袋也就到"门口"了，接下来会有更强大的力量把宝宝推到"门外"去。

◎ 医生的"任务"

当准妈妈因出现宫缩到医院待产后，医护人员会给准妈妈系上胎儿监视器来监测胎儿的心跳，评估胎儿的状态。同时，医护人员会根据宫口扩张情况对准妈妈进行内检，并回顾准妈妈的产前记录，检查是否出现新问题，比如胎膜是否破裂、子宫是否出血过多等，从而判断产程进展。

◎ 产妇的"任务"

临近分娩，准妈妈应该被称为产妇了，要注意不要再剧烈活动了，此时需要按照呼吸法来调整呼吸，好好休息。产妇应在第一产程积蓄力量，为第二产程用力做准备。另外，过度紧张焦虑容易导致内分泌发生变化，使肾上腺素的分泌减少、宫缩减弱，对疼痛的敏感性增加，从而增加分娩的难度。所以，准妈妈要注意调节情绪，不要太过紧张。

第二产程——胎儿娩出期

第二产程的持续时间也因人而异。一般来说，初产妇需要在 2 ~ 3 个小时内完成（使用镇痛分娩可以适当延长时间）。

◎ 医生的"任务"

在第二产程，医生会指导产妇正确用力，协助产妇把宝宝生出来，并且监测产妇和宝宝的情况，判断、处理各种可能出现的情况。

◎ 产妇的"任务"

进入第二产程，产妇会感到频繁的宫缩痛，同时伴随着强烈的便意。一般情况下，一旦宫口开全，产妇应该尽快开始用力，将宝宝分娩出来。不过，在胎心正常、胎位仍然比较高的情况下，医生可能会建议产妇等待胎儿进一步下降后再用力，从而缩短用力时间。

分娩采用的体位一般被称为"膀胱截石位"，就是产妇平躺在产床上，两腿弯曲，尽量分开，方便医生接生。

摆好姿势后，每当产妇感觉到一阵宫缩来袭时，就要配合宫缩屏气用力，就像用力解大便的感觉，从而增加腹部的压力，使宝宝能更顺利地娩出。注意不要把力气用在肩颈上，肩膀和脖子要尽量放松。屏气的时候不要把气吐出来，一口气屏得越久越好，每次宫缩之间可以换气。

每一次宫缩都很珍贵，准妈妈在宫缩时一定要不惜力气，短时间的中途换气后，一定要马上深吸气继续用力。如果有解出大便的感觉，就说明力气用对地方了。一阵宫缩结束后，准妈妈可以放松身体，好好调整呼吸，等待下一波宫缩的来袭。

第三产程——胎盘娩出期

等宝宝生下来，就进入了第三产程——胎盘娩出期了。这是分娩的最后一个阶段，产妇会在这个阶段把胎盘排出，阵痛也会逐渐消失。第三产程的持续时间较短，平均为 5 ~ 6 分钟，90% 的产妇能够在 15 分钟内将胎盘娩出。

◎ 医生的"任务"

医生会检查胎盘是否完整。如果部分胎盘组织残留在产妇体内，会引起产后出血或者感染。之后，医护人员会缝合产妇会阴部的伤口，用时 20 ~ 30 分钟。缝合结束，分娩就正式结束了。

◎ 新妈妈的"任务"

无论是顺产还是剖宫产，宝宝出生后，医护人员都会第一时间让宝宝与妈妈进行皮肤接触，尤其是让宝宝的嘴唇与妈妈的乳头接触，这有利于母乳喂养，并延长哺乳时间。分娩结束后，新妈妈要尽快开始母乳喂养，最好是在宝宝出生后 1 小时以内进行。

过期妊娠

过期妊娠是指平时月经周期规律的准妈妈，从末次月经算起，妊娠达到或超过 42 周却还没有分娩的情况。简单地说，就是过了预产期还没有分娩的情况。

预产期和实际分娩时间的差异

很多准妈妈到了孕晚期会担心宝宝变成"留级生"。在讲过期妊娠之前，我们需要先复习一个概念——预产期。预产期是医学上的估算日期，根据末次月经计算预产期是一种理想的模式。有的准妈妈怀孕前月经不规律、月经周期长，无法知道是什么时候排卵的，所以在孕早期，医生会根据 B 超来估算受孕时间、核对预产期。到了孕中期和孕晚期，医生还会根据胎儿大小来核对孕周和预产期。所以，如果过了预产期还没分娩，并不一定会发生过期妊娠，准妈妈不必过于纠结。实际上能在预产期出生的宝宝很少，绝大多数宝宝都是在预产期前后两周内出生的。

过期妊娠的发生原因

过期妊娠的发生率不高，约占妊娠总数的 3%～15%。近年来，对于妊娠超过 41 周的产妇，产科医生都会积极采取措施处理，所以过期妊娠的发生率明显下降。大多数过期妊娠没有明确的病因，现有研究认为，有 1/3～1/2 的过期妊娠可能是母亲或胎儿的因素对分娩启动的影响，比如产妇是初次分娩、肥胖、怀孕时年龄较大、胎盘中缺乏某种酶等。

虽然过期妊娠的病因现在尚不明确，也没有很好的预防措施，但只要按时产检，一旦发现有过期妊娠的倾向，等医生的处理安排就好了。

过期妊娠的影响

虽然过期妊娠的发生率不高，但是我们还是要清楚，过期妊娠可能会对母亲和胎儿造成的影响。

◎ **对产妇的影响**

过期妊娠会导致相关的分娩并发症发生风险增加，如严重的会阴裂伤、感染、产后出血等。此外，当孕周接近过期妊娠时，产妇的焦虑情绪也会增加。

◎ **对胎儿的影响**

过期妊娠会增加羊水过少、巨大儿、过熟儿综合征、胎儿窘迫、胎粪吸入综合征、新生儿抽搐、新生儿窒息等问题发生的风险。

新生儿阿普加评分可以用来判断新生儿有无窒息，以及窒息的严重程度。以出生后 1 分钟内的心率、呼吸、肌张力、喉反射及皮肤颜色等五项体征为依据，每项为 0 ~ 2 分，满分为 10 分。8 ~ 10 分为正常；4 ~ 7 分为轻度窒息，需要采取清理呼吸道、人工呼吸、吸氧、用药等措施才能恢复；0 ~ 3 分为重度窒息，说明宝宝缺氧严重，需要紧急抢救。缺氧较严重的新生儿，应在出生后 5 分钟、10 分钟时再次进行评分，直至连续两次评分均大于或等于 8 分。出生后 1 分钟的评分反映的是出生当时的情况，5 分钟及以后的评分反映的是复苏效果，与预后关系密切。

过期妊娠的处理方法

◎ **医生会做什么**

孕 40 周以后，胎盘功能会逐渐下降，到了 42 周以后会出现明显下降。所以，当怀疑有过期妊娠的倾向时，医生首先要根据多次超声结果准确核实孕周，并通过检查判断胎儿的安危状况，必要时可采取促宫颈成熟、引产和剖宫产等方法。

◎ **产妇可以做什么**

对于过期妊娠，虽然目前还没有很好的预防的方法，但是准妈妈也不是完全无事可做。准妈妈自身要加强对孕期保健知识以及过期妊娠危害的认识，定期进行产检，如果有发生过期妊娠的倾向，要加强防护、数好胎动、听从医生的安排及时入院待产。

了解这个阶段的检查

在最后这个冲刺的阶段，准妈妈去医院的频率会增加，产检变成了每周1次，有高危因素的准妈妈可能还会更频繁。之所以在最后阶段安排比较密集的产检，主要是因为临近分娩，胎盘功能逐渐老化，医生会更关注胎盘功能和胎儿宫内的情况。

必要的常规检查及超声检查

虽然就诊比较频繁，但每次产检的内容都比较简单。对于没有高危因素的准妈妈，医生通常会询问准妈妈的胎动情况、有无分娩征兆，进行常规的体重测量、血压测量、宫高腹围测量、尿常规检查，以及四步触诊。很多医院还会在孕 37 周左右复查血常规、肝肾功能及凝血功能，以了解准妈妈脏器的基础功能和血红蛋白储备情况。

在这个阶段，超声检查依然具有重要的地位。我们一般会每 2 周左右进行一次超声，主要目的是再次估计胎儿的大小，通过测量羊水量以及脐动脉多普勒指数来评估胎盘功能。

评估头盆关系及宫颈条件

在这个阶段，对于没有剖宫产指征的准妈妈，医生会对准妈妈进行头盆关系的初步评估以及宫颈条件的检查。

评估胎儿的体重

评估胎儿体重的最基础方法是测量准妈妈的宫高和腹围，这个方法一般是用作筛查，相比于测量宫高和腹围，超声检查相对最准确。随着孕周的增加，宝宝的头逐渐入盆，测量值和实际值之间也会有一些差异。

很多宝宝的出生体重都让妈妈们大跌眼镜，出生前预估只有 6 斤的宝宝，出生后竟然有 7 斤！这是很正常的事情，有时超声报告上呈现的胎儿体重的评估结果后面会带上加减多少克，这就是在提示我们评估结果是一个范围。

评估准妈妈的骨盆情况

为了弄清骨盆的大小和形态，了解胎儿和骨盆之间的比例，这个阶段的检查会测量骨盆。骨盆的评估包括内外测量两方面，因为临床意义有限，目前外测量很少使用。我们的骨盆虽然叫"盆"，但并不是一个简单的盆形，它分为入口、中骨盆、出口这三个形状各异的平面，医生通常也会评价这三个平面。由于具体的评价方法有些相对专业和复杂，在此就不赘述了。

想要顺产，准妈妈的骨盆和胎儿大小需要满足什么条件呢？匹配就好。比如，骨盆偏小的准妈妈遇到 5 斤的宝宝，8 斤宝宝的妈妈骨盆宽大，都能实现顺产。希望大家不要只盯着自己的宝宝偏大或者骨盆偏小。

内查宫颈条件

内检是产前检查的一种，具体做法是医生将两根手指伸入准妈妈的阴道，触摸宫颈软化度即宫颈成熟度，估算产期以及骨盆宽窄。

因为激素水平变化的原因，再加上孕期宫颈的位置比较深，内检确实会给准妈妈带来不适感，建议准妈妈在内检的时候保持深呼吸，将臀部稳稳地贴紧床面，另外还可以向下用排便的力量，帮助放松阴道。

在进行内检的时候，准妈妈可能会听到一些很奇怪的词，比如"消70%""开1""负1"，这些都是在评价宫颈成熟度。宫颈成熟度是根据宫颈质地、位置、消退程度、宫口开大程度综合评价出来的。对于宫颈成熟的妊娠，引产成功的概率较高。如果宫颈不成熟，在引产前需要多一个步骤来促进宫颈成熟。但宫颈成熟与否和临产时间并没有必然的联系。

你可能会担心的疾病与不适

羊水过少

羊水过少的现象可能出现在孕期的任何阶段，很多原因都会导致羊水过少，但它还是最常见于孕晚期足月后，所以我们把羊水过少放在这个章节介绍。

羊水过少的原因

此前，我们介绍过羊水的测量方式和羊水过多的概念。超声评价羊水有两个指标，一个叫羊水深度（AFD 或 DVP），一个叫羊水指数（AFI）。宝宝的存在会把羊膜腔分成几个"池子"。羊水深度就是最大羊水池的垂直深度，2 ~ 8 cm 是正常范围。如果羊水深度小于 2 cm 就称为"羊水过少"，羊水深度在 2 ~ 3 cm 为临界减少。羊水指数则是把准妈妈的子宫划分为 4 个象限，计算 4 个象限中羊水深度之和。一般正常范围是 5 ~ 24 cm，小于 5 cm 就会被诊断为羊水过少，5 ~ 8 cm 为临界减少。

羊水轻微减少一般不会造成很严重的后果，但如果减少得太多，可能会压迫脐带，影响胎儿的生长。大多数情况下，羊水过少都不会压迫到脐带和胎儿，那为什么我们还是很重视羊水过少这件事呢？这是因为可能导致羊水过少的原因需要我们高度重视。

◎ **孕晚期羊水过少的原因**

可能导致孕晚期羊水过少的原因主要有 3 个：特发性羊水过少、胎盘功能减退，以及胎膜早破。在这 3 个原因中，最令人担心的是胎盘功能减退。

到了孕晚期，如果发生胎盘功能减退，脐带血里面的氧气和营养物质也会减少。为了应对这个问题，胎儿会把肾的血流量降下来，氧气和营养先供应给心脏、脑等其他更重要的器官，这就会导致尿生成减少，也就是羊水减少。胎盘功能减退会导致胎儿宫内慢性缺氧，影响胎儿的生长和健康。所以当羊水指数为临界减少（羊水指数为 5 ~ 8 cm）时，医生会通过监测胎动、胎心以及脐动脉血流阻力指数等，综合判断胎儿在宫内的情况。如果准妈妈的身体没有高危因素，可以过几天再复查。在这几天里，很多人的羊水会恢复到正常值或者保持稳定。但如果发现羊水持续减少，医生会建议终止妊娠。

◎ **孕早期和孕中期羊水过少的原因**

除了孕晚期羊水过少，孕早期、孕中期也可能出现类似的情况，但是原因不同。孕中期需要注意排查胎儿染色体异常、先天性泌尿系统畸形、羊水穿刺之后的羊水渗漏、胎盘功能减退等问题。需要注意的是，准妈妈没必要因为羊水轻微减少就担心胎儿发生了严重的问题，动态的观察是很重要的。在孕早期，羊水减少的情况比较罕见，但如果羊水减少出现的孕周早，说明情况比较严重，准妈妈应该立即就医。

如何让羊水增多

民间有不少声称能增加羊水的方法，除了大量喝水，还有喝豆浆、椰子水等。通过前面的介绍，相信大家已经明白，与补充羊水相比，寻找羊水减少的原因更重要，只有明确原因才能够进行干预。如果羊水确实明显偏少，甚至影响到了胎儿发育，就需要通过羊膜腔内灌注，也就是使用羊水穿刺的方法向羊膜腔内注射生理盐水来补充羊水量了。总的来说，补充羊水这个可能令准妈妈感到焦虑的话题，并不是那么重要，也没有足够的证据表明豆浆和椰子水能够增加羊水量，每天喝一杯当然是没问题的，但是不建议为了增加羊水量，把豆浆和椰子水当水喝。

羊水少能顺产吗

既然羊水少提示可能是胎盘功能减退，那么是否需要立即进行剖宫产呢？不少准妈妈在羊水破裂后也担心羊水流失过多，会导致胎儿宫内缺氧，因此要求赶紧剖宫产。其实，在宝宝宫内状态良好、能够耐受宫缩的情况下，即便羊水少，也是可以进行阴道试产的。

胎儿宫内窘迫

胎儿宫内窘迫（简称胎窘）就是大家常说的胎儿缺氧了。胎窘在我国的发生率为 5%～10%，可以分为急性胎儿宫内窘迫和慢性胎儿宫内窘迫。急性胎窘和慢性胎窘的表现、监测和处理方式都截然不同。

胎儿宫内窘迫的类型

◎ **急性胎窘**

产程中发生的急性胎窘是最常见的胎窘，也是顺产中途转剖宫产或需要助产的常见原因。这是因为在宫缩过程中，供给胎儿的血氧浓度会有所减少，如果宫缩过频、过强或脐带受压，胎儿就会没有"喘息"的时间，导致畸形缺氧，但各位计划顺产的准妈妈千万别因此打退堂鼓，产程中的急性胎窘往往预后很好。

急性胎窘的表现主要有以下两点。

第一个表现是胎心监护异常。虽然胎窘的常见表现是胎动异常，但是在产程中，一是由于准妈妈对胎动的感知会比较薄弱，二是医生和准妈妈往往都更依赖胎心监护来判断胎儿宫内的即时情况，所以胎心监护出现异常是最常用来诊断胎窘的方法。

分娩时的胎心监护有 3 种类型：I 型是毫无问题，II 型是需要进行观察看变化，III 型是可诊断为胎儿宫内窘迫。胎心监护的判读需要依靠专业的医生，所以在这里不做详细的解释，但准妈妈不要有这样的错误认知：有胎心减速 = 胎窘 = 需要立刻施行剖宫产。引起胎心减速的原因有很多。比如，当胎儿的头部受压时，胎心会出现和宫缩同步的减速，但是很快会恢复，这种"良性减速"对胎儿没有太大影响，但是医生会注意观察；再比如，宫缩时脐带受压，也会导致胎心减速，但如果减速幅度小且恢复快，往往也没事儿，医生也会继续逐一观察。但如果宫缩都快过去了，胎心减速才出现，恢复也很慢，这种情况就不太乐观了。所以如果大家在产床上听到宝宝胎心变慢了，不要慌，相信医护人员的能力，积极配合他们就好了。

如果胎心监护持续是在第 II 型，就是既不是有严重问题，但也不是很让人放心的情况，医生就需要持续性监测并采取一些措施了，比如调整宫缩强度、补液、改变产妇的姿势，等等。如果 II 型变为 III 型，就要果断考虑尽快终止妊娠了。

急性胎窘的第二个表现即羊水污染（或羊水粪染）。因为胎儿在缺氧的情况下，肛门括约肌松弛，胎粪会排到羊水中。过去产科界认为只要有 III 度粪染就要立即终止妊娠，但随着医学的发展，产科界发现羊水粪染并不是一个非常特异的表现，很多胎儿没有高危因素，监护也非常满意，并不能单纯以羊水内有胎便就诊断胎窘，还需要综合考虑后再决定进一步监测和处理。

◎ **慢性胎窘**

慢性胎窘的最常见原因是胎盘功能不良，另外准妈妈患一些比较严重的疾病也会导致胎儿慢性缺氧。它的表现包括胎动减少、胎心监护无反应、羊水过少、胎儿生长受限、脐动脉多普勒血流异常（表现为 S/D 比值升高），以及生物物理评分异常等。

胎儿宫内窘迫的处理方法

急性胎窘的解决方案主要是积极终止妊娠。如果条件允许，产妇依旧可以经阴道分娩，必要的话可以采用助产方法（比如行胎头吸引术或产钳助产）。如果产妇短期内无法经阴道分娩，就需要转剖宫产了。看到这里大家千万不要对未来的分娩之路充满恐惧，这些事情发生的概率都不高，准妈妈们别被这一节内容"劝退"啦。

如果胎儿是慢性窘迫，就要根据孕周、疾病严重程度来决定是在严密观察下保守治疗还是积极终止妊娠了。

孕期尿频和漏尿

很多准妈妈在孕期都会出现尿频甚至漏尿的表现，这是因为怀孕后子宫不断增大、压迫膀胱引起的，这些表现一般在孕早期和孕晚期比较明显。准妈妈有时候打个喷嚏，尿液就会漏出。面对尿频和漏尿，有没有什么好的办法呢？

尿频

尿频是孕期很常见的现象，由于增大的子宫会压迫膀胱，导致准妈妈总是有排尿感。另外，整个孕期流入肾脏的血液比平时要多，产生的尿液也会增多。这种现象一般会在分娩后渐渐消失。对于尿频，虽然目前还没有太好的解决办法，但可以尝试下面这些方法。

- 排尿时身体尽量前倾，帮助排空膀胱。
- 临睡前尽量少喝或者不要喝水。
- 尽量不喝咖啡等利尿的饮品。
- 不要憋尿，避免发生"压力性尿失禁"。

如果准妈妈只喝了几口水就不停地想排尿，并且在尿频的同时还伴有灼烧痛感、尿色异常等问题，一定要及时去看医生。

漏尿

孕期漏尿一般指尿液不自主地从尿道外口溢出的现象。这是由于孕期子宫增大压迫膀胱，孕激素和松弛素的作用，盆底肌功能减退、韧带松弛等因素造成的。孕期漏尿多为压力性尿失禁，是指在腹压增加时，例如咳嗽、大笑、打喷嚏或跳跃时，尿液会出现不自主的溢出。这种情况在整个孕期都有可能会出现，多数在产后即可恢复。除了怀孕本身，准妈妈的分娩次数、年龄、肥胖、慢性便秘和咳嗽等因素也和尿失禁的发生密切相关。任何疾病，预防总是胜于治疗，我们应该从孕期就开始采取一些预防干预手段，尽量降低发生尿失禁的风险。

（1）避免诱发因素。尿失禁的诱发因素包括慢性咳嗽、便秘等。如有必要，建议准妈妈寻求医生的帮助，及时缓解症状。除了就医，改善生活方式也很重要，比如减少咖啡因、碳酸饮料等的摄入量，维持合理的体重增长等。

（2）锻炼盆底肌。准妈妈可以通过练习凯格尔运动来锻炼盆底肌，进而改善盆底肌松弛和孕期漏尿的问题。

（3）产后采取辅助治疗手段。如果准妈妈做了盆底肌训练后效果不明显，或者始终没有办法自主控制盆底肌肉，也可以考虑在产后尝试生物反馈治疗和盆底肌电刺激治疗。生物反馈治疗是指医生通过在阴道内放置压力传感器，把用力时阴道内的压力测量情况用视觉、听觉信号反馈给产妇，指导产妇更好地进行盆底肌肉自主收缩练习。盆底肌电刺激治疗是用可以放在阴道、肛门内的电极，规律刺激盆底肌肉和神经，理论上来说，这样可以增强横纹肌功能。但它本身不能代替肌肉运动，疗效不确切，盆底肌的锻炼最终还是要靠各位准妈妈自己坚持。

你可能会琢磨的事

要不要存脐带血

"要不要存脐带血"也是流行了很多年的话题。大家一方面觉得存脐带血可以给宝宝的未来做个保障；另一方面又不知道存脐带血是否有必要，其中有没有"智商税"的成分。

储存脐带血是指医生在断脐之后，在胎盘剥离前从脐带中收集血液，这个操作对妈妈和宝宝来说是无痛无害的，目的就是为了留住里面的干细胞。干细胞是"具有无限潜力的"未成熟细胞，可用来治疗一些血液系统疾病、肿瘤和免疫系统疾病。

至少到目前，美国妇产科医师学会对于脐带血储存是不置可否的态度，而美国儿科学会及美国医学会并不建议在私人脐带血库储存脐带血，更鼓励捐献脐带血到公共的脐带血库中，原因有两点。

（1）私人脐带血库收集和储存脐带血的成本不低，而孩子未来使用脐带血的可能性极小。

（2）使用自己脐带血中的干细胞进行移植（称为自体移植）不能用于治疗地中海贫血等遗传性疾病，因为导致这些疾病的突变基因也同样存在于脐带血里。

一项研究表明，孩子一生中需要使用脐带血的概率在四百分之一到二十万分之一。美国儿科学会和美国医学会建议不要将脐带血作为"生物保险"，因为收益太遥远，无法证明成本是合理的。

在过去的 20 年中，美国仅进行了 400 多次自体脐带血移植，而在世界范围内已经进行了超过 60000 次异体脐带血移植。所以，把脐带血捐赠给公共脐带血库，似乎是更为合理的选择。如果每个人都能捐赠脐带血，那么未来无论是谁有需要，获得匹配干细胞的概率都会大很多。

咳嗽、打喷嚏会不会增加"破水"的风险

虽然这句话听起来有点不合理，毕竟如果这么容易就会"破水"，那人类的存亡简直堪忧啊！但是在实际生活中，很多准妈妈都会关心这个问题，类似的还有同房、运动、便秘等因素会不会导致提前"破水"。

"破水"其实指的是胎膜早破。大家问到的这些情况都有相似的特点，那就是都会导致腹部压力增加。但实际上，这种冲击性的动作除了让准妈妈有不适感，不太可能会导致胎膜早破。造成胎膜早破最常见的高危因素是感染、炎症、有胎膜早破史等。为了减少咳嗽、打喷嚏这类动作带来的不适感，建议准妈妈在咳嗽时双手固定一下腹壁，同时做凯格尔运动来缓解盆底受到的冲击。

孕36～40周食谱举例

孕37周食谱举例

早 餐 红薯小米粥、丝瓜炒鸡蛋、鸭血豆腐汤

原料：

红薯小米粥：红薯50g、小米40g

丝瓜炒鸡蛋：丝瓜100g、鸡蛋1个（约50g）、花生油5g、食盐1g

鸭血豆腐汤：鸭血35g、豆腐50g、香油2g、食盐1g、鸡精少许、胡椒粉少许

制作步骤：

红薯小米粥：将红薯块与小米混合，加入相当于小米体积8倍的水，用电饭煲煮成粥。

丝瓜炒鸡蛋：热锅冷油，倒入打散的蛋液炒成小块，再倒入切好的丝瓜翻炒2分钟，撒盐盛出即可。

鸭血豆腐汤：将鸭血和豆腐洗净，切块备用。锅中加水，放入鸭血和豆腐，水开后放入胡椒粉调味。再煮5分钟后放入少许盐、鸡精和香油即可。

+ **早加餐** 猕猴桃250g

午 餐 板栗藜麦米饭、豆角炖茄子、肉末豌豆

原料：

板栗藜麦米饭：板栗 60 g、藜麦 30 g、大米 50 g

豆角炖茄子：豆角 80 g、茄子 80 g、花生油 5 g、食盐 1 g、蒜片少许

肉末豌豆：豌豆 50 g、瘦猪肉 50 g、花生油 5 g、食盐 1 g，姜末、蒜末、胡椒粉各少许

制作步骤：

板栗藜麦米饭：将藜麦、板栗和大米混合，加入相当于大米和藜麦体积 1.3 倍的水，用电饭煲焖成饭。

豆角炖茄子：热锅冷油，油热后放入蒜片炒香。加入豆角和茄子翻炒 2 分钟，放入适量清水煮 10 分钟左右，大火收汁，撒少许盐即可出锅。

肉末豌豆：将豌豆用沸水焯至断生，猪肉剁碎备用。将锅烧热后放油，油热后放入姜蒜末炒香，加入肉末炒至变色。加入豌豆和胡椒粉翻炒片刻后倒入少量清水，焖熟后撒入少许盐即可出锅。

⁺ 午加餐 无糖酸奶 300 g

晚 餐 紫米馒头、香菇炒油菜、柠香三文鱼

原料：

紫米馒头：面粉 70 g、紫米 20 g、酵母 1 g

香菇炒油菜：鲜香菇 100 g、油菜 80 g、花生油 4 g、食盐 1 g、蒜片少许

柠香三文鱼：三文鱼 80 g、橄榄油 3 g、柠檬 10 g、食盐 1 g、胡椒粉少许

制作步骤：

紫米馒头：自己做或者直接购买市售馒头均可。50 g 面粉大约可以做成 80 g 馒头。

香菇炒油菜：将油菜洗净，控干水分。将香菇去蒂，切片备用。热锅冷

油，放入蒜片炒香，倒入香菇炒熟，再倒入油菜大火炒软，撒盐即可出锅。

柠香三文鱼：将三文鱼切厚片，用少许胡椒粉和盐腌制 20 分钟。热锅冷油，放入三文鱼，煎至两面金黄，再把柠檬汁挤在三文鱼上即可。

+ **晚加餐** 纯牛奶 150 g、核桃 10 g

食谱能量和营养素供应量分析

我们对本周食谱能提供的能量和营养素进行了分析，结果如表 13.1 所示。按照专业配餐的原则，各种营养素达到推荐摄入量的 90% 就符合要求，所以该食谱中的能量和营养素供应量充足。

表 13.1　本周食谱能量和营养素供应量分析

项目	供应量	参考值	满足情况
能量（kcal）	2257	2250	充足
蛋白质（g）	98	85	充足
脂肪（供能比）	30%	20% ~ 30%	充足
碳水化合物（供能比）	54%	50% ~ 65%	充足
膳食纤维（g）	22.6	25 ~ 30	达标
维生素 A（μgRAE）	819.8	770	充足
维生素 C（mg）	215	115	充足
维生素 B_1（mg）	1.6	1.5	充足
维生素 B_2（mg）	1.5	1.5	充足
钙（mg）	1046.1	1000	充足
铁（mg）	27.3	29	达标
锌（mg）	13.5	9.5	充足

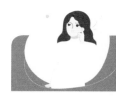

丁妈营养小贴士

正常补充 DHA 就好，不用补太多

本周示例食谱重点考虑到准妈妈需要适量摄入 DHA 的问题。孕晚期仍然是胎儿大脑发育的关键期，补足 DHA 很重要，因为它是神经细胞主要结构磷脂的合成原料。另外，补足 DHA 也有助于胎儿视网膜的发育。准妈妈每天适宜摄入 200 mg DHA，摄入的 EPA 和 DHA 总量不要超过 2000 mg。富含 DHA 的食物主要是深海鱼，比如三文鱼、河鳗、鲈鱼、小黄花鱼等。此外，核桃、亚麻籽油和紫苏油含有 α - 亚麻酸，可以在体内转化为 DHA，虽然转化率不高，但也是 DHA 的一个补充途径。

本周示例食谱搭配的三文鱼，其 DHA 和 EPA 含量分别高达 1104 mg/100 g、862 mg/100 g，食谱中的 80 g 三文鱼一共可以补充约 1573 mg 的 EPA 和 DHA，在可接受范围内。

孕 38 周食谱举例

早　餐 鸡蛋饼、蒸紫薯、清炒豌豆苗

原料：

鸡蛋饼：面粉 60 g、鸡蛋 1 个（约 50 g）、花生油 5 g、食盐 1 g

蒸紫薯：紫薯 70g

清炒豌豆苗：豌豆苗 150g、花生油 4g、食盐 1g、蒜末少许

制作步骤：

鸡蛋饼：在碗中打入一个鸡蛋，加入面粉、盐和适量清水，调成可以流动的面糊。锅中刷油，倒入面糊，煎至两面金黄即可。

蒸紫薯：将紫薯洗净，放进蒸锅蒸熟即可（也可以煮熟）。

清炒豌豆苗：将豌豆苗洗净备用。将锅烧热后放油，油热后放入蒜末炒香，加入豌豆苗爆炒 1 分钟，撒盐即可出锅。

+ 早加餐 巴旦木 10g、纯牛奶 150g

午 餐 红豆紫米饭、彩椒炒豆腐干、大葱洋葱爆羊肉

原料：

红豆紫米饭：红豆 40g、紫米 40g、大米 30g

彩椒炒豆腐干：彩椒 80g、豆腐干 40g、花生油 5g、食盐 1g

大葱洋葱爆羊肉：大葱 20g、洋葱 30g、羊肉 70g、花生油 5g、食盐 1g、料酒少许、生抽少许

制作步骤：

红豆紫米饭：提前浸泡红豆，弃掉泡豆水，将红豆与紫米和大米混合，加入相当于红豆、紫米和大米体积 1.3 倍的水，用电饭煲焖成饭。

彩椒炒豆腐干：将豆腐干提前泡发并切块备用，彩椒切块备用。热锅冷油，放入切好的豆腐干炒 1 分钟，再加入彩椒炒 1 分钟，撒盐即可出锅。

大葱洋葱爆羊肉：将羊肉切成薄片，提前用料酒腌制备用。将大葱和洋葱切丝备用。将锅烧热后放油，油热后放入羊肉迅速炒至肉色变白，加入大葱丝和洋葱丝继续翻炒，放入少许生抽和盐即可出锅。

+ 午加餐 猕猴桃 250g、无糖酸奶 150g

晚　餐 香葱花卷、胡萝卜炒圆白菜、番茄金针菇龙利鱼

原料：

香葱花卷：香葱 10g、面粉 70g、酵母 1g

胡萝卜炒圆白菜：胡萝卜 50g、圆白菜 50g、花生油 4g、食盐 1g、蒜片少许

番茄金针菇龙利鱼：番茄 100g、金针菇 30g、龙利鱼 80g、花生油 5g、食盐 1g，蒜片、胡椒粉、淀粉各少许

制作步骤：

香葱花卷：将面粉和葱花混合，将酵母溶解于 35℃左右的温水中，然后将酵母水缓缓倒入混合面粉中，揉成光滑的面团，置于温暖处发酵至两倍大，然后排气揉匀，做成花卷状，上汽后蒸 20 分钟，关火后再焖 3 分钟即可。

胡萝卜炒圆白菜：将锅烧热后放油，油热后放入蒜片炒香，加入切好的胡萝卜丝和圆白菜，翻炒 1 ~ 2 分钟，撒盐即可出锅。

番茄金针菇龙利鱼：将龙利鱼片提前用胡椒粉和淀粉腌制。将锅烧热后放油，油热后放入蒜片炒香，加入切好的番茄块炒出汁。倒入适量清水，水开后放入金针菇煮 2 分钟，再放入龙利鱼片煮至熟透，撒盐即可出锅。

＋晚加餐 纯牛奶 150g、全麦面包 40g

食谱能量和营养素供应量分析

我们对本周食谱能提供的能量和营养素进行了分析，结果如表 13.2 所示。根据专业配餐的原则，各种营养素达到推荐摄入量的 90% 就符合要求，所以该食谱中的能量和营养素供应量充足。

表 13.2　本周食谱能量和营养素供应量分析

项目	供应量	参考值	满足情况
能量（kcal）	2264	2250	充足
蛋白质（g）	107	85	充足
脂肪（供能比）	27%	20%～30%	充足
碳水化合物（供能比）	56%	50%～65%	充足
膳食纤维（g）	23.5	25～30	达标
维生素 A（μgRAE）	1301.3	770	充足
维生素 C（mg）	303.5	115	充足
维生素 B_1（mg）	2.1	1.5	充足
维生素 B_2（mg）	1.7	1.5	充足
钙（mg）	1093.9	1000	充足
铁（mg）	27.7	29	达标
锌（mg）	15.4	9.5	充足

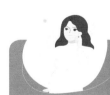

丁 妈 营 养 小 贴 士

补充膳食纤维，杂粮杂豆少不了

　　本周示例食谱考虑到孕期后 3 个月特别容易便秘的问题。在这个阶段，胎儿生长速度很快，身体会压迫准妈妈的胃肠道，再加上准妈妈的肠道蠕动减缓，很容易发生痔疮和便秘。因此，准妈妈要注意多吃杂粮、薯类等富含膳食纤维的食物。

　　本周示例食谱中搭配了多种富含膳食纤维的杂粮杂豆，比如红豆、紫米、全麦面包和薯类，占全天主食的 1/3 以上。另外，搭配彩椒、金针菇、猕猴桃等膳食纤维含量较高的蔬菜和水果，也可以保证准妈妈一天的膳食纤维摄入量基本达标。

孕 39 周食谱举例

早餐 红枣燕麦片、番茄炒鸡蛋、卤肉片

原料：

　　红枣燕麦片：红枣 10g、（熟）纯燕麦片 100g

　　番茄炒鸡蛋：番茄 100g、鸡蛋 1 个（约 50g）、花生油 5g、食盐 1g

　　卤肉片：猪腿肉 30g、食盐 1g，葱段、姜片、老抽、桂皮、花椒、八角各少许

制作步骤：

　　红枣燕麦片：碗中放入燕麦片和红枣，倒入适量开水泡开即可。

　　番茄炒鸡蛋：将番茄洗净，切成小块备用。将锅烧热后放油，油热后倒入打散的蛋液，炒成小块，再倒入番茄炒 2 分钟，撒盐即可盛出。

　　卤肉片：锅中加冷水，放入猪腿肉，水开后再煮 2 分钟，撇去血沫，捞出后洗净备用。在锅中加入猪腿肉、葱段、姜片、盐、老抽、桂皮、花椒、八角和适量清水，大火烧开后小火慢炖 30 分钟即可，吃时切片。

＋ 早加餐 核桃 10g、纯牛奶 150g

午 餐 藜麦大米饭、芹菜山药炒香干、香煎鳕鱼

原料：

藜麦大米饭：藜麦 30 g、大米 80 g

芹菜山药炒香干：芹菜 100 g、山药 50 g、香干 40 g、花生油 3 g、食盐 1 g

香煎鳕鱼：鳕鱼 50 g、花生油 4 g、食盐 1 g、黑胡椒少许

制作步骤：

藜麦大米饭：将大米和藜麦混合，加入相当于大米和藜麦体积 1.3 倍的水，用电饭煲焖成饭。

芹菜山药炒香干：将锅烧热后放油，油热后加入香干和山药炒 2 分钟，再加入芹菜炒 1 分钟，撒盐即可出锅。

香煎鳕鱼：将鳕鱼洗净，沥干水分，两面抹上食盐和黑胡椒腌制 10 分钟。在平底锅上刷一层油，将鳕鱼煎至两面金黄即可（可淋上一些新鲜柠檬汁，增加风味）。

+ 午加餐 番石榴 150 g、无糖酸奶 200 g

晚 餐 紫米馒头、胡萝卜木耳炒猪肉、清炒空心菜

原料：

紫米馒头：紫米 40 g、面粉 70 g、酵母 1 g

胡萝卜木耳炒猪肉：胡萝卜 80 g、（干）木耳 3 g、瘦猪肉 40 g、花生油 5 g、食盐 1 g、葱姜蒜少许

清炒空心菜：空心菜 100 g、花生油 3 g、食盐 1 g、蒜片少许

制作步骤：

紫米馒头：自己制作或者直接购买市售馒头均可。50 g 面粉大约可以做成 80 g 馒头。

胡萝卜木耳炒猪肉：将木耳提前泡发好，木耳、胡萝卜和瘦猪肉切片备

用。热锅冷油，放入葱姜蒜炒香，加入猪肉片炒至变色，加入切好的木耳和胡萝卜炒熟，撒盐即可盛出。

清炒空心菜：热锅冷油，放入蒜片炒香，倒入洗净的空心菜炒 1 分钟，撒盐即可出锅。

＋ 晚加餐 纯牛奶 150 g、金橘 100 g

食谱能量和营养素供应量分析

我们对本周食谱能提供的能量和营养素进行了分析，结果如表 13.3 所示。按照专业配餐的原则，各种营养素达到推荐摄入量的 90% 就符合要求，所以该食谱中的能量和营养素供应量充足。

表 13.3　本周食谱能量和营养素供应量分析

项目	供应量	参考值	满足情况
能量（kcal）	2266	2250	充足
蛋白质（g）	91	85	充足
脂肪（供能比）	26%	20% ～ 30%	充足
碳水化合物（供能比）	57%	50% ～ 65%	充足
膳食纤维（g）	26.1	25 ～ 30	充足
维生素 A（μgRAE）	863.2	770	充足
维生素 C（mg）	195.4	115	充足
维生素 B_1（mg）	1.6	1.5	充足
维生素 B_2（mg）	1.5	1.5	充足
钙（mg）	1171.8	1000	充足
铁（mg）	35.7	29	充足
锌（mg）	13.4	9.5	充足

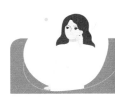

丁 妈 营 养 小 贴 士

控制血糖有技巧，低 GI 食物吃起来

本周主要考虑孕晚期准妈妈容易出现妊娠期糖尿病的问题。在这个阶段，准妈妈要注意自己的饮食，尽量多食用 GI 偏低的食物，比如用全谷物搭配大米煮饭，不要只吃精白米；水果不要榨汁，要直接吃；每餐都摄入富含蛋白质的食物和蔬菜，有利于控制血糖。

本周示例食谱中搭配了全谷物作为主食，比如燕麦片、藜麦大米饭和紫米馒头。三餐的蔬菜分别是番茄、芹菜、空心菜、木耳和胡萝卜，三餐的蛋白质包括鸡蛋、瘦猪肉、香干、鳕鱼。在午加餐和晚加餐分两次吃水果，避免一次性糖分摄入过多导致餐后血糖升高。

孕 40 周食谱举例

早 餐 大米小米粥、蒸芋头、白灼芥蓝、鸡蛋羹

原料：

大米小米粥：大米 30 g、小米 55 g

蒸芋头：芋头 50 g

白灼芥蓝：芥蓝 150 g、香油 2 g、食盐 1 g、干辣椒少许

鸡蛋羹：鸡蛋 1 个（约 50g）、食盐 1g、香油 2g

制作步骤：

大米小米粥：将大米和小米混合，加入相当于大米和小米体积 8 倍的水，用电饭煲煮成粥。

蒸芋头：将芋头洗净，上锅蒸熟即可（也可以煮熟）。

白灼芥蓝：将芥蓝洗净，焯水断生后切成段，装入盘中备用。放入少许干辣椒、香油和盐，拌匀即可。

鸡蛋羹：将鸡蛋打散，加入 75g 温水和少许盐，继续打匀撇去浮沫，加入香油后覆上保鲜膜，用牙签扎几个小孔。蒸锅上汽后，大火蒸 10 分钟即可。

+ 早加餐 纯牛奶 200g、红心火龙果 100g

午 餐 黑米大米饭、双花炒鸡胸肉、肉末豆腐

原料：

黑米大米饭：黑米 65g、大米 40g

双花炒鸡胸肉：西蓝花 50g、菜花 50g、鸡胸肉 40g、花生油 8g、食盐 1g、葱姜蒜少许

肉末豆腐：瘦猪肉 10g、北豆腐 60g、花生油 5g、食盐 1g、老抽少许、葱花少许

制作步骤：

黑米大米饭：将黑米和大米混合，加入相当于黑米和大米体积 1.3 倍的水，用电饭煲焖成饭。

双花炒鸡胸肉：将鸡胸肉切成薄片备用。西蓝花和菜花洗净后掰成小朵，用沸水焯 30 秒，捞出备用。热锅冷油，放入葱姜蒜炒香，放入鸡肉片炒至变色，再加入西蓝花和菜花翻炒片刻，撒盐即可出锅。

肉末豆腐：将猪肉剁碎，北豆腐切小块备用。将锅烧热后放油，油热后放入肉末翻炒片刻，加入少许老抽，翻炒上色后倒入北豆腐和适量清水，水

开后大火收汁，撒上葱花和盐即可。

+ 午加餐 猕猴桃 200 g、无糖酸奶 200 g

晚 餐 南瓜馒头、荷兰豆炒虾仁、菠菜猪肝汤

原料：

南瓜馒头：南瓜 60 g、面粉 80 g、酵母 1 g

荷兰豆炒虾仁：荷兰豆 100 g、鲜虾仁 75 g、花生油 8 g、食盐 1 g、淀粉少许

菠菜猪肝汤：菠菜 50 g、（熟）猪肝 30 g、香油 3 g、食盐 1 g、姜片少许

制作步骤：

南瓜馒头：将南瓜块打成南瓜泥，再与面粉混合。将酵母溶解于 35℃ 左右的温水中，再将酵母水缓缓倒入混合物中，揉成光滑的面团，置于温暖处发酵至两倍大，然后排气揉匀，揉成馒头状即可。将馒头摆放在蒸锅中醒发 10～20 分钟，上汽中小火蒸 20 分钟，关火后再焖 3 分钟。

荷兰豆炒虾仁：将荷兰豆用沸水焯 1 分钟，捞出备用。将虾仁洗净，用少许淀粉和盐腌制。将锅烧热后放油，油热后放入虾仁炒至虾仁变红。加入荷兰豆翻炒片刻，撒盐即可出锅。

菠菜猪肝汤：将菠菜提前用沸水焯一下，捞出切段备用。锅中加水，水开后放入姜片和切好的猪肝煮 1 分钟，再加入菠菜煮至熟透，淋上少许香油，撒盐即可出锅（如果是生猪肝，可提前用生抽、胡椒粉和淀粉腌制 10 分钟，用沸水焯一下再使用）。

+ 晚加餐 巴旦木 10 g、全麦面包 40 g

食谱能量和营养素供应量分析

我们对本周食谱能提供的能量和营养素进行了分析，结果如表 13.4 所示。

按照专业配餐的原则，各种营养素达到推荐摄入量的 90% 就符合要求，所以该食谱中的能量和营养素供应量充足。

表 13.4　本周食谱能量和营养素供应量分析

项目	供应量	参考值	满足情况
能量（kcal）	2262	2250	充足
蛋白质（g）	102	85	充足
脂肪（供能比）	27%	20% ~ 30%	充足
碳水化合物（供能比）	58%	50% ~ 65%	充足
膳食纤维（g）	22.5	25 ~ 30	达标
维生素 A（μgRAE）	2824.1	770	充足
维生素 C（mg）	278.9	115	充足
维生素 B_1（mg）	1.5	1.5	充足
维生素 B_2（mg）	2.3	1.5	充足
钙（mg）	1209.6	1000	充足
铁（mg）	26.8	29	达标
锌（mg）	15.1	9.5	充足

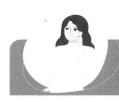

丁 妈 营 养 小 贴 士

维生素 C 不仅存在于水果中，也存在于蔬菜中

本周主要考虑了孕晚期准妈妈维生素 C 摄入的问题。充足的维生素 C 摄入可以改善铁、钙和叶酸的利用。如果维生素 C 摄入不足，很可能会出现牙龈出血、牙龈松肿、鼻腔黏膜出血等症状。《中国居民膳食营养素参考摄入量》推荐孕晚期每天维生素 C 的摄入量为 115 mg。

维生素 C 的主要来源是新鲜的蔬菜和水果。该食谱选用了维生素 C 含量比较丰富的蔬菜，比如芥蓝、西蓝花、菜花和菠菜，再加上富含维生素 C 的水果，如猕猴桃和红心火龙果，全天摄入的维生素 C 高达 278.9 mg，达到推荐摄入量的 242.5%，能够满足孕晚期准妈妈每日对维生素 C 的需求。

目　录

早餐 肉末青菜大米糊

食材用料：大米饭、青菜、猪瘦肉、核桃、水

做法：

❶ 将蒸熟的大米饭、煮熟的瘦肉和洗净的青菜放入料理机中。

❷ 在料理机里加入核桃和适量的水打成糊。

加餐 蒸鸡蛋羹

食材用料：鸡蛋、水

做法：

❶ 将鸡蛋在碗中打散，加入相当于蛋液 1 ~ 1.2 倍的水搅匀，用小勺撇去蛋液表面的泡沫。

❷ 在碗口封保鲜膜，并在保鲜膜上用牙签扎几个小孔。

❸ 将盛着蛋液的碗放入蒸屉，用大火蒸，水开后转中火，再蒸 10 分钟后出锅，加入适量生抽、香菜。

午餐 鱼片青菜粥

食材用料：大米、青菜、龙利鱼、水

做法：

❶ 将淘洗好的大米和鱼片一起放入电饭锅，加入 7 ~ 10 倍的水，启动煮粥模式。

❷ 出锅前放入菜叶，撒入芝麻碎即可。

加餐 木瓜肉末腰果糊

食材用料：木瓜、猪瘦肉、腰果、水

做法：

将去皮切丁的木瓜、煮熟的瘦肉、腰果、适量的水放入料理机打一分钟。

晚餐 番茄肉末龙须面

食材用料：龙须面、番茄、鸡肉、虾肉、水

做法：

❶ 将番茄在沸水中烫一下，去皮切成丁，鸡肉、虾仁切丁备用。

❷ 热锅冷油，爆炒葱、姜，加入番茄炒软，再炒鸡肉丁和虾肉丁。

❸ 加入开水，水沸后加入挂面，煮至食材熟透，撒入盐和香菜即可出锅。

早餐　虾仁蔬菜粥

食材用料：大米、青菜、虾仁、水
做法：
将淘洗好的大米和虾仁一起放入电饭锅，加入 7 ~ 10 倍的水，启动煮粥模式，出锅前放入菜叶。

加餐　蒸鸡蛋羹

食材用料：鸡蛋、水
做法：
❶ 将鸡蛋在碗中打散，加入相当于蛋液 1 ~ 1.2 倍的水搅匀，用小勺撇去蛋液表面的泡沫。
❷ 在碗口封保鲜膜，并在保鲜膜上用牙签扎几个小孔。
❸ 将盛着蛋液的碗放入蒸屉，用大火蒸，水开后转中火，再蒸 10 分钟后出锅，加入适量生抽、香菜。

午餐　青菜豆皮肉丁面

食材用料：青菜、豆皮、鸡肉、龙须面、水
做法：
❶ 将青菜洗净去茎留叶，豆皮切成丝备用，鸡肉切丁备用。
❷ 热锅冷油，放入葱、蒜爆香，加入鸡肉丁煸炒至变色。
❸ 加入开水，水沸后加入青菜、豆皮和龙须面，煮熟后加点盐即可出锅。

加餐　香蕉牛奶芝麻糊

食材用料：香蕉、牛奶、芝麻、水
做法：
将香蕉、牛奶、芝麻和适量的水放入料理机打一分钟即可。

晚餐　软大米饭

食材用料：大米、水
做法：
将淘洗好的大米放入电饭锅中，加入 1.3 ~ 1.5 倍的水，启动蒸饭模式。

西湖牛肉羹

食材用料：西芹、香菇、胡萝卜、牛肉、水
做法：
❶ 将西芹、香菇、胡萝卜、牛肉切丁备用。
❷ 热锅冷油，加入葱、蒜爆香，加入牛肉煸炒至变色。
❸ 另起锅，热锅冷油，加入葱、蒜爆香，把西芹、香菇、胡萝卜丁炒软，加入牛肉丁和开水，勾芡少许淀粉，加点盐和香菜出锅。

早餐　鲜虾小馄饨

食材用料：虾仁、馄饨皮

做法：

❶ 将虾仁洗净，沥干水分，用刀切成碎块备用。

❷ 在虾仁碎块中加入少许盐、胡椒粉、葱花、姜末，搅拌匀后用馄饨皮包起来即可。

加餐　藕粉

食材用料：藕粉

做法：

用藕粉半成品直接加水冲调即可。

午餐　软大米饭

食材用料：大米、水

做法：

将淘洗好的大米放入电饭锅中，加入 1.3 ～ 1.5 倍的水，启动蒸饭模式。

番茄龙利鱼

食材用料：龙利鱼、番茄、水

做法：

❶ 将龙利鱼切成小块放于碗中，放少许盐和胡椒粉腌制 10 分钟，将番茄去皮切成小块。

❷ 把腌制好的龙利鱼过水焯一下备用。

❸ 热锅冷油，放入番茄翻炒出汁，炒至浓稠，加适量水，放入腌制好的龙利鱼煮至水沸，加入适量生抽、盐、香菜后出锅。

加餐　大米肉末芝麻浓汤

食材用料：大米饭、猪瘦肉、芝麻、水

做法：

将大米饭、煮熟的瘦肉、芝麻和少许盐放入料理机，加入适量开水，开机一分钟打糊即可。

晚餐　娃娃菜鸡丝挂面

食材用料：娃娃菜、龙须面、鸡肉、水

做法：

❶ 娃娃菜洗净切段备用，鸡肉切成丝备用。

❷ 热锅冷油，放入葱、蒜爆香，加入鸡丝煸炒至变色，加入开水，水沸后加入挂面和娃娃菜，面熟后加盐，撒点香菜即可出锅。

早餐　鲜虾小馄饨

食材用料：虾仁、馄饨皮

做法：

❶ 将虾仁洗净，沥干水分，用刀切成碎块备用。

❷ 在虾仁碎块中加入少许盐、胡椒粉、葱花、姜末，搅拌均匀后用馄饨皮包起来即可。

加餐　藕粉

食材用料：藕粉

做法：

用藕粉半成品直接加水冲调即可。

午餐　番茄龙利鱼

食材用料：龙利鱼、番茄、水

做法：

❶ 将龙利鱼切成小块放于碗中，放少许盐和胡椒粉腌制10 分钟，将番茄去皮切成小块。

❷ 把腌制好的龙利鱼过水焯一下备用。

❸ 热锅冷油，放入番茄翻炒出汁，炒至浓稠，加适量水，放入腌制好的龙利鱼煮至水沸，加入适量生抽、盐、香菜后出锅。

晚餐　娃娃菜鸡丝挂面

食材用料：娃娃菜、龙须面、鸡肉、水

做法：

❶ 娃娃菜洗净切段备用，鸡肉切成丝备用。

❷ 热锅冷油，放入葱、蒜爆香，加入鸡丝煸炒至变色，加入开水，水沸后加入挂面和娃娃菜，面熟后加盐，撒点香菜即可出锅。

早餐　番茄鸡蛋面

食材用料：龙须面、番茄、鸡蛋、水

做法：

❶ 将番茄洗净，切丁备用。

❷ 热锅冷油，放入葱、蒜爆香，放入番茄炒软后，加入开水，趁水未沸腾时打入鸡蛋。

❸ 水开后加入面条煮至熟透，加点盐和香菜即可出锅。

加餐　木瓜排骨汤

食材用料：排骨、木瓜、水

做法：

❶ 将木瓜去皮切片备用。

❷ 将排骨洗净，凉水下锅，待水开撇去浮沫，捞出备用。

❸ 将排骨、木瓜放入高压锅，加入葱段、姜片、温水，高压烹饪 10 分钟。

❹ 高压锅放气后，加入盐即可出锅（最后加盐可以让排骨炖得更嫩）。

午餐　荷包蛋龙须面

食材用料：鸡蛋、龙须面、水

做法：

在锅中加入凉水，水快沸腾时，小心地磕入鸡蛋，水开后下面条，煮熟即可。

西葫芦炒肉片

食材用料：猪瘦肉、西葫芦

做法：

❶ 将西葫芦洗净切片备用，瘦肉切片备用。

❷ 热锅冷油，放入葱、蒜爆香，加入瘦肉煸炒至变色，加入西葫芦炒软，加点盐、香菜即可出锅。

加餐　红枣芒果汤

食材用料：芒果、红枣、水

做法：

取芒果果肉，切成块倒入汤锅，加入适量的水和几颗红枣，煮 10 ~ 15 分钟即可出锅。

晚餐　清蒸鲈鱼

食材用料：鲈鱼、水

做法：

❶ 将鲈鱼处理干净后，剖开鱼肚，在鱼身两面斜打花刀，在切口处和鱼肚子里放入姜片、葱段。

❷ 在锅里倒入清水，水开后，将蒸盘上屉，用大火蒸 7 分钟出锅。

❸ 撒上香菜和青葱丝，浇上热油，淋上蒸鱼豉油即可。

丝瓜虾仁汤

食材用料：丝瓜、虾仁、水

做法：

❶ 将虾仁去虾线，洗净沥水后添加适量胡椒粉，用手抓匀后腌制 10 分钟。

❷ 将丝瓜削皮切成滚刀块。

❸ 热锅冷油，爆香姜丝，倒入丝瓜翻炒至变软，倒入腌好的虾仁炒至变色，加适量开水，煮熟后撒些葱花即可出锅。

早餐　大米紫米粥

> 食材用料：大米、紫米、水
> 做法：
> 将大米、紫米淘洗后放入电饭锅中，加入 7 ~ 10 倍的水，启动煮粥模式。

清炒油麦菜

> 食材用料：油麦菜
> 做法：
> 热锅冷油，爆香葱、姜，放入油麦菜炒软，加盐和香菜即可出锅。

蒸鸡蛋羹

> 食材用料：鸡蛋、水
> 做法：
> ❶ 将鸡蛋在碗中打散，加入相当于蛋液 1 ~ 1.2 倍的水搅匀，用小勺撇去蛋液表面的泡沫。
> ❷ 在碗口封保鲜膜，并在保鲜膜上用牙签扎几个小孔。
> ❸ 将盛着蛋液的碗放入蒸屉，用大火蒸，水开后转中火，再蒸 10 分钟后出锅，加入适量生抽、香菜。

加餐　猕猴桃、无糖酸奶或纯牛奶

午餐　花卷、蒸铁棍山药

> 食材用料：花卷、铁棍山药、水
> 做法：
> 将超市买的花卷和洗净切成段的铁棍山药，放在屉上蒸熟即可。

清蒸黄花鱼

> 食材用料：黄花鱼、水
> 做法：
> ❶ 将黄花鱼处理干净后，剖开鱼肚，在鱼身两面斜打花刀，在切口处和鱼肚子里放入姜片、葱段。
> ❷ 在锅里倒入清水，水开后，将蒸盘上屉，用大火蒸 7 分钟出锅。
> ❸ 撒上香菜和青葱丝，浇上热油，淋上蒸鱼豉油即可。

豆腐蘑菇汤

食材用料：蘑菇、豆腐、水

做法：

❶ 将蘑菇洗净切成条备用，豆腐切成块备用。

❷ 热锅冷油，放入葱、蒜爆香，放入蘑菇煸至出水。

❸ 加入开水，将豆腐煮 2 分钟，加点盐和香菜即可出锅。

加餐 香蕉、腰果、无糖酸奶或纯牛奶

晚餐 **大米小米饭**

食材用料：大米、小米、水

做法：

将淘洗好的大米和小米放入电饭锅中，加入 1.3 倍的水，启动蒸饭模式。

茄子炒肉丝

食材用料：猪瘦肉、茄子

做法：

❶ 将茄子去皮切成条，将猪瘦肉洗净切成丝备用。

❷ 热锅冷油，将葱、蒜爆香，放入肉丝煸炒（煸炒时如果粘锅就淋点水），再放入茄子条炒熟，加点生抽、香菜、蒜末即可出锅。

海带排骨汤

食材用料：排骨、海带、水

做法：

❶ 将海带泡发切段备用。

❷ 将排骨洗净，凉水下锅，水开后撇去浮沫，捞出备用。

❸ 将排骨、海带放入高压锅，加入八角、香叶、葱段、姜片，加入温水，高压烹饪 10 分钟。

❹ 高压锅放气后，加入盐和香菜即可出锅。

早餐

小米山药粥
- 食材用料：小米、铁棍山药、水
- 做法：
  1. 淘洗小米，将铁棍山药洗净去皮切成块。
  2. 将小米和铁棍山药放入电饭锅，加入 7 ~ 10 倍的水，启动煮粥模式。

清炒西葫芦
- 食材用料：西葫芦
- 做法：
  热锅冷油，爆香葱、姜，放入西葫芦炒软，加盐和香菜即可出锅。

蒸鸡蛋羹
- 食材用料：鸡蛋、水
- 做法：
  1. 将鸡蛋在碗中打散，加入相当于蛋液 1 ~ 1.2 倍的水搅匀，用小勺撇去蛋液表面的泡沫。
  2. 在碗口封保鲜膜，并在保鲜膜上用牙签扎几个小孔。
  3. 将盛着蛋液的碗放入蒸屉，用大火蒸，水开后转中火，再蒸 10 分钟后出锅，加入适量生抽、香菜。

加餐 橙子、无糖酸奶或纯牛奶

午餐

馒头、蒸紫薯
- 食材用料：馒头、紫薯、水
- 做法：
  将超市买的馒头和洗净切成段的紫薯，放在屉上蒸熟即可。

丝瓜炒虾仁
- 食材用料：丝瓜、虾仁
- 做法：
  1. 丝瓜去皮切条，虾仁买现成的解冻即可。
  2. 热锅冷油，加入葱、蒜爆香，加入丝瓜和虾仁煸炒（煸炒时如果粘锅就淋点水），盖上锅盖焖 2 分钟至熟，加点盐、撒点香菜即可出锅。

番茄豆腐汤

食材用料：番茄、豆腐、水

做法：

❶ 番茄洗净切成块备用，豆腐切成块备用。

❷ 热锅冷油，放入葱、蒜爆香，加入番茄煸炒至软，加入开水，再加入豆腐，煮 2 分钟，加点盐、撒点香菜即可出锅。

 芒果、腰果、无糖酸奶或纯牛奶

 杂粮馒头

食材用料：黑米馒头或其他杂粮馒头

做法：

买现成的即可。

黄瓜炒木耳

食材用料：黄瓜、木耳

做法：

❶ 将木耳加水泡发后，沸水焯 30 秒备用，黄瓜洗净切片备用。

❷ 热锅冷油，放入葱、蒜爆香，加入木耳和黄瓜煸炒至黄瓜变色，加点盐、撒点香菜、蒜末出锅。

黄豆猪蹄汤

食材用料：猪蹄、黄豆、水

做法：

❶ 提前一晚浸泡黄豆，冲净沥干。

❷ 把切好的猪蹄放入凉水中，水开后，焯水 1 分钟，去除血腥味，捞出备用。

❸ 另起砂锅，倒入猪蹄、黄豆，加入姜丝和适量清水，用大火煮开，转小火慢炖两小时左右，直到猪蹄基本熟透，加点盐和葱花即可出锅。

早餐　红枣紫米粥

食材用料：紫米、红枣、水

做法：

将淘洗好的紫米和洗净去核的红枣放入电饭锅中，加入 7 ~ 10 倍的水，启动煮粥模式。

水煮蛋

食材用料：鸡蛋、水

做法：

将鸡蛋洗净后放入凉水中，用大火煮开，水开后转最小火，煮 7 ~ 8 分钟即可。

清炒菜心

食材用料：菜心

做法：

❶ 将菜心洗净，沥干水分，切段备用。

❷ 热锅冷油，放入葱花、蒜末煸炒出香味，倒入菜心煸炒至熟，加少许盐即可出锅。

加餐　砂糖桔、无糖酸奶或纯牛奶

午餐　水煮面条、水

食材用料：干面条

做法：

水烧开后，下入干面条，煮 3 分钟，面条熟透即可出锅。

西蓝花
炒鸡胸肉

食材用料：鸡胸肉、西蓝花

做法：

❶ 西蓝花洗净，掰成小朵，沸水焯 1 分钟，捞出过凉备用。

❷ 鸡胸肉切片备用。

❸ 热锅冷油，加入葱、蒜爆香，加入鸡胸肉煸炒（煸炒时如果出现粘锅的情况就淋点水），炒至变色，加入西蓝花翻炒至熟，加点盐即可出锅。

猪肝菠菜汤

食材用料：猪肝、菠菜、水

做法：

❶ 将菠菜洗净切段，焯水断生，捞出过凉备用。

❷ 将猪肝洗净切片，加入少许水淀粉腌制片刻。

❸ 在锅中倒入清水和姜丝，煮沸后加入猪肝和菠菜，约煮 1 分钟，撒少许胡椒粉和盐即可出锅。

加餐 猕猴桃、杏仁、无糖酸奶或纯牛奶

晚餐

大米荞麦饭

食材用料：大米、荞麦、水

做法：

将淘洗好的大米、荞麦倒入电饭锅，加入 1.3 倍的水，启动蒸饭模式即可。

菜椒炒豆皮

食材用料：菜椒、豆皮

做法：

❶ 将豆皮洗净，切片备用。

❷ 热锅冷油，放入葱、蒜爆香，再加入豆皮煸炒，炒 1 分钟后加入菜椒再炒 1 分钟，炒熟后加入生抽、香菜、蒜末即可出锅。

海带排骨汤

食材用料：排骨、海带、水

做法：

❶ 将海带泡发切段备用。

❷ 将排骨洗净，凉水下锅，水开后撇去浮沫，捞出备用。

❸ 将排骨、海带放入高压锅，加入八角、香叶、葱段、姜片，加入温水，高压烹饪 10 分钟。

❹ 高压锅放气后，加入盐和香菜即可出锅。

早餐　小米南瓜粥

食材用料：小米、南瓜、水

做法：

❶ 淘洗小米，将南瓜切丁。

❷ 将小米、南瓜放入电饭锅，加入 7～10 倍的水，启动煮粥模式。

清炒油麦菜

食材用料：油麦菜

做法：

热锅冷油，爆香葱、姜，放入油麦菜炒软，加入盐和香菜即可出锅。

卤牛肉

食材用料：牛腱子、水

做法：

❶ 锅中放入牛肉，加入适量的冷水和料酒，煮出血水。

❷ 准备好葱、姜、花椒、大料、冰糖、香叶、干辣椒等配料（可以放几片干山楂片使牛肉更软烂），用纱布包成小包。

❸ 用两勺豆瓣酱、两勺老抽、五勺生抽、两勺料酒、四分之一勺盐调酱汁。

❹ 将牛肉洗净放入电饭煲，放入配料包和酱汁，加温水至没过牛肉煲熟。

❺ 将卤好的牛肉在卤水汁中浸泡 1 个小时以上，牛肉会更加入味。

加餐　苹果、无糖酸奶或纯牛奶

午餐　大米紫薯饭

食材用料：大米，紫薯，水

做法：

将紫薯去皮切丁和淘洗过的大米一起放入电饭锅，加入 1.3 倍的水，启动蒸饭模式即可。

食材用料：大虾、水

做法：

白灼虾

❶ 清洗大虾，处理虾线。

❷ 在锅中放入清水，加入姜片和香葱，水开后煮 2 分钟。

❸ 放入大虾，煮 3 分钟至大虾熟透，捞出过凉，蘸生抽食用。

食材用料：丝瓜、鸡蛋、水

做法：

丝瓜蛋花汤

❶ 将丝瓜洗净去皮切片备用，鸡蛋打散备用。

❷ 锅中加清水和适量油烧开，加入丝瓜煮 2 分钟，倒入鸡蛋液，拌匀煮沸，加入适量胡椒粉、盐、葱花即可。

 芒果、核桃、无糖酸奶或纯牛奶

杂粮馒头

食材用料：黑米馒头或其他杂粮馒头

做法：

购买现成的即可。

素炒茄丝

食材用料：茄子

做法：

❶ 将茄子洗净去皮，切成丝备用。

❷ 热锅冷油，放入葱、蒜爆香，加入茄丝煸炒，炒熟后淋点生抽、撒点香菜、蒜末即可出锅。

蛤蜊豆腐汤

食材用料：蛤蜊、豆腐、水

做法：

❶ 将蛤蜊开壳，放入水中清洗泥沙。

❷ 在锅中加入清水和适量油，水开后放入蛤蜊、豆腐、姜丝，撒点胡椒粉，煮 3 分钟左右，加点盐、香菜即可出锅。

早餐　青菜鸡蛋面

食材用料：龙须面、青菜、鸡蛋、水

做法：

❶ 在锅中放入凉水，水快沸腾时，小心地磕入鸡蛋。

❷ 水开后下入龙须面，煮 2 分钟后加入洗净的青菜，煮熟后，淋点橄榄油，加些香菜和盐即可出锅。

加餐　橘子、无糖酸奶或纯牛奶

馒头、蒸红薯

食材用料：馒头、红薯、水

做法：

将超市买的馒头和洗净切成段的红薯，放在屉上蒸熟即可。

西葫芦炒肉片

食材用料：猪瘦肉、西葫芦

做法：

❶ 将西葫芦洗净切片备用，瘦肉切片备用。

❷ 热锅冷油，放入葱、蒜爆香，加入瘦肉煸炒至变色，加入西葫芦炒软，加点盐、香菜即可出锅。

午餐　香菇鸡丝汤

食材用料：鸡胸肉、香菇、水

做法：

❶ 把湿香菇、鸡胸肉切成细条。

❷ 热锅冷油，放入葱白炒香，倒入香菇丝炒 3 分钟。

❸ 倒入适量开水，加入鸡丝和生姜，慢慢搅匀，用中火煮 5 分钟，加入适量的生抽、葱花和盐即可出锅。

加餐　哈密瓜、美国大杏仁、无糖酸奶或纯牛奶

晚餐　大米荞麦饭

食材用料：大米、荞麦、水

做法：

将淘洗过的大米和荞麦放入电饭锅，加入相当于大米 1.3 倍的水，启动蒸饭模式即可。

西芹炒虾仁

食材用料：虾仁、西芹、甜椒

做法：

❶ 把洗净的西芹切段备用，甜椒去籽切段备用。

❷ 将虾仁去除虾线，把虾仁放入碗中，加少许盐和水淀粉拌匀，腌制 10 分钟左右。

❸ 将西芹焯水断生后捞出，再放入虾仁，煮至变色捞出。

❹ 热锅冷油，加入生姜、甜椒、西芹和虾仁翻炒至熟，加入少许盐即可出锅。

白萝卜排骨汤

食材用料：白萝卜、排骨、水

做法：

❶ 将白萝卜切成块、姜切片。

❷ 水开后放入排骨，焯水 2 ~ 3 分钟，去除血水后捞出。

❸ 在电饭锅中放入白萝卜、排骨、姜片和适量水，启动煲汤模式，煮好后，加适量盐和葱花即可出锅。

早餐　薏米红豆粥

食材用料：薏米、红豆、水
做法：
❶ 把红豆提前一晚泡上。
❷ 把淘好的薏米和红豆放入电饭锅，加入相当于薏米和红豆 7 ~ 10 倍的水，启动煮粥模式。

水煮蛋

食材用料：鸡蛋、水
做法：
将鸡蛋洗净后放入凉水中，用大火煮开，水开后转最小火，煮 7 ~ 8 分钟即可。

清炒娃娃菜

食材用料：娃娃菜
做法：
❶ 将娃娃菜洗净切成丝。
❷ 热锅冷油，放入姜片、葱花、蒜末煸炒出香味，加入娃娃菜继续煸炒至八成熟，加少许盐即可出锅。

加餐　苹果、无糖酸奶或纯牛奶

午餐　紫薯香米饭

食材用料：大米、紫薯、水
做法：
将淘洗好的大米、切成块的紫薯放入电饭锅，加入 1.3 倍的水，启动蒸饭模式即可。

茄子炒肉丝

食材用料：猪瘦肉、茄子
做法：
❶ 将茄子去皮切成条，将猪瘦肉洗净切成丝备用。
❷ 热锅冷油，将葱、蒜爆香，放入肉丝煸炒（煸炒时如果粘锅就淋点水），再放入茄子条炒熟，加点生抽、香菜、蒜末即可出锅。

鲫鱼萝卜汤

食材用料：萝卜、鲫鱼、水

做法：

❶ 把新鲜的鲫鱼去鳞去内脏，鱼身双面斜打花刀。

❷ 锅烧热后倒油，油热后将鲫鱼双面煎至金黄。

❸ 把煎好的鲫鱼推到锅边，利用锅内的油，爆香葱、姜、蒜。

❹ 在锅中加水，水开后撇去浮沫，放入白萝卜丁，用中火焖煮。

❺ 萝卜煮至透明变软，汤汁变白，加入适量盐、胡椒粉和香菜即可。

加餐 橙子、榛子、无糖酸奶或纯牛奶

晚餐 大米南瓜饭

食材用料：大米、南瓜、水

做法：

把淘洗好的大米、切成小块的南瓜放入电饭锅，加入1.3 倍的水，启动蒸饭模式即可。

清炒空心菜

食材用料：空心菜

做法：

❶ 洗净空心菜，用手摘成段。

❷ 热锅冷油，放入葱、姜、蒜翻炒爆香，倒入摘好的空心菜，用大火翻炒至空心菜变软，加入少许盐和生抽即可出锅。

鸭血豆腐汤

食材用料：鸭血、豆腐、水

做法：

❶ 将鸭血切成块，放入开水中焯一下，去除血腥味。

❷ 在砂锅中放入适量水，加入豆腐、鸭血、葱、姜。

❸ 水开后用小火再煮 5 分钟至豆腐、鸭血熟透，加入盐、生抽、香油即可出锅。

早餐　牛奶燕麦片

食材用料：燕麦片、牛奶、水

做法：

❶ 用开水把燕麦片冲开，注意不用太多水，能够冲熟燕麦片即可。

❷ 倒入牛奶调节温度后，可直接饮用。

清炒油麦菜

食材用料：油麦菜

做法：

热锅冷油，爆香葱、姜，放入油麦菜炒软，加入盐和香菜即可出锅。

水煮蛋

食材用料：鸡蛋、水

做法：

将鸡蛋洗净后放入凉水中，用大火煮开，水开后转最小火，煮 7 ~ 8 分钟即可。

加餐　香蕉、无糖酸奶或纯牛奶

午餐　大米紫米饭

食材用料：大米、紫米、水

做法：

将大米、紫米淘洗后放入电饭锅中，加入 1.3 倍的水，启动蒸饭模式。

甜椒炒牛肉

食材用料：牛肉、甜椒

做法：

❶ 把牛肉切成薄片，放入适量的胡椒粉、盐、地瓜粉，抓均匀腌制半小时。

❷ 热锅冷油，放入花椒、葱、姜，倒入牛肉翻炒至变色。

❸ 加入甜椒炒至断生，加入少许生抽、香菜即可出锅。

海带豆腐汤

食材用料：海带、豆腐、水

做法：

❶ 把海带泡开泡软后，切成片待用。

❷ 把海带、姜片放入锅中，加水用大火煮开，再转小火煮 5 分钟。

❸ 加入豆腐，用小火再煮 5 分钟，加入少许生抽、香油、香菜即可出锅（豆腐煮久了容易碎，一定要等到海带基本熟了再放）。

加餐 草莓、核桃仁、无糖酸奶或纯牛奶

晚餐

馒头、铁棍山药

食材用料：馒头、铁棍山药、水

做法：

将超市买的馒头和洗净切成段的铁棍山药，放在屉上蒸熟即可。

香菇焖鸡翅

食材用料：香菇、鸡翅、水

做法：

❶ 将香菇、鸡翅洗净备用，锅中放油烧热，加入少许冰糖。

❷ 待冰糖化开，加入沥干水分的鸡翅，翻炒 4 ~ 5 分钟至鸡翅变为金黄色，加温开水至没过鸡翅。

❸ 开锅后，放入葱、姜、蒜、盐、八角、花椒，倒入适量老抽搅拌上色。

❹ 放入香菇，用中小火焖煮鸡翅至八成熟，再转大火收汁即可。

虾仁冬瓜汤

食材用料：虾仁、冬瓜、水

做法：

❶ 将虾仁洗净备用，将冬瓜去皮、去瓤、切片。

❷ 热锅冷油，爆香葱、姜、花椒后，倒入冬瓜翻炒。

❸ 加水煮至冬瓜稍微变软，加入虾仁再炖片刻。

❹ 加入少许盐、香油即可出锅。

早餐

小米红枣粥

食材用料：小米、红枣、水

做法：

把淘好的小米和红枣放入电饭锅，加入 7 ~ 10 倍的水，启动煮粥键即可。

清炒西蓝花

食材用料：西蓝花

做法：

❶ 把西蓝花掰成小朵，洗净。

❷ 锅中烧水，水开后加盐，西蓝花焯水 1 分钟，捞出过凉备用。

❸ 热锅冷油，放入葱花、蒜末煸炒出香味，加入西蓝花继续煸炒 2 分钟，撒少许盐即可出锅。

蒸鸡蛋羹

食材用料：鸡蛋、水

做法：

❶ 将鸡蛋在碗中打散，加入相当于蛋液 1 ~ 1.2 倍的水搅匀，用小勺撇去蛋液表面的泡沫。

❷ 在碗口封保鲜膜，并在保鲜膜上用牙签扎几个小孔。

❸ 将盛着蛋液的碗放入蒸屉，用大火蒸，水开后转中火，再蒸 10 分钟后出锅，加入适量生抽、香菜。

加餐 橙子、无糖酸奶或纯牛奶

午餐

发面饼

在超市买现成的发面饼即可（如果自制发面饼，建议少油或无油）。

西葫芦炒鸡胸肉片

食材用料：西葫芦、鸡胸肉

做法：

❶ 将西葫芦切成薄片，蒜切碎备用。

❷ 把鸡胸肉切成薄片，加生抽、水淀粉腌制 10 分钟。

❸ 热锅冷油，放入葱爆香，将鸡胸肉片炒散，翻炒至变色。

❹ 加入西葫芦片继续翻炒，加入蒜末炒香，待西葫芦炒软即可出锅。

番茄牛腩汤

食材用料：番茄、牛腩、水

做法：

❶ 将番茄切成小块备用，将切成小块的牛腩冷水下锅，加入生姜，水开后撇去浮沫，煮 25 分钟捞出备用。

❷ 另起锅，热锅冷油，加入葱、姜、蒜爆香，再加入番茄块，炒至出汁，加适量水，倒入牛腩，用大火烧开后，转为小火慢熬 30 分钟，直至牛肉软烂即可出锅。

加餐 鲜枣、美国大杏仁、无糖酸奶或纯牛奶

晚餐 **荞麦面条**

食材用料：荞麦面条、水

做法：

将水烧开，下入荞麦面条，煮 8 ~ 10 分钟至面条熟透即可出锅。（市面上大多数荞麦面条的荞麦含量为 15% ~ 20%，如果自己在家制作也要参考这个比例，加太多荞麦粉，难以揉成面团。）

黑木耳炒猪肝

食材用料：黑木耳、猪肝

做法：

❶ 泡发黑木耳备用，把猪肝洗净切片放入碗中，加少许盐、生姜去腥。

❷ 热锅冷油，加入葱、姜、花椒爆香，再加入腌制好的猪肝煸炒。

❸ 倒入黑木耳翻炒至熟，再加适量的生抽、盐、香菜即可出锅。

鲫鱼萝卜汤

食材用料：白萝卜、鲫鱼、水

做法：

❶ 将白萝卜切成块，将新鲜鲫鱼去鳞、去内脏，在鱼身双面斜打花刀。

❷ 锅烧热后倒油，油热后放入鲫鱼，煎至双面金黄。

❸ 把煎好的鲫鱼推到锅边，利用锅内剩油，爆香葱、姜、蒜。

❹ 锅中注入水，水烧开后撇去浮沫，放入白萝卜块，用中火焖煮。

❺ 待白萝卜煮至透明变软，汤汁变白，加入适量盐、胡椒粉、香菜即可。

早餐

红枣紫米粥

食材用料：紫米、红枣、水
做法：
将淘洗好的紫米和洗净去核的红枣放入电饭锅中，加入 7 ~ 10 倍的水，启动煮粥模式。

水煮蛋

食材用料：鸡蛋、水
做法：
将鸡蛋洗净后放入凉水中，用大火煮开，水开后转最小火，煮 7 ~ 8 分钟即可。

醋溜圆白菜

食材用料：圆白菜
做法：
❶ 将圆白菜择好洗净，切成菱形片，焯水后捞出过凉，沥干备用。
❷ 热锅冷油，放入葱、姜、蒜、花椒煸炒出香味，倒入圆白菜，加适量生抽翻炒至熟，加入香菜即可出锅。

加餐　无糖酸奶、苹果

午餐

大米紫米饭

食材用料：大米、紫米、水
做法：
将大米、紫米淘洗后放入电饭锅中，加入 1.3 倍的水，启动蒸饭模式。

香菇彩椒肉片

食材用料：香菇、彩椒、猪瘦肉
做法：
❶ 将香菇、彩椒、猪瘦肉切片备用。
❷ 热锅冷油，下姜爆香，加入香菇片，炒出水分后倒入肉片翻炒，再倒入彩椒，淋上生抽，炒至肉片熟透，加少许葱花、香菜即可出锅。

食材用料：西葫芦、鸡胸肉、水

做法：

西葫芦鸡丝汤

❶ 将西葫芦清洗干净、去皮切成丝，将鸡胸肉切成丝放入碗中，加入少许盐、地瓜粉和清水拌匀，腌制片刻。

❷ 水烧开后，放入腌制好的鸡肉煮透，再放入西葫芦煮熟，放少许盐、香菜，关火盛出即可。

加餐 柚子、葵花籽、无糖酸奶或纯牛奶

晚餐 **大米红薯饭**

食材用料：大米，红薯，水

做法：

红薯去皮切丁后，和淘洗过的大米一起放入电饭锅，加入相当于大米 1.3 倍的水，启动蒸饭模式即可。

西蓝花炒虾仁

食材用料：西蓝花、虾仁

做法：

❶ 在洗净的虾仁中加适量生抽、淀粉，腌制 10 分钟左右。

❷ 将西蓝花洗净，摘成小朵，锅内加少许盐，水开后放入西蓝花，焯水 1 分钟，捞出备用。

❸ 热锅冷油，加入蒜末，倒入虾仁翻炒至变色，放入西蓝花翻炒均匀，加少许盐、香菜即可出锅。

黄豆猪蹄汤

食材用料：猪蹄、黄豆、水

做法：

❶ 提前一晚浸泡黄豆，冲净沥干。

❷ 把切好的猪蹄放入凉水中，水开后，焯水 1 分钟，去除血腥味，捞出备用。

❸ 另起砂锅，倒入猪蹄、黄豆，加入姜丝和适量清水，用大火煮开，转小火慢炖两小时左右，直到猪蹄基本熟透，加点盐和葱花即可出锅。

早餐　番茄鸡蛋面

食材用料：龙须面、番茄、鸡蛋、水
做法：
❶ 将番茄洗净，切丁备用。
❷ 热锅冷油，放入葱、蒜爆香，放入番茄炒软后，加入开水，趁水未沸腾时打入鸡蛋。
❸ 水开后加入面条煮至熟透，加点盐和香菜即可出锅。

加餐　梨、无糖酸奶或纯牛奶

午餐　紫薯香米饭

食材用料：香米、紫薯、水
做法：
淘洗香米、将切成块的紫薯放入电饭锅，加入 1.3 倍的水，启动蒸饭模式即可。

茄子炒肉丝

食材用料：猪瘦肉、茄子
做法：
❶ 将茄子去皮切成条，将猪瘦肉洗净切成丝备用。
❷ 热锅冷油，将葱、蒜爆香，放入肉丝煸炒（煸炒时如果粘锅就淋点水），再放入茄子条炒熟，加点生抽、香菜、蒜末即可出锅。

金针菇鱼片汤

食材用料：金针菇、巴沙鱼、水
做法：
❶ 将金针菇切去老茎备用。
❷ 将巴沙鱼切片后放入碗中，加少许姜丝去腥，再加入水淀粉拌匀。
❸ 热锅冷油，爆香姜片，放入金针菇翻炒均匀，加适量清水用中火煮沸，放入鱼片煮约 1 分钟，加入适量盐和葱花即可出锅。

加餐　葡萄干、腰果、无糖酸奶或牛奶

晚餐　花卷　超市买现成的即可，也可用馒头替代。

白菜炖豆腐

食材用料：白菜、豆腐、水

做法：

❶ 将白菜洗净切段，豆腐切成块，豆腐焯水 1 分钟后，捞出备用。

❷ 热锅冷油，爆香葱、姜，放入白菜煸炒软，加入豆腐炖 10 分钟，淋点生抽，加点盐和香菜即可出锅。

虾仁冬瓜汤

食材用料：虾仁、冬瓜、水

做法：

❶ 将虾仁洗净备用，将冬瓜去皮、去瓤、切片。

❷ 热锅冷油，爆香葱、姜、花椒后，倒入冬瓜翻炒。

❸ 加水煮至冬瓜稍微变软，加入虾仁再炖片刻。

❹ 加入少许盐、香油即可出锅。

早餐

大米小米粥

食材用料：大米、小米、水

做法：

将大米、小米淘洗后，加入 7 ~ 10 倍的水，放入电饭锅，启动煮粥模式即可。

蒜蓉空心菜

食材用料：空心菜

做法：

❶ 将空心菜洗净，沥干水分切段备用。

❷ 热锅冷油，放入葱花、蒜末煸炒出香味，加入空心菜炒软，加点香菜、蒜末和适量的盐即可出锅。

蒸鸡蛋羹

食材用料：鸡蛋、水

做法：

❶ 将鸡蛋在碗中打散，加入相当于蛋液 1 ~ 1.2 倍的水搅匀，用小勺撇去蛋液表面的泡沫。

❷ 在碗口封保鲜膜，并在保鲜膜上用牙签扎几个小孔。

❸ 将盛着蛋液的碗放入蒸屉，用大火蒸，水开后转中火，再蒸 10 分钟后出锅，加入适量生抽、香菜。

加餐　橘子、无糖酸奶或纯牛奶

午餐　杂粮馒头　　可以直接从超市购买黑米馒头、玉米馒头等。

菜花炒鸡胸肉

食材用料：鸡胸肉、菜花

做法：

❶ 洗净的菜花切成小朵，沸水焯 30 秒断生，鸡胸肉切片备用。

❷ 热锅冷油，放入葱、蒜爆香，加入鸡肉煸炒，断生后加入菜花，炒熟后淋入生抽、撒点香菜即可出锅。

海带排骨汤

食材用料：排骨、海带、水

做法：

❶ 将海带泡发切段备用。

❷ 将排骨洗净，凉水下锅，水开后撇去浮沫，捞出备用。

❸ 将排骨、海带放入高压锅，加入八角、香叶、葱段、姜片，加入温水，高压烹饪 10 分钟。

❹ 高压锅放气后，加入盐和香菜即可出锅。

加餐 柚子、榛子、无糖酸奶或纯牛奶

晚餐

大米南瓜饭

食材用料：大米、南瓜

做法：

把淘洗好的大米、切成小块的南瓜放入电饭锅，加入 1.3 倍的水，启动蒸饭模式即可。

洋葱炒羊肉

食材用料：羊肉、洋葱

做法：

❶ 将羊肉切片，洋葱切条备用。

❷ 热锅冷油，放入葱、蒜爆香，加入羊肉，煸炒至八成熟，加入洋葱炒熟，撒点盐、香菜、孜然粉即可出锅。

蛤蜊豆腐汤

食材用料：蛤蜊、豆腐、水

做法：

❶ 将蛤蜊开壳，放入水中清洗泥沙。

❷ 在锅中加入清水和适量油，水开后放入蛤蜊、豆腐、姜丝，撒点胡椒粉，煮 3 分钟左右，加点盐、香菜即可出锅。

早餐　大米红薯粥

食材用料：大米，红薯、水

做法：

将去皮切丁的红薯和淘洗过的大米一起放入电饭锅，加入 7 ~ 10 倍水，启动煮粥模式即可。

水煮蛋

食材用料：鸡蛋、水

做法：

将鸡蛋洗净后放入凉水中，用大火煮开，水开后转最小火，煮 7 ~ 8 分钟即可。

白灼芥蓝

食材用料：芥蓝

做法：

❶ 将芥蓝洗净，在沸水中焯 2 分钟后捞出过凉，沥干水分摆到盘中。

❷ 用蚝油、生抽、香油调好汁，淋在芥蓝上即可。

加餐　梨、无糖酸奶或纯牛奶

午餐　红枣薏米饭

食材用料：薏米、红枣、水

做法：

淘洗薏米和 2 ~ 3 颗红枣，放入电饭锅，加入 1.3 倍的水，启动蒸饭模式即可。

清蒸海鲈鱼

食材用料：海鲈鱼、水

做法：

❶ 把海鲈鱼处理干净，剖开鱼肚，在鱼身两面斜打花刀，在鱼肚和鱼身打花刀的地方放入姜片、葱片，再撒上葱丝、姜丝。

❷ 腌制 10 分钟后，把盘子放于蒸锅，水开后用中火蒸 10 ~ 15 分钟，蒸好的鱼取出待用。

❸ 另起干净的锅，放入适量油和花椒，爆热后淋到鱼身上，再加入生抽、蒸鱼豉油、香菜即可出锅。

白萝卜排骨汤

食材用料：白萝卜、排骨、水

做法：

❶ 将白萝卜切成块、姜切片。

❷ 水开后放入排骨，焯水 2 ~ 3 分钟，去除血水后捞出。

❸ 在电饭锅中放入白萝卜、排骨、姜片和适量水，启动煲汤模式，煮好后，加适量盐和葱花即可出锅。

 砂糖桔、腰果、无糖酸奶或纯牛奶

 杂粮馒头、蒸红薯

食材用料：杂粮馒头、红薯、水

做法：

将杂粮馒头和洗净切成段的红薯，放在屉上蒸熟即可。

茼蒿炒肉片

食材用料：茼蒿、鸡胸肉

做法：

❶ 将茼蒿洗净切段备用，鸡胸肉切片备用。

❷ 热锅冷油，爆香葱、姜，加入鸡胸肉片炒熟，倒入茼蒿翻炒至熟，加点盐和香菜即可出锅。

金针菇鸡丝汤

食材用料：鸡胸肉、金针菇、水

做法：

❶ 将鸡胸肉切成丝放入碗中，加入少许盐、地瓜粉和清水拌匀腌制一会。

❷ 水烧开后，放入腌制好的鸡肉煮透，放入金针菇煮熟，加少许盐、香菜即可出锅。

早餐　豆芽鸡蛋面

食材用料：鸡蛋、豆芽、水、面条

做法：

❶ 热锅冷油，放入葱、蒜爆香，放入绿豆芽炒软后加入开水，趁水不太沸腾时，打入鸡蛋。

❷ 水开后加入面条，煮至面条熟透，加点盐和香菜出锅。

加餐　哈密瓜、无糖酸奶或纯牛奶

午餐　馒头、铁棍山药

食材用料：馒头、铁棍山药、水

做法：

将超市买的馒头和洗净切成段的铁棍山药，放在屉上蒸熟即可。

杏鲍菇炒肉片

食材用料：猪瘦肉、杏鲍菇

做法：

❶ 将杏鲍菇切片，猪瘦肉切片备用。

❷ 热锅冷油，放入葱、蒜爆香，加入肉片煸炒片刻，再加入杏鲍菇炒熟，淋点生抽、撒点香菜、蒜末即可出锅。

番茄牛腩汤

食材用料：番茄、牛腩、水

做法：

❶ 将番茄切成小块备用，将切成小块的牛腩冷水下锅，加入生姜，水开后撇去浮沫，煮 25 分钟捞出备用。

❷ 另起锅，热锅冷油，加入葱、姜、蒜爆香，再加入番茄块，炒至出汁，加适量水，倒入牛腩，用大火烧开后，转为小火慢熬 30 分钟，直至牛肉软烂即可出锅。

加餐　芒果、葵花籽、无糖酸奶或纯牛奶

晚餐　大米紫米饭

食材用料：大米、紫米、水

做法：

将大米、紫米淘洗后放入电饭锅中，加入 1.3 倍的水，启动蒸饭模式。

西葫芦炒鸡胸肉片

食材用料：西葫芦、鸡胸肉

做法：

❶ 将西葫芦切成薄片，蒜切碎备用。

❷ 把鸡胸肉切成薄片，加生抽、水淀粉腌制 10 分钟。

❸ 热锅冷油，放入葱爆香，将鸡胸肉片炒散，翻炒至变色。

❹ 加入西葫芦片继续翻炒，加入蒜末炒香，待西葫芦炒软即可出锅。

虾仁豆腐汤

食材用料：豆腐、虾仁、水

做法：

❶ 把豆腐、虾仁、姜丝、清水加入电饭锅。

❷ 启动煲汤模式，完成后加入少许盐即可。

早餐

糯米红豆粥
食材用料：糯米、红豆、水
做法：
❶ 提前一晚泡上红豆。
❷ 把淘好的糯米和红豆放入电饭锅，加入 7 ~ 10 倍的水，启动煮粥模式即可。

水煮蛋
食材用料：鸡蛋、水
做法：
将鸡蛋洗净后放入凉水中，用大火煮开，水开后转最小火，煮 7 ~ 8 分钟即可。

清炒油麦菜
食材用料：油麦菜
做法：
热锅冷油，爆香葱、姜，放入油麦菜炒软，加入盐和香菜即可出锅。

加餐 苹果、无糖酸奶或纯牛奶

午餐

红枣薏米饭
食材用料：薏米、红枣、水
做法：
淘洗薏米和 2 ~ 3 颗红枣，放入电饭锅，加入 1.3 倍的水，启动蒸饭模式即可。

猪肝炒菠菜
食材用料：猪肝、菠菜
做法：
❶ 将菠菜洗净切段，用沸水焯 20 秒，捞出过凉备用。
❷ 将猪肝洗净切片，加适量胡椒粉和姜丝去腥。
❸ 热锅冷油，放入葱、蒜爆香，加入猪肝煸炒，炒熟后倒入菠菜均匀翻炒，放入盐和香菜即可出锅。

丝瓜豆腐汤
食材用料：丝瓜、豆腐、水
做法：
❶ 将丝瓜去皮洗净切片，豆腐切成块备用。
❷ 水烧开后，放入丝瓜片、豆腐煮熟，放少许盐、香菜，关火盛出。

加餐 猕猴桃、核桃、无糖酸奶或纯牛奶

晚餐 馒头、蒸红薯

食材用料：馒头、红薯、水
做法：
将超市买的馒头和洗净切成段的红薯，放在屉上蒸熟即可。

蒿子杆炒肉片

食材用料：蒿子杆、鸡胸肉
做法：
❶ 将蒿子杆洗净，切段备用，鸡胸肉切片备用。
❷ 热锅冷油，爆香葱、姜，加入肉片炒熟，倒入蒿子杆翻炒至熟，加入生抽和香菜即可出锅。

番茄龙利鱼

食材用料：龙利鱼、番茄、水
做法：
❶ 将龙利鱼切成小块放于碗中，放少许盐和胡椒粉腌制10 分钟，将番茄去皮切成小块。
❷ 把腌制好的龙利鱼过水焯一下备用。
❸ 热锅冷油，放入番茄翻炒出汁，炒至浓稠，加适量水，放入腌制好的龙利鱼煮至水沸，加入适量生抽、盐、香菜后出锅。

早餐　小米南瓜粥

食材用料：小米、南瓜、水

做法：

❶ 淘洗小米，将南瓜切丁。

❷ 将小米、南瓜放入电饭锅，加入 7 ~ 10 倍的水，启动煮粥模式。

丝瓜炒鸡蛋

食材用料：鸡蛋、丝瓜

做法：

❶ 在锅中倒入少量油，烧热后倒入打散的鸡蛋液，炒熟盛出。

❷ 再放入少量油，爆香葱、姜，倒入丝瓜煸炒至八成熟，放入鸡蛋拌匀，加少许盐，香油即可出锅。

加餐　芒果、无糖酸奶或纯牛奶

午餐　水煮面条

食材用料：干面条

做法：

水烧开后，下入干面条，煮 3 分钟，面条熟透即可盛出。

西蓝花炒肉片

食材用料：猪肉、西蓝花

做法：

❶ 将西蓝花洗净，掰成小朵，沸水焯 1 分钟，捞出过凉备用。

❷ 将猪肉切片备用。

❸ 热锅冷油，放入葱爆香，加入猪肉片翻炒至变色，加入西蓝花继续翻炒，加入少许生抽、蒜末翻炒，加适量盐出锅。

香菇鸡丝汤

食材用料：鸡胸肉、香菇、水

做法：

❶ 把湿香菇、鸡胸肉切成细条。

❷ 热锅冷油，放入葱白炒香，倒入香菇丝炒 3 分钟。

❸ 倒入适量开水，加入鸡丝和生姜，慢慢搅匀，用中火煮 5 分钟，加入适量的生抽、葱花和盐即可出锅。

加餐 苹果、腰果、无糖酸奶或纯牛奶

晚餐

发面饼
> 在超市买现成的发面饼即可（如果自制发面饼，建议少油或无油）。

清炒莴笋片
> 食材用料：莴笋
> 做法：
> ❶ 莴笋切片备用。
> ❷ 热锅冷油，爆香葱、姜，放入莴笋片煸炒，加淋点生抽翻炒至熟，撒点盐和香菜即可出锅。

虾仁豆腐汤
> 食材用料：豆腐、虾仁、水
> 做法：
> ❶ 把豆腐、虾仁、姜丝、清水加入电饭锅。
> ❷ 启动煲汤模式，完成后加入少许盐即可。

早餐　豆芽鸡蛋面

食材用料：鸡蛋、豆芽、水、面条

做法：

❶ 热锅冷油，放入葱、蒜爆香，放入绿豆芽炒软后加入开水，趁水不太沸腾时，打入鸡蛋。

❷ 水开后加入面条，煮至面条熟透，加点盐和香菜出锅。

加餐　柚子、无糖酸奶或纯牛奶

午餐　糙米饭

食材用料：大米、糙米

做法：

把淘洗好的大米和糙米放入电饭锅，加入 1.3 倍的水，启动蒸饭模式即可。

菜椒炒豆皮

食材用料：菜椒、豆皮

做法：

❶ 将豆皮洗净，切片备用。

❷ 热锅冷油，放入葱、蒜爆香，再加入豆皮煸炒，炒 1 分钟后加入菜椒再炒 1 分钟，炒熟后加入生抽、香菜、蒜末即可出锅。

萝卜蛏子汤

食材用料：白萝卜、蛏子、水

做法：

❶ 将白萝卜洗净切片，蛏子用盐水浸泡半天，使其吐出泥沙，并用刷子将其表面洗干净。

❷ 锅中放水，加入蛏子、姜片，等到水开后，加入切片的白萝卜，待水再次烧开，转小火撇去泡沫，加入盐、葱段即可出锅。

加餐　砂糖桔、花生、无糖酸奶或纯牛奶

晚餐

馒头、蒸红薯

> 食材用料：馒头、红薯、水
>
> 做法：
>
> 将超市买的馒头和洗净切成段的红薯，放在屉上蒸熟即可。

茼蒿炒肉片

> 食材用料：茼蒿、鸡胸肉
>
> 做法：
>
> ❶ 将茼蒿洗净切段备用，鸡胸肉切片备用。
>
> ❷ 热锅冷油，爆香葱、姜，加入鸡胸肉片炒熟，倒入茼蒿翻炒至熟，加点盐和香菜即可出锅。

金针菇鸡丝汤

> 食材用料：鸡胸肉、金针菇、水
>
> 做法：
>
> ❶ 将鸡胸肉切成丝放入碗中，加入少许盐、地瓜粉和清水拌匀腌制一会。
>
> ❷ 水烧开后，放入腌制好的鸡肉煮透，放入金针菇煮熟，加少许盐、香菜即可出锅。

早餐

大米小米粥

食材用料：大米、小米、水

做法：

将大米、小米淘洗后，加入 7 ~ 10 倍的水，放入电饭锅，启动煮粥模式即可。

清炒空心菜

食材用料：空心菜

做法：

❶ 洗净空心菜，用手摘成段。

❷ 热锅冷油，放入葱、姜、蒜翻炒爆香，倒入摘好的空心菜，用大火翻炒至空心菜变软，加入少许盐和生抽即可出锅。

蒸鸡蛋羹

食材用料：鸡蛋、水

做法：

❶ 将鸡蛋在碗中打散，加入相当于蛋液 1 ~ 1.2 倍的水搅匀，用小勺撇去蛋液表面的泡沫。

❷ 在碗口封保鲜膜，并在保鲜膜上用牙签扎几个小孔。

❸ 将盛着蛋液的碗放入蒸屉，用大火蒸，水开后转中火，再蒸 10 分钟后出锅，加入适量生抽、香菜。

加餐　苹果、无糖酸奶或纯牛奶

午餐

小米南瓜饭

食材用料：小米、南瓜、水

做法：

❶ 淘洗小米，南瓜切丁。

❷ 在电饭锅中加入小米、南瓜丁，加入 1.3 倍的水，启动蒸饭模式即可。

西蓝花炒肉片

食材用料：猪肉、西蓝花

做法：

❶ 将西蓝花洗净，掰成小朵，沸水焯 1 分钟，捞出过凉备用。

❷ 将猪肉切片备用。

❸ 热锅冷油，放入葱爆香，加入猪肉片翻炒至变色，加入西蓝花继续翻炒，加入少许生抽、蒜末翻炒，加适量盐出锅。

番茄牛腩汤

食材用料：番茄、牛腩、水

做法：

❶ 将番茄切成小块备用，将切成小块的牛腩冷水下锅，加入生姜，水开后撇去浮沫，煮 25 分钟捞出备用。

❷ 另起锅，热锅冷油，加入葱、姜、蒜爆香，再加入番茄块，炒至出汁，加适量水，倒入牛腩，用大火烧开后，转为小火慢熬 30 分钟，直至牛肉软烂即可出锅。

加餐 猕猴桃、核桃、无糖酸奶或纯牛奶

晚餐

大米紫薯饭

食材用料：大米，紫薯，水

做法：

将紫薯去皮切丁和淘洗过的大米一起放入电饭锅，加入 1.3 倍的水，启动蒸饭模式即可。

芹菜炒香干

食材用料：芹菜，香干

做法：

❶ 将芹菜洗净，切段备用（如果芹菜叶很新鲜，建议食用）。香干切成条备用。

❷ 热锅冷油，放入香干炒至微黄，再放入芹菜一同翻炒至微软后，倒入芹菜叶翻炒至熟，加点盐即可出锅。

西葫芦鸡丝汤

食材用料：西葫芦、鸡胸肉、水

做法：

❶ 将西葫芦清洗干净、去皮切成丝，将鸡胸肉切成丝放入碗中，加入少许盐、地瓜粉和清水拌匀，腌制片刻。

❷ 水烧开后，放入腌制好的鸡肉煮透，再放入西葫芦煮熟，放少许盐、香菜，关火盛出即可。

早餐

大米红薯粥

食材用料：大米，红薯、水
做法：
将去皮切丁的红薯和淘洗过的大米一起放入电饭锅，加入 7 ~ 10 倍水，启动煮粥模式即可。

清炒菜心

食材用料：菜心
做法：
❶ 将菜心洗净，沥干水分，切段备用。
❷ 热锅冷油，放入葱花、蒜末煸炒出香味，倒入菜心煸炒至熟，加少许盐即可出锅。

水煮蛋

食材用料：鸡蛋、水
做法：
将鸡蛋洗净后放入凉水中，用大火煮开，水开后转最小火，煮 7 ~ 8 分钟即可。

加餐　柚子、无糖酸奶或纯牛奶

午餐

馒头、
蒸铁棍山药

食材用料：馒头、铁棍山药、水
做法：
将超市买的馒头和洗净切成段的铁棍山药，放在屉上蒸熟即可。

清蒸海鲈鱼

食材用料：海鲈鱼、水
做法：
❶ 把海鲈鱼处理干净，剖开鱼肚，在鱼身两面斜打花刀，在鱼肚和鱼身打花刀的地方放入姜片、葱片，再撒上葱丝、姜丝。
❷ 腌制 10 分钟后，把盘子放于蒸锅，水开后用中火蒸 10 ~ 15 分钟，蒸好的鱼取出待用。
❸ 另起干净的锅，放入适量油和花椒，爆热后淋到鱼身上，再加入生抽、蒸鱼豉油、香菜即可出锅。

香菇鸡丝汤

食材用料：鸡胸肉、香菇、水

做法：

❶ 把湿香菇、鸡胸肉切成细条。

❷ 热锅冷油，放入葱白炒香，倒入香菇丝炒 3 分钟。

❸ 倒入适量开水，加入鸡丝和生姜，慢慢搅匀，用中火煮 5 分钟，加入适量的生抽、葱花和盐即可出锅。

 加餐　木瓜、开心果、无糖酸奶或纯牛奶

 晚餐

大米紫米饭

食材用料：大米、紫米、水

做法：

将大米、紫米淘洗后放入电饭锅中，加入 1.3 倍的水，启动蒸饭模式。

白菜炖豆腐

食材用料：白菜、豆腐、水

做法：

❶ 将白菜洗净切段，豆腐切成块，豆腐焯水 1 分钟后，捞出备用。

❷ 热锅冷油，爆香葱、姜，放入白菜煸炒软，加入豆腐炖 10 分钟，淋点生抽，加点盐和香菜即可出锅。

冬瓜肉丝汤

食材用料：冬瓜、猪肉、水

做法：

❶ 将冬瓜清洗削皮切片，猪肉切丝放入碗中，加入少许盐、地瓜粉和清水拌匀，腌制片刻。

❷ 水烧开后，放入腌制好的肉丝煮透，放入冬瓜片煮熟，放少许盐、香菜，关火盛出即可。

早餐

鸡蛋番茄
三明治

食材用料：鸡蛋、番茄、面包

做法：

将鸡蛋用油煎熟，番茄洗净切片，夹在面包中。

番茄冬瓜汤

食材用料：冬瓜、番茄、水

做法：

热锅冷油，放入葱、姜爆香，煸炒番茄至出汁，之后加入冬瓜片炒熟后加适量水，水开后放少许盐、香菜即可出锅。

加餐　苹果、无糖酸奶或纯牛奶

午餐

糙米饭

食材用料：大米、糙米

做法：

把淘洗好的大米和糙米放入电饭锅，加入 1.3 倍的水，启动蒸饭模式即可。

圆白菜
炒鸡肉片

食材用料：圆白菜、鸡肉

做法：

❶ 将圆白菜洗净切片，鸡肉切片。

❷ 热锅冷油，加入葱、姜爆香，放入鸡肉片翻炒至变色，加少许生抽，倒入圆白菜翻炒至熟，加少许盐即可出锅。

菠菜豆腐汤

食材用料：菠菜、豆腐、水

做法：

❶ 将豆腐切成小块，菠菜焯水过凉备用。

❷ 热锅冷油，放入葱花爆香后，放入豆腐，水煮开后，放入菠菜，加少许盐、香菜即可出锅。

加餐　橙子、葵花籽、无糖酸奶或纯牛奶

晚餐

燕麦蒸米饭

食材用料：大米、燕麦、水

做法：

把洗好的大米和燕麦放入电饭锅，加入 1.3 倍的水，启动蒸饭模式即可。

莴笋丝
炒牛肉丝

食材用料：牛肉、莴笋

做法：

❶ 把莴笋切成丝，焯水过凉后备用。

❷ 热锅冷油，放入葱、姜丝、牛肉丝煸炒至变色后，加入莴笋丝，翻炒均匀后，加少许盐、生抽、即可出锅。

丝瓜虾仁汤

食材用料：丝瓜、虾仁、水

做法：

❶ 将虾仁去虾线，洗净沥水后添加适量胡椒粉，用手抓匀后腌制 10 分钟。

❷ 将丝瓜削皮切成滚刀块。

❸ 热锅冷油，爆香姜丝，倒入丝瓜翻炒至变软，倒入腌好的虾仁炒至变色，加适量开水，煮熟后撒些葱花即可出锅。

早餐

小米南瓜粥

食材用料：小米、南瓜、水
做法：
❶ 淘洗小米，将南瓜切丁。
❷ 将小米、南瓜放入电饭锅，加入 7 ~ 10 倍的水，启动煮粥模式。

洋葱炒鸡蛋

食材用料：洋葱、鸡蛋
做法：
❶ 在锅中倒入少量油烧热，倒入打散的鸡蛋液，炒成块后盛出。
❷ 再放入少量油，爆香葱、姜，倒入洋葱片煸炒至八成熟，再放入炒好的鸡蛋块拌匀，加少许盐、香油即可出锅。

加餐 梨、无糖酸奶或纯牛奶

午餐 花卷　超市购买的半成品蒸一下即可。

豆腐干
炒空心菜

食材用料：空心菜、豆腐干
做法：
❶ 将空心菜洗净切段，豆腐干切成条状。
❷ 热锅冷油，加入葱、蒜爆香，倒入豆腐干翻炒，放入空心菜菜梗翻炒，最后放入空心菜菜叶部分翻炒至熟，加少许盐即可出锅。

海带排骨汤

食材用料：排骨、海带、水
做法：
❶ 将海带泡发切段备用。
❷ 将排骨洗净，凉水下锅，水开后撇去浮沫，捞出备用。
❸ 将排骨、海带放入高压锅，加入八角、香叶、葱段、姜片，加入温水，高压烹饪 10 分钟。
❹ 高压锅放气后，加入盐和香菜即可出锅。

加餐　芒果、美国大杏仁、无糖酸奶或纯牛奶

晚餐

馒头、蒸紫薯

食材用料：馒头、紫薯、水

做法：

将超市买的馒头和洗净切成段的紫薯，放在屉上蒸熟即可。

鸡柳肉
炒青菜心

食材用料：青菜心、鸡柳肉

做法：

❶ 将青菜心掰开清洗干净，鸡柳肉切成丝。

❷ 把鸡柳丝放入碗中，加胡椒粉、姜末拌匀，腌制 20 分钟。

❸ 热锅冷油，放入鸡柳丝煸炒，快速翻炒至鸡柳肉一丝丝散开，待熟透后，倒入青菜心，快速翻炒均匀，炒至青菜心断生，加少许盐即可出锅。

番茄鳕鱼汤

食材用料：鳕鱼、番茄、水

做法：

❶ 将鳕鱼去骨，切成小方块，用适量料酒、胡椒粉、姜丝抓匀腌制片刻。

❷ 在番茄顶部划十字刀，用沸水冲烫去皮，切成小块备用。

❸ 在沸水中放入鳕鱼块，焯烫至八成熟，把鳕鱼块捞出。

❹ 另起锅放入清水、番茄、鳕鱼，煮熟后加少许盐、香菜即可出锅。

早餐

大米小米粥

食材用料：大米、小米、水

做法：

将大米、小米淘洗后，加入 7 ~ 10 倍的水，放入电饭锅，启动煮粥模式即可。

绿豆芽炒韭菜

食材用料：绿豆芽、韭菜

做法：

❶ 将韭菜摘洗干净，沥干水分，切成长段。

❷ 将绿豆芽淘洗干净，放入锅中焯水 1 分钟，过凉沥干备用。

❸ 热锅冷油，放入葱、姜、蒜爆香，倒入绿豆芽，煸炒至豆芽稍软，放入韭菜段，待韭菜变软，加入少许生抽、香菜，翻炒均匀即可出锅。

紫菜蛋花汤

食材用料：紫菜、鸡蛋、水

做法：

❶ 将葱花、香菜切末和撕好的紫菜一并放入碗中，加入少许盐、香油和醋备用。

❷ 将鸡蛋磕入碗中，将蛋液搅打均匀。

❸ 在锅中加水，水沸后转小火，把鸡蛋液转圈倒入开水中形成蛋花，即可出锅。

加餐 桃、无糖酸奶或纯牛奶

大米南瓜饭

食材用料：大米、南瓜、水

做法：

把淘洗好的大米、切成小块的南瓜放入电饭锅，加入 1.3 倍的水，启动蒸饭模式即可。

蒜苗炒鸭血

食材用料：蒜苗、鸭血

做法：

❶ 将蒜苗斜切成条备用，鸭血冲洗干净切成条，焯水沥干备用。

❷ 热锅冷油，放入姜、蒜爆香，倒入蒜苗翻炒几下，再加入鸭血条，同时加入少许生抽，翻炒至熟，即可出锅。

冬瓜肉丝汤

食材用料：冬瓜、猪肉、水

做法：

❶ 将冬瓜清洗削皮切片，猪肉切丝放入碗中，加入少许盐、地瓜粉和清水拌匀，腌制片刻。

❷ 水烧开后，放入腌制好的肉丝煮透，放入冬瓜片煮熟，放少许盐、香菜，关火盛出即可。

加餐 橘子、榛子、无糖酸奶或纯牛奶

晚餐 大米红豆饭

食材用料：红豆、大米、水

做法：

❶ 把红豆提前泡发。

❷ 将淘洗好的大米、红豆放入电饭锅，加入 1.3 倍的水，启动蒸饭模式即可。

香菇炒鸡肉

食材用料：鸡肉、香菇

做法：

❶ 将鸡肉切成片放于碗中，加入水淀粉、蒜末，姜丝，抓匀腌 5 ~ 10 分钟，香菇洗净切成片待用。

❷ 热锅冷油，倒入腌好的鸡肉炒匀，快速炒散至鸡肉变白，再加入香菇和少许生抽，翻炒至软熟，即可出锅。

菠菜豆腐汤

食材用料：菠菜、豆腐、水

做法：

❶ 将豆腐切成小块，菠菜焯水过凉备用。

❷ 热锅冷油，放入葱花爆香后，放入豆腐，水煮开后，放入菠菜，加少许盐、香菜即可出锅。

早餐

薏米红豆粥

食材用料：薏米、红豆、水

做法：

❶ 把红豆提前一晚泡上。

❷ 把淘好的薏米和红豆放入电饭锅，加入 7 ~ 10 倍的水，启动煮粥模式。

清炒苋菜

食材用料：苋菜

做法：

❶ 将苋菜洗净沥干，切段备用。

❷ 热锅冷油，爆香葱、姜，放入苋菜炒软，加点盐和香菜即可出锅。

水煮蛋

食材用料：鸡蛋、水

做法：

将鸡蛋洗净后放入凉水中，用大火煮开，水开后转最小火，煮 7 ~ 8 分钟即可。

加餐　橙子、无糖酸奶或纯牛奶

午餐

花卷　　超市买现成的即可，没有花卷也可用馒头替代。

芹菜炒香干

食材用料：芹菜，香干

做法：

❶ 将芹菜洗净，切段备用（如果芹菜叶很新鲜，建议食用）。

❷ 将香干切成条备用。

❸ 热锅冷油，放入香干炒至微黄，再放入芹菜一同翻炒至微软后，倒入芹菜叶翻炒至熟，加点盐即可出锅。

食材用料：白萝卜、鲫鱼、水

做法：

鲫鱼萝卜汤

❶ 将白萝卜切成块，将新鲜鲫鱼去鳞、去内脏，在鱼身双面斜打花刀。

❷ 锅烧热后倒油，油热后放入鲫鱼，煎至双面金黄。

❸ 把煎好的鲫鱼推到锅边，利用锅内剩油，爆香葱、姜、蒜。

❹ 在锅中注入水，水烧开后撇去浮沫，放入白萝卜块，用中火焖煮。

❺ 待白萝卜煮至透明变软，汤汁变白，加入适量盐、胡椒粉、香菜即可。

 芒果、美国大杏仁、无糖酸奶或纯牛奶

 发面饼　在超市买现成的发面饼即可（如果自制发面饼，建议少油或无油）。

食材用料：虾仁、西芹、甜椒

做法：

西芹炒虾仁

❶ 把洗净的西芹切段备用，甜椒去籽切段备用。

❷ 将虾仁去除虾线，把虾仁放入碗中，加少许盐和水淀粉拌匀，腌制 10 分钟左右。

❸ 将西芹焯水断生后捞出，再放入虾仁，煮至变色捞出。

❹ 热锅冷油，加入生姜、甜椒、西芹和虾仁翻炒至熟，加入少许盐即可出锅。

食材用料：猪瘦肉、丝瓜、水

做法：

丝瓜瘦肉汤

❶ 将猪肉切成丝放入碗中，加入少许盐、地瓜粉和清水拌匀，腌制一会。

❷ 将腌制好的肉丝煮透，放入削皮的丝瓜片煮熟，放少许盐、香菜，关火盛出即可。

早餐　青菜鸡蛋面

食材用料：龙须面、青菜、鸡蛋、水

做法：

❶ 在锅中放入凉水，水快沸腾时，小心地磕入鸡蛋。

❷ 水开后下入龙须面，煮 2 分钟后加入洗净的青菜，煮熟后，淋点橄榄油，加些香菜和盐即可出锅。

加餐　苹果、无糖酸奶或纯牛奶

午餐　大米荞麦饭

食材用料：荞麦、大米、水

做法：

将淘洗好的大米和荞麦放入电饭锅，加入 1.3 倍的水，启动蒸饭模式即可。

圆白菜炒肉片

食材用料：猪瘦肉、圆白菜

做法：

❶ 把猪瘦肉切薄片，加生抽、水淀粉腌制 10 分钟备用。

❷ 将圆白菜手撕成片，蒜切碎备用。

❸ 热锅冷油，放入葱爆香，加入猪肉片炒散，翻炒均匀至变色，加入圆白菜继续翻炒，加入蒜末炒香，再加少许清水炒软即可。

冬笋豆腐汤

食材用料：冬笋、豆腐、水

做法：

❶ 将豆腐切成大块，冬笋切成丝备用。

❷ 热锅冷油，将葱、姜、蒜爆香，倒入冬笋煸炒至八成熟。

❸ 加入豆腐块和适量清水煮沸，放少许盐、香菜即可出锅。

加餐　橙子、腰果、无糖酸奶或纯牛奶

晚餐

荞麦面条

食材用料：荞麦面条、水

做法：

将水烧开，下入荞麦面条，煮 8 ~ 10 分钟至面条熟透即可出锅。

蚝油鸡翅

食材用料：鸡翅

做法：

❶ 将鸡翅清洗干净，在两面斜切两刀，姜切成丝，蒜切片备用。

❷ 热锅冷油，爆香姜、蒜，加几块冰糖，小火炒出糖色，倒入鸡翅翻炒片刻，放一勺蚝油和少量老抽上色，加入适量水没过鸡翅。

❸ 用大火烧开，转中小火炖 15 分钟后，再转大火收汁。

❹ 待汤汁均匀裹在鸡翅上，撒少许葱花和香菜即可出锅。

猪肝菠菜汤

食材用料：猪肝、菠菜、水

做法：

❶ 将菠菜洗净切段，焯水断生，捞出过凉备用。

❷ 将猪肝洗净切片，加入少许水淀粉腌制片刻。

❸ 在锅中倒入清水和姜丝，煮沸后加入猪肝和菠菜，约煮 1 分钟，撒少许胡椒粉和盐即可出锅。

早餐

鸡蛋番茄
三明治

食材用料：鸡蛋、番茄、面包
做法：
将鸡蛋用油煎熟，番茄洗净切片，夹在面包中。

番茄冬瓜汤

食材用料：冬瓜、番茄、水
做法：
热锅冷油，放入葱、姜爆香，煸炒番茄至出汁，加入冬瓜片炒熟后加适量水，水开后放少许盐、香菜即可出锅。

加餐 桃、无糖酸奶或纯牛奶

午餐

薏米红豆粥

食材用料：薏米、红豆、水
做法：
❶ 把红豆提前一晚泡上。
❷ 把淘好的薏米和红豆放入电饭锅，加入 7 ~ 10 倍的水，启动煮粥模式。

茄子炒鸡丝

食材用料：鸡胸肉、茄子
做法：
❶ 将茄子去皮切条，鸡胸肉洗净切成丝备用。
❷ 热锅冷油，放入葱、蒜爆香，加入肉丝煸炒，加入茄子条炒熟，加入适量生抽、香菜、蒜末即可出锅。

丝瓜虾仁汤

食材用料：丝瓜、虾仁、水
做法：
❶ 将虾仁去虾线，洗净沥水后添加适量胡椒粉，用手抓匀后腌制 10 分钟。
❷ 将丝瓜削皮切成滚刀块。
❸ 热锅冷油，爆香姜丝，倒入丝瓜翻炒至变软，倒入腌好的虾仁炒至变色，加适量开水，煮熟后撒些葱花即可出锅。

加餐 樱桃、葵花籽、无糖酸奶或纯牛奶

晚餐 馒头、蒸紫薯

食材用料：馒头、紫薯、水

做法：

将超市买的馒头和洗净切成段的紫薯，放在屉上蒸熟即可。

甜椒炒豆皮

食材用料：甜椒、豆皮

做法：

❶ 将豆皮洗净切片备用。

❷ 热锅冷油，放入葱、蒜爆香，加入豆皮煸炒，炒 1 分钟后加入菜椒再炒 1 分钟，炒熟后加入适量生抽、香菜、蒜末即可出锅。

金针菇鱼片汤

食材用料：金针菇、巴沙鱼、水

做法：

❶ 将金针菇切去老茎备用。

❷ 将巴沙鱼切片后放入碗中，加少许姜丝去腥，再加入水淀粉拌匀。

❸ 热锅冷油，爆香姜片，放入金针菇翻炒均匀，加适量清水用中火煮沸，放入鱼片煮约 1 分钟，加入适量盐和葱花即可出锅。

早餐　大米小米粥

食材用料：大米、小米、水

做法：

将大米、小米淘洗后，加入 7 ～ 10 倍的水，放入电饭锅，启动煮粥模式即可。

清炒油麦菜

食材用料：油麦菜

做法：

热锅冷油，爆香葱、姜，放入油麦菜炒软，加入盐和香菜即可出锅。

水煮蛋

食材用料：鸡蛋、水

做法：

将鸡蛋洗净后放入凉水中，用大火煮开，水开后转最小火，煮 7 ～ 8 分钟即可。

加餐　猕猴桃、无糖酸奶或纯牛奶

午餐　荞麦面条

食材用料：荞麦面条、水

做法：

将水烧开，下入荞麦面条，煮 8 ～ 10 分钟至面条熟透即可出锅。

丝瓜炒贻贝

食材用料：丝瓜、贻贝

做法：

❶ 将贻贝用盐水浸泡使其吐出泥沙，用刷子把其表面洗干净。

❷ 将丝瓜去皮切成滚刀块，香葱切细段备用。

❸ 在锅内放少许水，把贻贝煮至刚开口就盛出，取肉清洗。

❹ 把刚刚煮贻贝的汤汁过滤去除浮沫和沙子备用。

❺ 热锅冷油，把葱白和丝瓜放入翻炒片刻，加入少许汤汁煮至丝瓜微软，再倒入贻贝肉翻炒，撒少许盐、葱末拌匀即可出锅。

菠菜豆腐汤

食材用料：菠菜、豆腐、水

做法：

❶ 将豆腐切成小块，菠菜焯水过凉备用。

❷ 热锅冷油，放入葱花爆香后，放入豆腐，水煮开后，放入菠菜，加少许盐、香菜即可出锅。

 柚子、开心果、无糖酸奶或纯牛奶

晚餐

大米红豆饭

食材用料：红豆、大米、水

做法：

❶ 把红豆提前泡发。

❷ 将淘洗好的大米、红豆放入电饭锅，加入 1.3 倍的水，启动蒸饭模式即可。

蘑菇炒鸡片

食材用料：鸡肉、蘑菇

做法：

❶ 将鸡肉切成片放于碗中，加入水淀粉、蒜末、姜丝，抓匀腌 5 ~ 10 分钟，香菇洗净切成片待用。

❷ 热锅冷油，放入葱、蒜爆香，倒入腌好的鸡肉炒匀，快速炒散至鸡肉变白，再加入香菇和少许生抽，翻炒至软熟，即可出锅。

冬瓜瘦肉汤

食材用料：猪肉、冬瓜、水

做法：

❶ 将冬瓜去皮切片，猪肉切成丝放入碗中，加入少许盐、地瓜粉和清水拌匀，腌制片刻。

❷ 水烧开后，放入腌制好的肉丝煮透，放入冬瓜片煮熟，放少许盐、香菜，关火盛出即可。

早餐　番茄鸡蛋面

食材用料：龙须面、番茄、鸡蛋、水

做法：

❶ 将番茄洗净，切丁备用。

❷ 热锅冷油，放入葱、蒜爆香，放入番茄炒软后，加入开水，趁水未沸腾时打入鸡蛋。

❸ 水开后加入面条煮至熟透，加点盐和香菜即可出锅。

加餐　木瓜、无糖酸奶或纯牛奶

午餐　大米紫米饭

食材用料：大米、紫米、水

做法：

将大米、紫米淘洗后放入电饭锅中，加入 1.3 倍的水，启动蒸饭模式。

芹菜炒香干

食材用料：芹菜，香干

做法：

❶ 将芹菜洗净，切段备用（如果芹菜叶很新鲜，建议食用）。

❷ 香干切成条备用。

❸ 热锅冷油，放入香干炒至微黄，再放入芹菜一同翻炒至微软后，倒入芹菜叶翻炒至熟，加点盐即可出锅。

青萝卜羊肉汤

食材用料：羊肉、青萝卜、水

做法：

❶ 将青萝卜去皮切块，切好的羊肉放入凉水中烧开，焯水 1 分钟，捞出备用。

❷ 另起砂锅，把羊肉倒入，加入姜丝和适量清水，用大火煮开后，转小火慢炖，直到羊肉基本熟透。

❸ 加入切好的青萝卜继续炖，直到熟透，加点盐和香菜即可出锅。

加餐　苹果、花生、无糖酸奶或纯牛奶

晚餐

馒头、
蒸铁棍山药

食材用料：馒头、铁棍山药、水

做法：

将超市买的馒头和洗净切成段的铁棍山药，放在屉上蒸熟即可。

莴笋炒鸡胸肉

食材用料：鸡胸肉、莴笋

做法：

❶ 将莴笋去皮切片，焯水断生，捞出沥干备用。

❷ 将鸡胸肉切片，加少许盐、胡椒粉、姜末、葱花抓匀备用。

❸ 热锅冷油，爆香葱、蒜，倒入鸡肉片煸炒变白，加入莴笋翻炒至熟，加点盐和香菜即可出锅。

丝瓜蛏子汤

食材用料：丝瓜、蛏子、水

做法：

❶ 将丝瓜去皮切片，蛏子用盐水浸泡，使其吐出泥沙，并用刷子把其表面洗干净。

❶ 在锅中放水，加入蛏子和姜片，水开后加入丝瓜片，再次烧开，转小火撇去泡沫，加少许盐、葱段即可出锅。

早餐 红枣小米粥

食材用料：小米、红枣、水
做法：
❶ 淘洗小米，红枣洗净去核。
❷ 将小米、红枣放入电饭锅，加入 7～10 倍的水，启动煮粥模式。

清炒空心菜

食材用料：空心菜
做法：
❶ 洗净空心菜，用手摘成段。
❷ 热锅冷油，放入葱、姜、蒜翻炒爆香，倒入摘好的空心菜，用大火翻炒至空心菜变软，加入少许盐和生抽即可出锅。

水煮蛋

食材用料：鸡蛋、水
做法：
将鸡蛋洗净后放入凉水中，用大火煮开，水开后转最小火，煮 7～8 分钟即可。

加餐 樱桃、无糖酸奶或纯牛奶

午餐 馒头、蒸红薯

食材用料：馒头、红薯、水
做法：
将超市买的馒头和洗净切成段的红薯，放在屉上蒸熟即可。

甜椒牛肉丝

食材用料：牛肉、甜椒
做法：
❶ 将甜椒洗净，切丝备用。
❷ 将牛肉逆纹切片再切成丝，放于碗中，加适量老抽、白糖拌匀，腌制 10 分钟后，加清水抓匀，最后放入淀粉和香油抓匀备用。
❸ 热锅冷油，爆香葱、蒜，倒入腌好的牛肉丝，翻炒变色。
❹ 放入甜椒丝，炒 1 分钟，加少许盐炒匀即可出锅。

鸭血豆芽汤

食材用料：鸭血、豆芽、水

做法：

❶ 将鸭血切成块，焯水去除血腥味。

❷ 在砂锅中放入适量水，倒入绿豆芽和鸭血，加入葱、姜。

❸ 水开后用小火再煮 5 分钟至鸭血熟透，放入少许陈醋、香油即可出锅。

加餐　木瓜、榛子、无糖酸奶或纯牛奶

晚餐　　　　花卷　超市买现成的即可，没有花卷也可用馒头替代。

黄瓜炒腐竹

食材用料：黄瓜、腐竹

做法：

❶ 将腐竹提前泡发好，把洗净的黄瓜和腐竹切成菱形块备用。

❷ 热锅冷油，放入葱、蒜爆香，加入腐竹煸炒，放少许生抽，倒入黄瓜片继续翻炒片刻，至黄瓜变软，加入香油、香菜即可出锅。

萝卜丝虾仁汤

食材用料：虾仁、白萝卜、水

做法：

❶ 将白萝卜切成丝备用。

❷ 热锅冷油，爆香葱、姜花椒，倒入白萝卜丝翻炒。

❸ 加水，待水开后加入虾仁再炖片刻，再加少许盐和香油即可出锅。

早餐　小米山药粥

食材用料：小米、铁棍山药、水
做法：
❶ 淘洗小米，将铁棍山药洗净去皮切成块。
❷ 将小米和铁棍山药放入电饭锅，加入 7 ~ 10 倍的水，启动煮粥模式。

白灼芥蓝

食材用料：芥蓝
做法：
❶ 将芥蓝洗净，在沸水中焯 2 分钟后捞出过凉，沥干水分摆到盘中。
❷ 用蚝油、生抽、香油调好汁，淋在芥蓝上即可。

蒸鸡蛋羹

食材用料：鸡蛋、水
做法：
❶ 将鸡蛋在碗中打散，加入相当于蛋液 1 ~ 1.2 倍的水搅匀，用小勺撇去蛋液表面的泡沫。
❷ 在碗口封保鲜膜，并在保鲜膜上用牙签扎几个小孔。
❸ 将盛着蛋液的碗放入蒸屉，用大火蒸，水开后转中火，再蒸 10 分钟后出锅，加入适量生抽、香菜。

加餐　哈密瓜、无糖酸奶或纯牛奶

午餐　发面饼

在超市买现成的发面饼即可（如果自制发面饼，建议少油或无油）

小鸡炖蘑菇

食材用料：鸡肉、榛蘑、水
做法：
❶ 用温水将榛蘑浸泡 10 分钟，冲洗干净后再用温水泡上备用。
❷ 将小鸡切成块，快速焯水，捞出鸡块冲去浮沫。
❸ 热锅冷油，爆香八角、茴香，倒入鸡块翻炒 2 分钟。
❹ 倒入热水，加葱、姜、老抽，大火转小火炖 1 小时。
❺ 倒入榛蘑和泡榛蘑的水，继续炖 30 分钟即可出锅。

食材用料：西葫芦、猪瘦肉、水

做法：

西葫芦肉丝汤

❶ 将西葫芦清净去皮切成丝，猪瘦肉切成丝放入碗中，加入少许盐、地瓜粉和清水拌匀，腌制一会。

❷ 水烧开后，放入腌制好的肉煮透，放入西葫芦煮熟，放少许盐、香菜即可出锅。

加餐 猕猴桃、夏威夷果、无糖酸奶或纯牛奶

晚餐 **南瓜糙米饭**

食材用料：南瓜、糙米、水

做法：

把切成块的南瓜和淘洗好的糙米放入电饭锅，加入 1.3 倍的水，启动蒸饭模式即可。

西蓝花炒虾仁

食材用料：西蓝花、虾仁

做法：

❶ 在洗净的虾仁中加适量生抽、淀粉，腌制 10 分钟左右。

❷ 将西蓝花洗净，摘成小朵，锅内加少许盐，水开后放入西蓝花，焯水 1 分钟，捞出备用。

❸ 热锅冷油，加入蒜末，倒入虾仁翻炒至变色，放入西蓝花翻炒均匀，加少许盐、香菜即可出锅。

蛤蜊豆腐汤

食材用料：蛤蜊、豆腐、水

做法：

❶ 将蛤蜊开壳，放入水中清洗泥沙。

❷ 在锅中加入清水和适量油，水开后放入蛤蜊、豆腐、姜丝，撒点胡椒粉，煮 3 分钟左右，加点盐、香菜即可出锅。

早餐　大米小米粥

食材用料：大米、小米、水

做法：

将大米、小米淘洗后，加入 7 ~ 10 倍的水，放入电饭锅，启动煮粥模式即可。

香菇炒青菜

食材用料：香菇、青菜

做法：

❶ 将青菜洗净摘开，香菇洗净切片备用。

❷ 热锅冷油，放入葱、姜、蒜爆香，倒入青菜和香菇翻炒至软，加少许盐调味即可。

水煮蛋

食材用料：鸡蛋、水

做法：

将鸡蛋洗净后放入凉水中，用大火煮开，水开后转最小火，煮 7 ~ 8 分钟即可。

加餐　香蕉、无糖酸奶或纯牛奶

大米荞麦饭

食材用料：荞麦、大米、水

做法：

将淘洗好的大米和荞麦放入电饭锅，加入 1.3 倍的水，启动蒸饭模式即可。

午餐　芹菜炒香干

食材用料：芹菜，香干

做法：

❶ 将芹菜洗净，切段备用。

❷ 香干切成条备用。

❸ 热锅冷油，放入香干炒至微黄，再放入芹菜一同翻炒至微软后，倒入芹菜叶翻炒至熟，加点盐即可出锅。

番茄银芽
鸡丝汤

食材用料：鸡肉、番茄、绿豆芽、水

做法：

❶ 在番茄顶部划十字刀，用沸水冲烫去皮，切成小块备用，鸡肉切片备用。

❷ 热锅冷油，爆香葱花，加入鸡片翻炒至变色，放入番茄翻炒出汁。

❸ 加入绿豆芽，炒熟后加适量水，水开后加少许盐和香菜即可出锅。

加餐 柚子、葵花籽、无糖酸奶或纯牛奶

晚餐 馒头、玉米　超市买现成的即可。

莴笋炒鸡胸肉

食材用料：莴笋、鸡胸肉

做法：

❶ 莴笋刨去外皮后切片，用沸水焯 20 秒后捞出沥干备用。

❷ 鸡胸肉切片，加少许盐、胡椒粉、姜末、葱花抓匀备用。

❸ 热锅冷油，爆香葱、蒜，倒入鸡肉片煸炒至变白，加入莴笋片翻炒至熟，加点盐和香菜即可出锅。

冬瓜鲫鱼汤

食材用料：冬瓜、鲫鱼、水

做法：

❶ 冬瓜洗净切成块，去除鲫鱼的内脏和鱼鳞，在鱼身双面斜打花刀。

❷ 锅热后倒入油，待油热后，放入鲫鱼煎至双面金黄。

❸ 把煎好的鲫鱼推到锅边，利用锅内余油，爆香葱、姜、蒜。

❹ 锅中加水，水开后撇去浮沫，放入冬瓜块，用中火焖煮。

❺ 当冬瓜变软，汤汁变白，撒入适量的盐、胡椒粉和香菜即可出锅。

早餐　番茄鸡蛋面

食材用料：龙须面、番茄、鸡蛋、水

做法：

❶ 将番茄洗净，切丁备用。

❷ 热锅冷油，放入葱、蒜爆香，放入番茄炒软后，加入开水，趁水未沸腾时打入鸡蛋。

❸ 水开后加入面条煮至熟透，加点盐和香菜即可出锅。

加餐　木瓜、无糖酸奶或纯牛奶

午餐　馒头、蒸红薯

食材用料：馒头、红薯、水

做法：

将超市买的馒头和洗净切成段的红薯，放在屉上蒸熟即可。

油炸小黄鱼

食材用料：小黄鱼

做法：

❶ 将小黄鱼去鳞、去鳃（也可去鱼头）、去内脏后，洗净备用。

❷ 把小黄鱼放入盘中，加入葱段、姜丝和盐，抓匀腌制20分钟左右。

❸ 取一个大盘子，撒上面粉与淀粉，把腌好的小黄鱼逐个均匀地包裹上干面粉备用。

❹ 油热后放入小黄鱼，用小火慢炸，捞出静置片刻，再放入油锅复炸一遍。

❺ 小黄鱼出锅后，可撒上一些黑胡椒粉。

干贝萝卜汤

食材用料：干贝、白萝卜、水

做法：

❶ 将干贝泡发备用，白萝卜洗净切成丝备用。

❷ 把干贝和白萝卜丝倒入汤锅，加水用大火煮开，转小火煮约20分钟，淋点香油、香菜即可出锅（可加少许胡椒粉）。

温馨提示：干贝本身比较咸香，无需加盐。

加餐 葡萄干、榛子、无糖酸奶或纯牛奶

晚餐

绿豆大米饭

食材用料：绿豆、大米、水

做法：

❶ 把绿豆提前泡发。

❷ 在电饭锅中放入淘洗好的大米和绿豆，加入 1.3 倍的水，启动蒸饭模式即可。

大白菜炖冻豆腐

食材用料：大白菜、豆腐、水

做法：

❶ 把新鲜豆腐切成小块，冷冻一夜制成冻豆腐，取出解冻备用。

❷ 将大白菜洗净，切成丝备用。

❸ 热锅冷油，爆香葱、蒜，加入大白菜翻炒，再加入冻豆腐和适量的水，用大火焖煮，可加少许生抽。

❹ 水开后继续用中火焖煮，当水量剩余不多时，撒入少许盐、蒜、香菜即可。

海带排骨汤

食材用料：排骨、海带、水

做法：

❶ 将海带泡发切段备用。

❷ 将排骨洗净，凉水下锅，水开后撇去浮沫，捞出备用。

❸ 将排骨、海带放入高压锅，加入八角、香叶、葱段、姜片，加入温水，高压烹饪 10 分钟。

❹ 高压锅放气后，加入盐和香菜即可出锅。

早餐　小米山药粥
> 食材用料：小米、铁棍山药、水
> 做法：
> ❶ 淘洗小米，将铁棍山药洗净去皮切成块。
> ❷ 将小米和铁棍山药放入电饭锅，加入 7 ~ 10 倍的水，启动煮粥模式。

　　　清炒菜心
> 食材用料：菜心
> 做法：
> ❶ 将菜心洗净，沥干水分，切段备用。
> ❷ 热锅冷油，放入葱花、蒜末煸炒出香味，倒入菜心煸炒至熟，加少许盐即可出锅。

　　　蒸鸡蛋羹
> 食材用料：鸡蛋、水
> 做法：
> ❶ 将鸡蛋在碗中打散，加入相当于蛋液 1 ~ 1.2 倍的水搅匀，用小勺撇去蛋液表面的泡沫。
> ❷ 在碗口封保鲜膜，并在保鲜膜上用牙签扎几个小孔。
> ❸ 将盛着蛋液的碗放入蒸屉，用大火蒸，水开后转中火，再蒸 10 分钟后出锅，加入适量生抽、香菜。

加餐　哈密瓜、无糖酸奶或纯牛奶

午餐　大米紫米饭
> 食材用料：大米、紫米、水
> 做法：
> 将大米、紫米淘洗后放入电饭锅中，加入 1.3 倍的水，启动蒸饭模式。

　　　木耳炒腐竹
> 食材用料：黑木耳、腐竹
> 做法：
> ❶ 用冷水泡发黑木耳和腐竹，清洗干净。
> ❷ 把泡发好的木耳撕成碎片，腐竹切成段备用。
> ❸ 热锅冷油，倒入腐竹翻炒几下，加入黑木耳翻炒片刻，淋入适量水，焖至腐竹稍微变软，收汁后加入少许盐和葱花即可出锅。

海带丝瓜汤

食材用料：海带、丝瓜、水

做法：

❶ 把海带泡开泡软后，切成片备用，丝瓜切片备用。

❷ 锅中加水，放入海带和姜片，用大火煮开后，转小火煮 5 分钟。

❸ 加入丝瓜片，用小火再煮 5 分钟，加入少许生抽、香油、香菜即可出锅。

加餐　猕猴桃、美国大杏仁、无糖酸奶或纯牛奶

晚餐

糙米南瓜饭

食材用料：糙米、南瓜、水

做法：

把淘洗好的糙米、切成小块的南瓜放入电饭锅，加入 1.3 倍的水，启动蒸饭模式即可。

香菇焖鸡翅

食材用料：香菇、鸡翅、水

做法：

❶ 将香菇、鸡翅洗净备用，锅中放油烧热，加入少许冰糖。

❷ 待冰糖化开，加入沥干水分的鸡翅，翻炒 4 ~ 5 分钟至鸡翅变为金黄色，加温开水至没过鸡翅。

❸ 开锅后，放入葱、姜、蒜、盐、八角、花椒，倒入适量老抽搅拌上色。

❹ 放入香菇，用中小火焖煮鸡翅至八成熟，再转大火收汁即可。

黄豆猪蹄汤

食材用料：猪蹄、黄豆、水

做法：

❶ 提前一晚浸泡黄豆，冲净沥干。

❷ 把切好的猪蹄放入凉水中，水开后，焯水 1 分钟，去除血腥味，捞出备用。

❸ 另起砂锅，倒入猪蹄、黄豆，加入姜丝和适量清水，用大火煮开，转小火慢炖两小时左右，直到猪蹄基本熟透，加点盐和葱花即可出锅。

早餐　小米南瓜粥

食材用料：小米、南瓜、水

做法：

❶ 淘洗小米，将南瓜切丁。

❷ 将小米、南瓜放入电饭锅，加入 7～10 倍的水，启动煮粥模式。

蒜蓉油麦菜

食材用料：油麦菜、大蒜

做法：

❶ 将油麦菜洗净，切段备用，大蒜切成末备用。

❷ 热锅冷油，爆香蒜末，倒入油麦菜，翻炒 2 分钟左右，加少许盐即可出锅。

番茄炒鸡蛋

食材用料：番茄、鸡蛋

做法：

❶ 在番茄顶部划十字刀，用沸水冲烫去皮，切成小块备用。

❷ 在锅中加少许油，倒入鸡蛋液翻炒，炒成小块，盛出备用。

❸ 热锅冷油，倒入番茄块翻炒出汁，倒入葱花和炒好的鸡蛋，加少许盐即可出锅。

 加餐　香蕉、无糖酸奶或纯牛奶

 午餐　花卷　　超市买现成的即可，没有花卷也可用馒头替代。

甜椒炒猪肝

食材用料：猪肝、甜椒

做法：

❶ 把猪肝洗净切片放入碗中，加入少许盐和生姜腌制去腥。

❷ 将甜椒切片备用。

❸ 热锅冷油，加入葱、姜、花椒爆香，加入腌制好的猪肝煸炒。

❹ 加入甜椒片，翻炒至熟，再加入生抽、香菜，即可出锅。

海带豆腐汤

食材用料：海带、豆腐、水

做法：

❶ 把海带泡开泡软后，切成片待用。

❷ 把海带、姜片放入锅中，加水用大火煮开，再转小火煮 5 分钟。

❸ 加入豆腐，用小火再煮 5 分钟，加入少许生抽、香油、香菜即可出锅（豆腐煮久了容易碎，一定要等到海带基本熟了再放）。

 柚子、夏威夷果、无糖酸奶或纯牛奶

 发面饼

在超市买现成的发面饼即可（如果自制发面饼，建议少油或无油）

清蒸海鲈鱼

食材用料：海鲈鱼、水

做法：

❶ 把海鲈鱼处理干净，剖开鱼肚，在鱼身两面斜打花刀，在鱼肚和鱼身打花刀的地方放入姜片、葱片，再撒上葱丝、姜丝。

❷ 腌制 10 分钟后，把盘子放于蒸锅，水开后用中火蒸 10 ~ 15 分钟，蒸好的鱼取出待用。

❸ 另起干净的锅，放入适量油和花椒，爆热后淋到鱼身上，再加入生抽、蒸鱼豉油、香菜即可出锅。

香菇鸡片汤

食材用料：鸡胸肉、香菇、水

做法：

❶ 将香菇切成条，鸡胸肉切成丝放入碗中，加入少许盐、地瓜粉和清水拌匀，腌制片刻。

❷ 水烧开后，放入腌制好的肉丝和切成条的香菇煮熟，再放少许盐和香菜，关火盛出即可。

早餐　燕麦紫薯粥

食材用料：燕麦、紫薯、水

做法：

将淘洗好的燕麦和洗净切成块的紫薯放入电饭锅中，加入 7 ~ 10 倍的水，启动煮粥模式即可。

洋葱炒鸡蛋

食材用料：洋葱、鸡蛋

做法：

❶ 在锅中倒入少量油烧热，倒入打散的鸡蛋液，炒成块后盛出。

❷ 再放入少量油，爆香葱、姜，倒入洋葱片煸炒至八成熟，再放入炒好的鸡蛋块拌匀，加少许盐、香油即可出锅。

加餐　柚子、无糖酸奶或纯牛奶

 午餐　大米紫米饭

食材用料：大米、紫米、水

做法：

将大米、紫米淘洗后放入电饭锅中，加入 1.3 倍的水，启动蒸饭模式。

豆角烧鸡肉

食材用料：鸡腿肉、豆角

做法：

❶ 将鸡腿肉切成小块，放入碗中，加入适量胡椒粉、生抽、蚝油、玉米淀粉，抓匀腌制 20 分钟。豆角摘洗干净，掰成小段备用。

❷ 热锅冷油，倒入鸡肉，翻炒至变色。

❸ 加入豆角，炒至断生，加入少许生抽和水，焖熟即可出锅。

三文鱼番茄汤

食材用料：番茄、三文鱼、水

做法：

❶ 将番茄洗净，切成小块备用，三文鱼切片备用。

❷ 热锅冷油，爆香葱、姜，倒入番茄块翻炒出汁，倒入热水焖煮，用大火煮开后，放入三文鱼片，煮至熟透，加少许香菜即可。

加餐 香蕉、美国大杏仁、无糖酸奶或纯牛奶

晚餐

紫米糙米饭

食材用料：紫米、糙米

做法：

把淘洗好的紫米和糙米放入电饭锅，加入 1.3 倍的水，启动蒸饭模式即可。

肉末蒿子秆

食材用料：猪肉、蒿子秆

做法：

❶ 把蒿子秆洗净切段，猪肉剁成小粒备用。

❷ 热锅冷油，爆香葱、姜、蒜，加入肉馅炒至变色，加入蒿子秆，炒熟后加少许盐即可出锅。

海带豆腐汤

食材用料：海带、豆腐、水

做法：

❶ 把海带泡开泡软后，切成片待用。

❷ 把海带、姜片放入锅中，加水用大火煮开，再转小火煮 5 分钟。

❸ 加入豆腐，用小火再煮 5 分钟，加入少许生抽、香油、香菜即可出锅（豆腐煮久了容易碎，一定要等到海带基本熟了再放）。

早餐　娃娃菜鸡蛋面

食材用料：干面条、娃娃菜、鸡蛋、水

做法：

❶ 在锅中倒入清水，在水沸腾前打入鸡蛋。

❷ 水开后加入面条和娃娃菜，煮至面条熟透，加点盐和香菜即可出锅。

加餐　苹果、无糖酸奶或纯牛奶

午餐　花卷　超市买现成的即可，也可用馒头替代。

甜椒炒羊肉

食材用料：羊肉、甜椒

做法：

❶ 将羊肉、甜椒切片备用。

❷ 热锅冷油，放入葱、蒜爆香，加入羊肉煸炒至八成熟。

❸ 加入甜椒炒至断生，撒点盐、香菜和孜然粉即可出锅。

鲫鱼萝卜汤

食材用料：白萝卜、鲫鱼、水

做法：

❶ 将白萝卜切成块，将新鲜鲫鱼去鳞、去内脏，在鱼身双面斜打花刀。

❷ 锅烧热后倒油，油热后放入鲫鱼，煎至双面金黄。

❸ 把煎好的鲫鱼推到锅边，利用锅内剩油，爆香葱、姜、蒜。

❹ 锅中注入水，水烧开后撇去浮沫，放入白萝卜块，用中火焖煮。

❺ 待白萝卜煮至透明变软，汤汁变白，加入适量盐、胡椒粉、香菜即可。

加餐　梨、核桃、无糖酸奶或纯牛奶

晚餐　馒头、玉米　超市买现成的蒸熟即可。

**大白菜炖
冻豆腐**

食材用料：大白菜、豆腐、水

做法：

❶ 把新鲜豆腐切成小块，冷冻一夜制成冻豆腐，取出解冻备用。

❷ 将大白菜洗净，切成丝备用。

❸ 热锅冷油，爆香葱、蒜，加入大白菜翻炒，再加入冻豆腐和适量的水，用大火焖煮，可加少许生抽。

❹ 水开后继续用中火焖煮，当水量剩余不多时，撒入少许盐、蒜、香菜即可。

菠菜猪肝汤

食材用料：菠菜、猪肝、水

做法：

❶ 将菠菜洗净切段，沸水焯 20 秒，捞出沥干备用。

❷ 将猪肝洗净切成薄片，加入少许水淀粉，腌制片刻。

❸ 在锅中加入清水和姜丝，煮沸后倒入猪肝，直至煮熟。

❹ 加入菠菜搅匀，撒入少许胡椒粉和盐即可出锅。

早餐 大米燕麦粥

食材用料：大米、燕麦

做法：

把洗好的大米和燕麦放入电饭锅，加入 7 ~ 10 倍的水，启动煮粥模式即可。

清炒苋菜

食材用料：苋菜

做法：

❶ 将苋菜洗净沥干，切段备用。

❷ 热锅冷油，爆香葱、姜，放入苋菜炒软，加点盐和香菜即可出锅。

水煮蛋

食材用料：鸡蛋、水

做法：

将鸡蛋洗净后放入凉水中，用大火煮开，水开后转最小火，煮 7 ~ 8 分钟即可。

加餐 樱桃、无糖酸奶或纯牛奶

午餐 大米红豆饭

食材用料：红豆、大米、水

做法：

❶ 把红豆提前泡发。

❷ 将淘洗好的大米、红豆放入电饭锅，加入 1.3 倍的水，启动蒸饭模式即可。

甜椒炒豆腐皮

食材用料：甜椒、豆腐皮

做法：

❶ 将豆腐皮切成条状，甜椒洗净切块，葱、姜切成丝备用。

❷ 热锅冷油，爆香葱、姜丝，加入甜椒和豆腐皮，翻炒至熟。

❸ 加入生抽和少许盐，即可出锅。

食材用料：鸡肉、山药、水

做法：

山药炖鸡汤

❶ 将鸡块凉水下锅，水开后焯 1 分钟捞出，用温水冲洗鸡块表面的浮沫和杂质。

❷ 把洗好的鸡块放入砂锅，加入足量的温水、葱段和姜，烧开后用小火慢炖 40 分钟。

❸ 加入切成滚刀块的山药，继续用小火慢炖，炖至山药软烂，加入少许盐和香菜，再放入几粒枸杞，即可出锅。

加餐 砂糖桔、腰果、无糖酸奶或纯牛奶

晚餐 杂粮馒头　超市买现成的即可，也可用花卷替代。

食材用料：武昌鱼、水

做法：

清蒸武昌鱼

❶ 将武昌鱼处理干净，在鱼背的正反面斜切几刀，放入盘中。把姜片、葱片放入鱼肚和斜切的地方，再撒些葱丝、姜丝，腌制 10 分钟。

❷ 把盘子放进蒸锅，上汽后蒸 9 ~ 10 分钟，取出待用。

❸ 在锅中加入适量油，放入花椒爆热后，淋到鱼身上，再放入蒸鱼豉油、香菜即可。

食材用料：猪瘦肉、金针菇、黑木耳、水

做法：

金针菇木耳
瘦肉汤

❶ 将瘦肉切成小块放入碗中，加入少许盐、地瓜粉和清水拌匀，腌制片刻。

❷ 热锅冷油，放木耳、金针菇翻炒片刻。

❸ 加入热水，烧开后倒入瘦肉丁煮熟，放少许盐和香菜，关火盛出。

早餐 大米小米粥

食材用料：大米、小米、水

做法：

将大米、小米淘洗后，加入 7 ~ 10 倍的水，放入电饭锅，启动煮粥模式即可。

凉拌菠菜

食材用料：菠菜

做法：

❶ 用沸水焯熟菠菜，捞出过凉，沥干水分，放入盘中。

❷ 加入少许盐、香油，用手抓匀，撒上熟芝麻即可。

紫菜蛋花汤

食材用料：紫菜、鸡蛋、水

做法：

❶ 将葱花、香菜切末和撕好的紫菜一并放入碗中，加入少许盐、香油和醋备用。

❷ 将鸡蛋磕入碗中，将蛋液搅打均匀。

❸ 在锅中加水，水沸后转小火，把鸡蛋液转圈倒入开水中形成蛋花，即可出锅。

加餐 柚子、无糖酸奶或纯牛奶

午餐 馒头、蒸紫薯

食材用料：馒头、紫薯、水

做法：

将超市买的馒头和洗净切成段的紫薯，放在屉上蒸熟即可。

豆腐干炒空心菜

食材用料：空心菜、豆腐干

做法：

❶ 将空心菜洗净切段，豆腐干切成条状。

❷ 热锅冷油，加入葱、蒜爆香，倒入豆腐干翻炒，放入空心菜菜梗翻炒，最后放入空心菜菜叶部分翻炒至熟，加少许盐即可出锅。

丝瓜虾仁汤
食材用料：丝瓜、虾仁、水
做法：
① 将虾仁去虾线，洗净沥水后添加适量胡椒粉，用手抓匀后腌制 10 分钟。
② 将丝瓜削皮切成滚刀块。
③ 热锅冷油，爆香姜丝，倒入丝瓜翻炒至变软，倒入腌好的虾仁炒至变色，加适量开水，煮熟后撒些葱花即可出锅。

 加餐 木瓜、榛子、无糖酸奶或纯牛奶

晚餐　大米紫米饭
食材用料：大米、紫米、水
做法：
将大米、紫米淘洗后放入电饭锅中，加入 1.3 倍的水，启动蒸饭模式。

圆白菜炒羊肉
食材用料：羊肉卷、圆白菜
做法：
① 将圆白菜洗净，切片备用。
② 热锅冷油，加入葱、姜爆香，放入羊肉卷，翻炒至变色。
③ 加少许生抽，倒入圆白菜翻炒至熟，撒入少许盐即可出锅。

白萝卜排骨汤
食材用料：白萝卜、排骨、水
做法：
① 将白萝卜切成块、姜切片。
② 水开后放入排骨，焯水 2 ～ 3 分钟，去除血水后捞出。
③ 在电饭锅中放入白萝卜、排骨、姜片和适量水，启动煲汤模式，煮好后，加适量盐和葱花即可出锅。

早餐　娃娃菜鸡蛋面

食材用料：干面条、娃娃菜、鸡蛋、水

做法：

❶ 在锅中倒入清水，在水沸腾前打入鸡蛋。

❷ 水开后加入面条和娃娃菜，煮至面条熟透，加点盐和香菜即可出锅。

加餐　菠萝、无糖酸奶或纯牛奶

午餐　发面饼

在超市买现成的发面饼即可（如果自制发面饼，建议少油或无油）

莴笋炒鸡胸肉

食材用料：鸡胸肉、莴笋

做法：

❶ 将莴笋去皮切片，焯水断生，捞出沥干备用。

❷ 将鸡胸肉切片，加少许盐、胡椒粉、姜末、葱花抓匀备用。

❸ 热锅冷油，爆香葱、蒜，倒入鸡肉片煸炒变白，加入莴笋翻炒至熟，加点盐和香菜即可出锅。

番茄牛腩汤

食材用料：番茄、牛腩、水

做法：

❶ 将番茄切成小块备用，将切成小块的牛腩冷水下锅，加入生姜，水开后撇去浮沫，煮 25 分钟捞出备用。

❷ 另起锅，热锅冷油，加入葱、姜、蒜爆香，再加入番茄块，炒至出汁，加适量水，倒入牛腩，用大火烧开后，转为小火慢熬 30 分钟，直至牛肉软烂即可出锅。

加餐　梨、核桃、无糖酸奶或纯牛奶

晚餐　花卷、蒸紫薯

食材用料：花卷、紫薯

做法：

将超市买的花卷，洗净切成段的紫薯，放在屉上蒸熟即可。

芹菜拌豆腐干

食材用料：芹菜、豆腐干

做法：

❶ 将豆腐干切成薄片，放入开水中焯熟，捞出沥干水分。

❷ 将芹菜洗净切段备用，如果叶子新鲜，也建议食用。

❸ 将芹菜茎用沸水焯 15 秒，再焯叶子，捞出沥水。

❹ 把豆腐干、芹菜放在碗中，加半勺香油、少许生抽即可装盘。

冬瓜蛤蜊汤

食材用料：冬瓜、蛤蜊、水

做法：

❶ 把蛤蜊沿缝打开，洗净备用，冬瓜切滚刀块备用。

❷ 沸水中加入姜片、葱段，倒入蛤蜊和冬瓜，煮至熟透。

❸ 淋上少许香油，撒点盐和香菜即可出锅。

早餐

大米小米粥

食材用料：大米、小米、水

做法：

将大米、小米淘洗后，加入 7 ~ 10 倍的水，放入电饭锅，启动煮粥模式即可。

胡萝卜炒杏鲍菇

食材用料：胡萝卜、杏鲍菇

做法：

❶ 胡萝卜、杏鲍菇洗净，切片备用。

❷ 将胡萝卜片放入沸水中，焯 30 秒后捞出，过凉备用。

❸ 热锅冷油，放入葱花、蒜末，煸炒出香味，加入杏鲍菇炒软。

❹ 放入胡萝卜煸熟，撒入少许香菜、盐即可出锅。

蒸鸡蛋羹

食材用料：鸡蛋、水

做法：

❶ 将鸡蛋在碗中打散，加入相当于蛋液 1 ~ 1.2 倍的水搅匀，用小勺撇去蛋液表面的泡沫。

❷ 在碗口封保鲜膜，并在保鲜膜上用牙签扎几个小孔。

❸ 将盛着蛋液的碗放入蒸屉，用大火蒸，水开后转中火，再蒸 10 分钟后出锅，加入适量生抽、香菜。

加餐　李子、无糖酸奶或纯牛奶

午餐

荞麦面条

食材用料：荞麦面条、水

做法：

将水烧开，下入荞麦面条，煮 8 ~ 10 分钟至面条熟透即可出锅。

小白菜炒鸡胸肉

食材用料：鸡胸肉、小白菜

做法：

❶ 鸡胸肉洗净，放入锅中煮熟，捞出撕成粗丝备用。

❷ 小白菜去根，洗净掰成片，焯水后捞出过凉，沥干备用。

❸ 热锅冷油，加入葱、姜、花椒爆香，再加入少许水，放入小白菜和鸡肉丝，用大火烧开。加入水淀粉勾芡，撒少许盐即可出锅。

青菜豆腐汤

食材用料：青菜、豆腐、水

做法：

❶ 将青菜洗净，切片备用，豆腐切成块备用。

❷ 水烧开后，放入豆腐块煮熟。

❸ 放入青菜，撒少许盐和香菜，关火盛出即可。

加餐 砂糖桔、葵花籽、无糖酸奶或纯牛奶

晚餐

大米紫米饭

食材用料：大米、紫米、水

做法：

将大米、紫米淘洗后放入电饭锅中，加入 1.3 倍的水，启动蒸饭模式。

西蓝花
炒虾仁

食材用料：西蓝花、虾仁

做法：

❶ 在洗净的虾仁中加适量生抽、淀粉，腌制 10 分钟左右。

❷ 将西蓝花洗净，摘成小朵，锅内加少许盐，水开后放入西蓝花，焯水 1 分钟，捞出备用。

❸ 热锅冷油，加入蒜末，倒入虾仁翻炒至变色，放入西蓝花翻炒均匀，加少许盐、香菜即可出锅。

海带排骨汤

食材用料：排骨、海带、水

做法：

❶ 将海带泡发切段备用。

❷ 将排骨洗净，凉水下锅，水开后撇去浮沫，捞出备用。

❸ 将排骨、海带放入高压锅，加入八角、香叶、葱段、姜片，加入温水，高压烹饪 10 分钟。

❹ 高压锅放气后，加入盐和香菜即可出锅。

早餐 大米燕麦粥

食材用料：大米、燕麦

做法：

把洗好的大米和燕麦放入电饭锅，加入 7 ~ 10 倍的水，启动煮粥模式即可。

凉拌苦菊

食材用料：苦菊

做法：

❶ 将苦菊摘洗干净，切成段放于盘中备用，蒜切成末备用。

❷ 将几粒油炸花生米碾碎，放入蒜末中，加入醋、生抽、麻油搅拌均匀调成料汁，把调好的料汁浇撒在苦菊上即可。

水煮蛋

食材用料：鸡蛋、水

做法：

将鸡蛋洗净后放入凉水中，用大火煮开，水开后转最小火，煮 7 ~ 8 分钟即可。

加餐 葡萄干、无糖酸奶或纯牛奶

午餐 馒头、蒸紫薯

食材用料：馒头、紫薯、水

做法：

将超市买的馒头和洗净切成段的紫薯，放在屉上蒸熟即可。

香菇焖鸡翅

食材用料：香菇、鸡翅、水

做法：

❶ 将香菇、鸡翅洗净备用，锅中放油烧热，加入少许冰糖。

❷ 待冰糖化开，加入沥干水分的鸡翅，翻炒 4 ~ 5 分钟至鸡翅变为金黄色，加温开水至没过鸡翅。

❸ 开锅后，放入葱、姜、蒜、盐、八角、花椒，倒入适量老抽搅拌上色。

❹ 放入香菇，用中小火焖煮鸡翅至八成熟，再转大火收汁即可。

鸭血豆腐汤

食材用料：鸭血、豆腐、水

做法：

❶ 将鸭血切成块，放入开水中焯一下，去除血腥味。

❷ 在砂锅中放入适量水，加入豆腐、鸭血、葱、姜。

❸ 水开后用小火再煮 5 分钟至豆腐、鸭血熟透，加入盐、生抽、香油即可出锅。

加餐 香蕉、开心果、无糖酸奶或纯牛奶

晚餐

花卷、山药

食材用料：花卷、铁棍山药

做法：

将超市买的花卷，洗净切成一段段的铁棍山药，放在屉上蒸熟即可。

绿豆芽炒肉丝

食材用料：猪肉、绿豆芽

做法：

❶ 将绿豆芽洗净，放入锅中焯水 1 分钟，过凉后沥干备用。

❷ 将猪肉切成丝备用。

❸ 热锅冷油，将葱、姜、蒜爆香，放入猪肉丝煸炒至变色，再倒入绿豆芽翻炒至熟，加入少许生抽、香菜，翻炒均匀后出锅。

番茄巴沙鱼汤

食材用料：巴沙鱼、番茄、水

做法：

❶ 将巴沙鱼柳切片，放入盆中加少许盐、胡椒粉、淀粉和葱油，拌匀腌制 15 分钟。

❷ 热锅倒入凉油，爆香葱、蒜，加入番茄块翻炒出汁，再加适量清水煮开，倒入腌制好的鱼片，煮开后关火，放少许盐、撒葱花、香菜，关火盛出。